普通高等教育"十二五"规划教材

性的生理心理与文化

周湘斌　编著

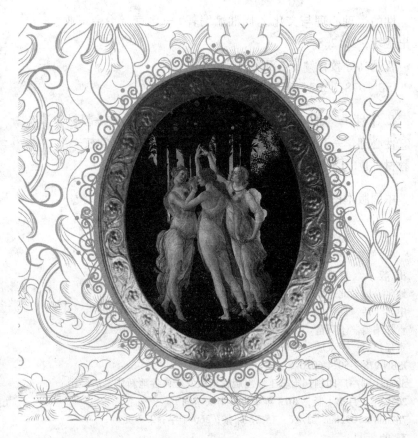

北京
冶金工业出版社
2012

内 容 提 要

本书介绍了关于人类的性生理学、性心理学、性社会学和性文化学的知识。本书不同于一般性学的特点在于：从人道主义观念出发，运用社会生态系统理论框架，介绍关于"性"在生理、心理、社会和习俗四个层面的国内外重要研究成果。本书的基本观点是：人类的性在本质上具有生物性和遗传特征，同时因环境与发展的影响而具有社会性和文化特征；性具有个体差异性，每个人都有与众不同的性特性，个体的性特性及其差异应当被尊重；形成正确的性认知和成熟的性价值观，对人一生幸福具有重要意义。因此，本书既适合于成长期的高校学生，也适合于普通成人读者。衷心希望每一位关心自身性特性的读者，通过本书走向更丰富的性知识领域，形成更成熟的性观念。

图书在版编目(CIP)数据

性的生理心理与文化／周湘斌编著.—北京：冶金工业出版社，2012.8
普通高等教育"十二五"规划教材
ISBN 978-7-5024-6010-5

Ⅰ.①性… Ⅱ.①周… Ⅲ.①性生理—高等学校—教材②性心理学—高等学校—教材 ③性—文化—高等学校—教材 Ⅳ.①R167 ②C913.14

中国版本图书馆 CIP 数据核字(2012)第 173016 号

出 版 人　曹胜利
地　　　址　北京北河沿大街嵩祝院北巷 39 号，邮编 100009
电　　　话　(010)64027926　电子信箱　yjcbs@ cnmip. com. cn
责任编辑　于昕蕾　美术编辑　李　新　版式设计　孙跃红
责任校对　王永欣　责任印制　牛晓波
ISBN 978-7-5024-6010-5
北京印刷一厂印刷；冶金工业出版社出版发行；各地新华书店经销
2012 年 8 月第 1 版，2012 年 8 月第 1 次印刷
787mm×1092mm　1/16；15.75 印张；360 千字；239 页
33.00 元

冶金工业出版社投稿电话：(010)64027932　投稿信箱：tougao@ cnmip. com. cn
冶金工业出版社发行部　电话：(010)64044283　传真：(010)64027893
冶金书店　地址：北京东四西大街 46 号(100010)　电话：(010)65289081(兼传真)
　　　　　　(本书如有印装质量问题，本社发行部负责退换)

前　言

　　性，是我们每个人的基本属性之一，对每个人都有重要意义。理解自身的性特性及性价值观，是我们获得性满足和性健康的必要条件。本书即本着这样的出发点而编写，书中的基本观点可以概括为：性作为人生美好而健康的生理与心理需要，每个人都有权享受性所带来的愉悦和满足，但是在决定性行为的时候应当对性行为的后果具有充分的认识与考虑；性作为一种个性特点，表现出极大的差异，每个人的性特性与性心理都与他人不同，因而每个人的性特性及性心理都应当受到尊重和保护，同时必须尊重他人的性特性及性心理，不得侵害他人的性权利；一个人的性特性是在个人成长与环境互动之间完成的，环境的作用对个人的性社会化具有不可忽视的意义；历史与习俗是一个人性特性社会化过程中的文化因素，对性特性的形成起着潜移默化的作用。

　　本书特别为大学各科学生的素质教育课程而编写，目的在于帮助大学生在成长历程中对自身的性特性及性价值观形成相对明确的认识；同时，作为大学教师的社会责任，本书也为社会各类读者了解性知识提供一个简易读本，旨在引导各类读者走进更广阔的性学领域。

　　从上述目的出发，本书具有以下特点：

　　（1）以人道主义价值观为价值前提。认为人的尊严和价值是至高无上的；人在生理、心理、社会、审美和精神方面具有自然的潜能和权力；人具有实现自身潜能的驱动力以及选择的能力和权力；每个人都是独立个体并存在个体间的差异；每个人需要在其社会提供的权力和社会保证的机会方面得到发展，同时社会有义务促进个人的自我实现；人对他人富有责任，人与人之间应当相互尊重与帮助。人的这些特性与权力中，包括了人在性、性别、性行为及性交往等方面的特性与权力。

　　（2）运用社会生态系统理论和发展心理学中人生发展阶段论的交叉视角作为分析框架。认为人的性特性和性行为是个体成长与所处环境互动的结果，并在不同的发展阶段具有变动性和不同的表现，每个人的性特性在一定条件下存在变化的可能。

（3）展示了人类性特性的多样性和差异性的相关资料。尽可能以中国当代性学研究和性活动调查的各种现实成果为依据，在评述基础上得出判断和结论；同时也介绍了西方性议题研究的成果和社会现象，尽可能批判性地吸收有益于中国读者的积极元素。

（4）尽可能统合生理学、心理学、社会学和文化学中有关性、性别、性行为、性习俗的研究成果。从性生理和性心理的微观系统，到性社会交往的中观系统，再到性文化与性习俗的宏观系统，描述人类性特性与性现象的整体风貌。

（5）本书结构由四部分组成：性生理学、性心理学、性社会学和性文化学。每个部分分别由小到大、由近及远地讲述了人类的性行为和性活动。

作为北京科技大学国家（北京市）大学生文化素质教育基地建设配套教材，本书的出版得到北京市支持中央在京高校共建项目基金的资助、北京科技大学教务处的鼎力支持。

本书参考并借用了相关领域很多研究成果，谨在此一并致谢！

周湘斌

2012 年 6 月 12 日

目　录

第二部分　心理的性

第三部分　社会的性

第四部分　文化的性

1 绪论：当代人关于性的观念和态度

人类生命的延续离不开性。性，首先是一种生物特性与行为，同时是一种心理的和社会的特性与行为。性，始终在不同社会形态下发生着种种变化，并反过来影响着人们的生活和其他心理及社会行为。

1.1 影响中国人性活动与性观念的社会事件

今天的中国人正处在迅速而广泛的改变过程中，包括性活动方式的改变。影响我们改变的社会因素，除了日益加快的社会节奏和日益商业化的生活方式，主要是历史留给我们的社会印记。在这份历史遗产中，有延续了近千年的以宗族制和宋明理学为代表的传统习俗，有近代"五四"新文化运动为代表的思想解放，有现代《婚姻法》为代表的政治文化，还有当代改革开放以来性解放思潮为代表的性观念变革，以及人口流动带来的社会松动之下多样化性选择的现实条件。

1.1.1 古代宋明理学留下的习俗遗产

中国人的思想和对性的观念，首先来自两千年前孔孟之道以及后来宋明理学的影响。在汉代"罢黜百官，独尊儒术"，汉武帝将儒学立为国学之后，儒学在中国的作用就如西方国教般渗透到上下各个层面。而真正将儒学意识形态化，形成一套强大体系并成为中国人自觉遵守的伦理道德，是700年前宋朝开始的儒学道统化，即宋明理学。理学家们将孔孟之道发挥到极致，自圆其说，而且通过教育贯彻为普通人的行为准则。

孟子在《孟子·告子》中有"食、色，性也"说，《礼记》也有"饮食男女，人之大欲存焉"说，表明古人承认人的生理需要的存在。汉代儒学将其发展为伦理纲常："不孝有三，无后为大"，将生育生殖放在"色"的意义之前，将人的"色"之性情，列入家庭及社会的秩序，要求人们"发乎情，止乎礼"（传说《诗经》"关雎"篇后，有孔子批注此话），人的欲求要有克制，要遵礼数。而到宋明理学，"色"成为"淫"，提倡"贞"与"节"。强化"君为臣纲，父为子纲，夫为妻纲"的社会等级关系，将性活动纳入社会等级上升到"饿死事小，失节事大"，甚至"存天理，灭人欲"的高度。禁欲成为明清两朝性规范的主流文化。

以生殖为目的的性观念在中国社会延续数百年，甚至上千年。今天的中国人，尤其是汉族，仍受古代传统影响，在性观念上和西方民族有很大区别。如一般人看重婚姻与生殖的关系，把不生育视为对家族的不孝；性医疗将性病和性功能障碍视为治疗重点，而不认为帮助人们提高性生活质量是性医疗的范畴；性的卫生宣传把人口问题政治化而不顾及人们的生理感受和需要，等等。

1.1.2　近代新文化运动带来的浪漫风尚

　　1919 年的"五四"新文化运动，在中国近代史上推进了中国人向现代观念的发展，同时也切断了延续千年的封建文化脉络。"五四"青年，以坚决的反叛姿态否定宋明理学及其对人们日常生活的影响。如鲁迅的《我之节烈观》（1918 年），猛烈抨击中国封建伦理的妇女节烈观念，小说《祝福》塑造了受节烈观摧残的妇女形象。1919 年胡适同样激烈抨击："劝人作烈女，罪等于故意杀人。""五四"一代，勇敢倡导"爱情至上"，痛快淋漓，留给今人很多歌颂情爱的诗篇与文章。20 世纪 20 年代的北京大学，甚至开设了性学课程，公开宣传"性教育问题关系于人生比什么科学与艺术更大"（张竞生，1926）。那时的青年男女，以自由恋爱为时尚，视一夫一妻为先进制度。

　　20 世纪 20 ~ 30 年代文学青年的大胆与开放，影响了几代人。直到今天，"五四"已成为一种符号，代表着新文化、新思想、新风尚。事实上，"五四"运动对封建传统的否定，为后来的社会革命扫清了思想障碍，也成为后来社会重建的文化出发点。换句话说，"五四"文化中关于性解放的浪漫理想，为 20 世纪 50 年代以后的中国人真正走进一夫一妻制，奠定了文化基础。中华人民共和国《婚姻法》的颁布，标志着中国人从社会制度上彻底结束了一夫多妻的传统。

1.1.3　20 世纪 50 ~ 70 年代政治革命创造的移风易俗

　　1950 年，中华人民共和国不仅以法律形式确立了一夫一妻婚姻形式，而且政府以强大的政治方式消灭了被视为社会痼疾的娼妓现象，摧毁所有性行业，成功改造了城市性工作者，还基本消灭了性病。然而，革命难免矫枉过正，社会的移风易俗在彻底摧毁封建礼教和性行业的过程中，使禁欲以另一种形式被提到了理想高度。

　　20 世纪 50 ~ 70 年代，性，被视为不纯洁、不高尚，成为革命的对象。任何非生育性的性行为都被认为是可耻的，性行为被严格界定在婚姻框架内。婚姻外的性行为受到非常严格的约束，甚至受到严厉的社会惩罚。至 20 世纪 60 ~ 70 年代那场史无前例的"文化大革命"，无性被上升到道德高度，性被认为是"旧思想、旧文化、旧习俗、旧观念"，必须破除。这导致一些年轻人由于性知识和性交往的匮乏与无知而被判为"反革命流氓罪"，遭受"革命"的打击。那个时代的虚幻理想主义，不讲家庭婚姻，不讲生活享受，人与人之间，只讲"阶级感情"、"革命情谊"、"领袖崇拜"；性，被认为是丑恶的"私欲"。

　　那个时期的荒谬意识形态虽然远去，但留给我们的，不仅有对"性"的井绳效应，人们不习惯于公开谈性；而且在那个时期进入青春期的人们，普遍存在由于性知识的缺失而导致的性晚熟（潘绥铭，2004）。从那个时代过来的人们，面对成长中的下一代，羞于教导性的知识和技能，因为他们自己完全没有性知识的学习经历。

1.1.4　20 世纪 80 ~ 90 年代改革开放推动的性解放

　　20 世纪 80 年代中期以来的改革开放，不仅结束了人们的行动不自由，而且解开了人们的思想束缚。"无产阶级文化大革命"鼓吹的革命式性禁欲和政治化性意识形态，在经济开放之后，很快伴随着开放社会的生活方式而不攻自破。首先是文学作品公开描述和谈论男女之情，给人们带来耳目一新的感受。人们通过文学作品表达出对性、对爱、对人性的迫切渴望。其次，随着人口压力带来的节育和绝育宣传，性也不再是单纯的生育。堕胎淡出《刑法》，不再受到医院和世俗的鄙视，性的非生育意义，具有了公开的合法性。越来越多的人开始在夫妻间寻求快乐的性行为方式，寻求生育之外的性生活的价值。性知识、性科学成为人们的需求。

20世纪90年代，在计划生育国策的推动下，堕胎和避孕技术迅速提高，这给性行为负面后果的补救提供了条件。又由于社会进一步开放，人们关于婚姻恋爱的道德观念更加自由无忌，关于婚前和婚外的情与性越来越得到社会的宽容。人们开始接受婚姻并非性对象和性行为的唯一方式的观念与现实。性与婚姻出现分离，爱被认为是性的重要基础。

1.1.5 21世纪人口流动影响下的性开放

如果说20世纪80~90年代的性解放，特点是性与生育、婚姻逐渐脱离，人们更强调性与爱的不可或缺；那么到21世纪，中国人对性的理解，开放程度更加明显。性不仅与生育、婚姻无关，而且与爱情也不一定相关，性就是性，就是一种生理的快感。

这和社会的巨大流动有很大关系。首先，城乡贫富差异，使每年大约两亿人在城市与城市、城市与乡村间流动。由于城市没有为外来打工者准备应有的生活保障，如住房、医疗、子女教育、养老等条件，外来打工者无法在城市中安身立命，而生活的需要，包括性生活的需要，使他们无法得到稳定的满足，只能以非正常方式获得，这在一定程度上助长了性产业的复生。其次，那些游走在国内外城市的有钱人，尝试各种婚外性生活，也催生了性产业的发展。再次，生活的不确定，使一些城市人口，如新生代白领，无法通过婚姻得到性满足，这也导致了在朋友之间纯娱乐的性交往的出现。这使性放纵被误认为是性享乐。甚至有群体的性放纵成员这样认为："身体的出轨不算什么，心灵的出轨才是真正的越轨。我们平时都是朋友，做这件事时都很尊重对方。我有时甚至觉得，这是我们表达友情的另一种方式。当我们那样做的时候，真没什么肮脏想法。"（东东，2003）最后，走出国门的中国人，见识了国外性产业与性表演，目瞪口呆之余，逐步建立起性娱乐观念，把性同生育、婚姻、爱情统统分开，认为性仅仅与生理快感相关。

综上所述，今天的中国人，就是在这样的文化遗产和现实背景下展开性话题的。这决定了无论学术界还是日常生活界关于性的看法，既不像西方人和中东人那样有宗教信仰的背景，没有反宗教禁忌的性革命及后现代文化影响；也不同于日本和亚洲其他民族那样有族群背景，不愿公开讨论与性伦理有关的话题；我们对性的理解，有一些封建伦常的遗存，有一些革命的浪漫想象，有一些意识形态的政治倾向，还有一些开放带来的迷茫与大胆。在这样的背景下，中国人讨论性话题的特点呈现出矛盾性：开放而谨慎，自由又保守。因此，本书不可能脱离中国文化与历史的环境，在价值出发点上，以人性和生态系统观为基点，强调作为人的性需求和性价值的合理性，强调人的性行为与环境之间互动关系的必然性。

1.2　性观念与态度的改变

在上述历史与社会事件的影响下，以下几个与性有关的观点，中国人40年来发生了根本的态度改变。

1.2.1　关于堕胎

传统的中国人，一向认为传宗接代是最重要的事情。"不孝有三，无后为大"深刻地影响着数百年来的中国人。堕胎，清朝刑律中被认为是不轨行为，因为婚姻中受孕是不会堕胎的，只有婚外通奸因怕人知道才会堕胎，因而堕胎属于犯罪，处以监禁刑罚（马建石、杨育裳，1991）。中华民国时代也有"堕胎罪"，要受刑罚。直到20世纪70年代之前，中华人民共和国的《刑法草案》也设有"堕胎罪"，规定"无正当理由，为他人堕胎者"、"孕妇无正当理由而堕胎者（包括私生子女）"，都属违法，须接受监禁惩罚（高明暄、赵秉志，2007）。法律的严苛，引导社会行为规范，医生不敢为孕妇堕胎，孕妇也不敢去医院堕胎，堕胎成为违法犯罪和不轨行为，遭到社会排斥。

中国人对堕胎态度的改变，首先表现在1979年的《刑法》修改中。新《刑法》取消了"堕胎罪"，堕胎不再属于违法犯罪。关于取消的理由，被认为是这条法律属于西方基督教文化的产物，不符合本土文化，没有实施的条件（唐华彭，2011）。无论这种司法解释是否牵强，中国在计划生育国策之下取消堕胎罪，实际上是要求人们若超出"生育指标"必须堕胎。这在法律上引导了人们堕胎观念的改变。

同时，也有学者对2003年全国合法堕胎进行统计，提出了胎儿生命权的问题。2003年全年合法堕胎2715400例，15~44岁妇女中有2.3%的妇女有堕胎经历，合法出生胎儿与被堕胎的胎儿之比为100：41，中国妇女一生平均堕胎0.7次（李艳琴，2011）。研究者担心胎儿生命权的被忽略，会导致人权的被忽视。而同样值得担忧的是，这样高的堕胎率，妇女的身体健康和妇女的生育自主权是否也有被忽视？

1.2.2　关于同性恋

中国人并不特别讨厌同性恋，中国古代很早就有关于同性恋的记载，大多在一些笔记类文字里。著名古代文学家袁枚的《小仓山房诗集》、《随园诗话》、《子不语》作品中存有很多同性恋的描述，"断袖"、"分桃"、"弥子"、"泣鱼"、"龙阳"、"娄猪艾豭"、"鄂君绣被"等说法，都是关于同性爱欲的典故。明代《情史·情外类·张幼文》、《珂雪斋近集》等书文中也记录过同性恋（张杰，2009）。正如李银河所认为的，中国传统社会对同性恋既不支持也不反对，没有迫害和仇视，也不赞扬，只是给予温和的忽视和轻蔑（李银河，1998）。

同性恋被中国人普遍接受，是20世纪90年代的事情。首先是大量关于同性恋题材的电影、文学作品出现，使人们意识到这个群体的真实存在。紧接着是法律相关条款对同性恋非罪化的确认，1997年《刑法》修订取消了处罚同性恋者的"流氓罪"。而在病理上承认同性恋不是疾病，是 21 世纪的事情。2001 年，中华精神科学会出版的《中国精神疾病分类与诊断标准（第三版）》，将同性恋从精神疾病中删去（王晴锋，2011）。也就是说，同性恋在 20 世纪 90 年代以前，尽管普通中国人不敌视也不赞成同性恋，但主流意识形态对其持否定态度，视为"犯罪"和"精神病"。

从 20 世纪 90 年代起，同性恋现象逐渐成为热门话题。据 2011 年一项对 560 名大学生关于性态度的调查中，对于同性恋的态度，60% 大学生认为同性恋是正常或无所谓的，只有 18% 大学生反感同性恋；46% 的大学生认为同性恋是正常情感选择，44% 大学生认为同性恋不需要医治或心理辅导，35.4% 大学生认为同性恋是心理病态（林荔、张铭清等，2011）。这种态度上的宽容，与大学生群体自身的开放自由有关；同时，与 20 世纪 90 年代以来的文学艺术影响，以及主流意识形态从预防艾滋病角度开展的宣传有关。与此同时，同性恋群体的自我认同也起到了很重要的作用。

1.2.3　关于非婚同居

结婚，在尚无法律的古代中国，主要通过宗族关系中亲友的认可方式获得"合法性"。因此，并没有特别明显的婚与非婚的法律界限。中国进入近现代社会后，宗法制度淡化，法律的认可成为结婚的标志性条件，除了亲友认可，婚姻双方必须得到政府颁发的婚姻证书。婚姻登记制度成为现代婚姻的基本条件。与此相应，不经过婚姻登记而居住在一起的男女，被认为是不合法的，具有道德上的瑕疵。因此，非婚同居是现代社会婚姻登记制度的伴生物，且从一开始就是个贬义词，具有非道德含义。

然而，20 世纪 50 年代以来，随着家庭原子化，以及婚姻私人化的盛行，先是发达国家，后是发展中国家，非婚同居现象越来越多，西方年轻人以挑战现代主义的姿态刻意选择非婚同居的生活方式，这也逐渐影响到中国人。

现在，中国人对非婚同居已经持很包容的态度。很多人认为，非婚同居是多样化家庭形态的表现，社会应当予以接受，法律应当给予承认，因为任何人都有在不侵犯他人利益的前提下选择自己行为的自由，任何人不得侵犯和干涉他人的自由，人们选择非婚同居的生活方式应当得到法律的认可。法律承认非婚同居，是对人们自主选择生活方式的自由和权力的尊重（何丽新，2011）。认为非婚同居在现行法律中既不责难也不鼓励，对于非婚同居者的风险不予关注，不利于正急剧增长的非婚同居的健康发展。非婚同居的合法化不仅不会取代婚姻，相反能够补充现行的事实婚姻制度（景春兰，2010）。

1.2.4　关于手淫

手淫，指通过自行刺激生殖器而导致性觉醒的行为。这种行为在青少年发育过程中普遍存在，是人类性心理发育过程中一个必经的阶段，也是正常性生活的一种补充。然而，人们能够坦然接受和公开谈论手淫，是最近 30 年来的事情。

我国古代传统一向把婚姻的目的视为传宗接代，生育是性活动的唯一目的。这种观念影响下的传统医学，将精液视为"骨血"，有"一滴精，十滴血"之说。认为如果不能用于传宗接代，手淫出精是在浪费骨血，对男子身体有害无益。手淫还会"抽干骨髓"、

"大伤元气"，甚至"双目失明"、"精神失常"。有的医书还将梦遗描绘成"最可怕的疾病"，会引致阳痿、早泄、癫痫等。这种传统认识，因没有科学的否证，一直持续至今，提倡性生活"御而不泻"、"还精补脑"。甚至我国精神病学在20世纪50年代，把手淫视为早期精神病症状。21世纪的今天，民间仍有手淫有害的观念，认为精子是男性的精华，非常珍贵；排精是男子身体的巨大消耗，手淫排精对男子健康有害。

　　科学和医学的进步，已经有越来越多的事实证明手淫无害健康。这种认识主要是国外研究的统计学成果。1994年美国学者发表"美国健康和社会生活调查"，详细描述了美国人不同年龄、不同婚姻状况、不同受教育程度、不同宗教信仰、不同种族的人们在过去一年中手淫的发生情况。结果是每周至少一次手淫者，男性为26.7%，女性为7.6%；在26～28岁年龄段，男性为32.7%，女性为9.9%；在30～34岁年龄段，男性为34.6%，女性为8.6%。这组数字说明，青年男性是手淫的主要群体。这份报告还呈现了手淫的自我评估，73%男性和63%女性选择"缓解性紧张"；40%男性和2%女性选择"为达到愉悦感"；32%男性和32%女性选择"没有性伙伴"（Laumann，1994）。这组数据说明，手淫对于释放性紧张和其他心理压力具有积极作用；也是自我发掘、学习控制性需求和性冲动、对付心理孤立和孤独的有效方式；甚至有医生提出，手淫可以用来治疗性功能障碍。

　　对于今天的中国人，尤其是年轻人，已经能够认识到，正常的手淫不会带来身心伤害，无论婴儿还是青春期前后的青少年和成年人，手淫对其成长和心理都有特殊的意义。过分的担忧和焦虑，都是社会对手淫建构出来的误导（吴志明，2011）。

1.2.5　关于婚外性关系

　　婚外性关系即非婚性关系，是指无婚约的性交往关系，或者说是婚姻制度和习俗之外发生的性关系。婚外性关系也被称为"通奸"，在20世纪80年代以前，民间鄙称为"搞破鞋"。"所谓'破鞋'是一个屈辱称号。是……指一种半公开的或秘密的带着私娼性质的女子而言。"（刘英，1939）可见社会习俗对之蔑视与鄙夷的态度。这与中国传统文化特别注重妇女贞节的观点有很大关系。20世纪50年代以后，婚外性关系被称为"作风不正派"、"不正当男女关系"、"生活作风问题"、"男女关系问题"、"思想作风问题"、"生活堕落"等（星星，2008）。20世纪90年代以来，这种现象被隐晦地称为"第三者插足"或"小三"。这些改称，依然保留了社会对婚外性关系的基本否定的态度。

　　显然，婚外性关系不受法律保护、不被社会道德认可。我国《婚姻法》明确规定了夫妻间有互相忠诚的义务。尽管如此，法律上对婚外性关系的认定却呈现出由重到轻、由单方承担到双方承担、由允许私人处罚到由法律处罚的缓和趋势（宋黎，2011）。中国早在2000年前的周朝，《尚书·大传》就有规定："男女不以义交者，其刑宫。"（高绍先，2001）意思是，男女之间非婚姻而发生性关系，施以宫刑（生殖器割除）。汉代对"奸淫"罪有细致的分类，《九朝律考》记载：汉代奸淫罪有"和奸"、"强奸"、"居丧奸"、"奸部民妻"等。和奸即通奸，《唐律》规定："普通人和奸，徒一年半；奴与良人和奸，徒二年半；和奸亲属，自徒三年直到绞死。"《明律》规定："和奸者杖八十，强奸处绞。"《清律》相关规定与《明律》相同（蔡枢衡，2005）。这都说明，在贞节观影响下的中国古代社会，对婚外性行为持非常反感和严厉的态度。

我国现行《婚姻法》依然认定婚外性关系为违法，但没有明确使用"通奸"罪名。而是用"重婚"定义："禁止重婚。禁止有配偶者与他人同居"，"夫妻应当互相忠实，互相尊重"。《刑法》也只对"重婚"进行法律惩罚："重婚者，处二年以下有期徒刑或者拘役"，以及处以罚金。这在一定程度上代表了社会对婚外性关系的态度正越来越宽容。

这或许是出于无奈，因为现实社会生活中婚外性关系现象越来越多。所谓"换妻"、"小蜜"、"傍肩"、"包二奶"、"婚外恋"等称谓，都是对婚外性关系的中性称呼。人们无奈地接受了婚外性关系的现实，认为"婚姻的价值最终还是服务于个体自身的价值。……法律应当注重对个体权利的尊重和保护；尊重当事人的自主和自治；努力扩大个人的私域空间，规制婚外性关系的法律不能过度干预私人生活领域。"（周少青、李红勃，2004）当然，也存在不同声音，认为正是法律的宽容，才使婚外性行为因得不到规制而日益泛滥，应当设立"通奸罪"绳之以法（左德起、刘海泉，2010）。

上述各种性观念的社会变迁，都表明中国社会传承了上百年甚至上千年的一些想法，已经或正在发生深刻变化。这些变化，有的是进步，有的是无奈的妥协。总体趋势是一种越来越开放的走向。其特点主要是：越来越注重性关系中的个人感受与个人价值；越来越允许性活动的多样性存在；越来越尊重性活动方式的自我选择，无论这种选择是积极的还是消极的，社会都给予了更大的宽容度。这种性观念的变化，也推动了性学科的研究，越来越多的性学研究成果，概括总结了中国人在性观念领域的改变。

1.3 性的研究与教育

性学（sexology），是以人类的性作为研究对象的综合性学科，包括生物科学、社会科学、人文科学等领域的研究成果。性是人类生物性能之一，而作为学科来研究，始于西方。1906年，德国皮肤病、性病医生爱文·布洛赫（Iwan Bloch，1872~1922）在他的《我们时代的性生活及其与现代文明的关系》（*The Sexual Life of Our Life—In Its Relations To Modern Civilization*）一书中首次以德文 sexualwissenschaft 提出学科名称（阮芳赋、彭晓辉，2007）。布洛赫医生明确概括了性学的研究对象和学科范围，认为对人的性的研究必须同人的研究、人类全部文化发展的研究相结合而进行。他的这个界定被认为是西方也是现代性学研究的开端。

在现代性学涵义上，中国性学的综合学科性研究晚于西方，直到20世纪中国进入现代化发展才有了自己的性学论著。但是，作为一个古老的民族，中国汉族很早就有关于性的认识，而且和世界各民族一样，早期历史中已有关于性的崇拜活动。

1.3.1 中国性学历程

中国人对性的认识与解释，大致可分为四个历史阶段：古代的性崇拜与养生之术；近现代的性学启蒙；现代的性知识普及；当代的性研究复苏。

（1）古代阶段：生殖为目的的性崇拜和延年益寿为目的的性养生。

生殖是所有生物体的本能和生命价值所在，人也不例外。性学家刘达临认为，古代的性崇拜有三个方面：生殖器崇拜、性交崇拜和生殖崇拜（刘达临，2003）[23]。

生殖器崇拜表现为原始初民留下的诸多生殖器造型器物和对自然界形似生殖器景物的膜拜。如，云南大理白族自治州剑川县石钟山石窟，开凿于1100多年前的南诏国和大理国时期。石窟第8窟有一个一米多高的女阴石雕，被当地人称为"阿姎白"和"白乃"，意思是婴儿出生的地方，人们供奉女阴是为了求子和家族兴旺。江西龙虎山的形似男生殖器的金枪峰和形似女生殖器的秀女岩，是原始初民性崇拜的地方（刘达临，2003）[25,46]。

性交崇拜是比生殖器崇拜稍晚一些的原始性崇拜。目的仍是繁衍和生殖。例如，宁夏回族自治区境内贺兰山岩画中的"交媾图"，初民在岩石上凿刻出男性与女性性交的场面。新疆呼图壁县境内天山山脉的呼图壁岩画中，有许多原始社会后期的男女性交内容的岩画（刘达临，2003）[80,81]。

生殖崇拜表现了早期中国人对怀孕、分娩的认知。闻一多曾研究原始初民为什么对生殖如此重视："在原始人类的观念里，婚姻是人生第一大事，而传种是婚姻的唯一目的。"（闻一多，1982a）[117] "生子的欲望在原始女性是强烈得非常，强烈到恐怕不是我们能想象的程度。……个人的存在是为他的种族存在而存在的，一个女人是为种族传递并繁衍生机的功能而存在的。……凡是女性，生子的欲望没有不强烈的。……这是一种较洁白的、闪着灵光的母性的欲望，与性欲不同。"（闻一多，1982b）从刘达临的考证中可以看到，在5000年前的红山文化中，留给我们一些裸体女性红陶塑像，身体曲线丰满，生殖特征明显是孕妇，这些陶俑被称为"生育女神"，是古人膜拜祈求后代繁衍昌盛的器物（刘达临，2003）[62]。

古代文字记载的性观念作品，最早是3000年前的《易经》。其中阐述了世界本质力量在于阴阳的交感变化的道理。书中用"乾"和"坤"解释男女的区别与相合，乾与坤代表天地、父母、男女，"天尊地卑，乾坤定矣"，"乾道成男，坤道成女"。有学者甚至直接认为，乾坤之卦是生殖崇拜的表现，"乾"与"坤"就是男女生殖器的符号（钱玄同，1982）。

养生是古代中国人研究性的主要目的。关于性的文字记录，有些在民间文人笔记中，更多是在医书、养生的书籍中。古人对性和养生关系的看法，大体有三个方面：性生活是身体健康的基础；性生活可以治病延年；性生活过度会缩短寿命。例如，唐代名医孙思邈告诫世人，凡会养生的人，越在"阳事辄盛"之时，必须"谨而抑之"，不能纵心竭意，要"多闭少泄"，只有这样才能避免生病或猝死。他反对"服药千遭，不如独寝一宵"的说法，认为男女和合情绪稳定，反而长寿；如果一味强调"独寝"，强行抑制性欲，将导致鬼交梦遗，对人的损害更大。因而否定"闭精守一"、远离性生活而求长寿的做法。他还认为，人的体力以四十岁为界限。人过四十岁，"精少则病，精尽则死，不可不思，不可不慎"，应当讲究房中之术。如果中年之后，"贪心未止，兼饵补药，倍力行房，不过半年，精髓枯竭，惟向死近"。也就是说，靠吃补肾壮阳之药满足性欲，用不了半年，"精髓枯竭"，生命终结（孙思邈，1998）。

（2）近现代阶段：科学为基础的性学的社会启蒙。

20世纪初到40年代末，是中国近现代历史的现代化开端时期。西学东渐是这个时期中国文化发展的最主要特点。现代自然科学及现代教育学、心理学、社会学等西方学科作为先进文化被引入中国。现代性学也在这个时候随着海外留学归来的学者被带入中国学界。

张竞生（1888～1970），被当今学界公认为"中国第一性学家"、"中国计划生育首倡者"、"中国现代民俗学先驱"。1921年10月，留学法国归来的哲学博士张竞生，受聘任北京大学哲学系教授（1921～1926）。他借助于北大的讲坛，在中国现代教育体制的大学里第一次开设了性心理学和美学，首次提出"美治"思想，并创建了风俗学，第一个翻译了卢梭的《忏悔录》，还发表了人体裸体的研究论文。他在性学领域，最早提出计划生育的概念，倡导爱情大讨论。他认为："人生哲学，孰有重大过于性学？而民族学、风俗学等，又在在（处处）与性学有关。"1923年5月，北大国学门成立"风俗调查会"，张竞生被推举为主席。在拟订调查内容时，他将性史列入其中，并向社会公开征集个人"性史"，编出《性史》第一集。事实上，张竞生只是站在科学的角度将性知识传播给刚刚从封建体制下走出来的中国人，倡导一种积极向上的性教育。也正由于时代的缘故，社会还不能接受公开谈论性的话题，因而张竞生触怒了当时的人们，被军阀、官僚以及学者批判为伤风败俗、惊世骇俗。林语堂称张竞生的《性史》是"很颓败的书"，当时的南开大学校长张伯苓以"海淫"罪提请天津警方查禁此书。梁实秋写文章攻击张竞生是"性学博士""丑态毕露"。鲁迅在《两地书》中也温和地批评："至于张先生的伟论，我也很佩服，我若作文，也许这样说的。但事实怕很难……知道私有之念之消除，大约当到二十五世纪……"这种境遇，使张竞生不得不离开北大，转向乡村建设运动。

潘光旦（1899～1967），是著名的社会学家和教育学家。1926年，美国留学归来的潘光旦，在上海、长沙、昆明、北京等多所大学任教。他的主要研究领域是性心理学、家庭制度、优生学、家谱学、民族历史、教育思想等。他的著作中影响最大的就是英国性心理学家哈夫洛柯·霭理士的《性心理学》（*Psychology of Sex*）译著，翻译于1939年11月，1941年译完，由于战乱，1946年才在重庆出版，当年又在上海再版。其他著作还有《优生概论》、《优生与挑战》、《优生原理》、《家谱学》等等。霭理士（Henry Havelock Ellis，1859～1939）是英国著名性心理学家。《性心理学》是性心理学方面的里程碑著作，是霭理士选材严格、文采秀丽的皇皇巨著《研究录》的"普及本"，是一本教科书性质的著作。霭理士原本将读者目标定在普通临床医生和医学院学生，后来由于性的内容关系到每一个人，实际的读者远远超出了医学界范围。霭理士在书中以达尔文进化论为基础，在生物学和心理学双重基础上，对人类两性关系进行了科学阐述，在西方奠定了性学的基础，也为社会推广性教育提供了科学教材。然而，霭理士的这本书刚一出版，立刻遭到当时英国社会的反对，全部被销毁。后来不得不在德国出版。可见，潘光旦在中国翻译这本书也需要极大的勇气。正如潘光旦的学生费孝通在该书重刊后所解释的那样："人类是男女分体的动物，生殖作用必须通过男女的两性关系。因之，两性关系是社会得以生存的大事。……人类必须依赖两性行为的生物和心理机能来得到种族的绵续、社会结构的正常运行，以及社会的发展，但是又害怕两性行为在男女心理上所发生的吸引力破坏已形成了的人际关系的社会结构，不得不对个人的性行为加以限制。这就是社会对男女关系态度的两

重性。"（霭理士，1997）

费孝通（1910～2005），著名的人类学家、社会学家和民族学家。费孝通1938年以研究中国农民生活获得英国哲学博士学位，并回国任教于云南大学。在费孝通一生众多著作当中，1947年出版的《生育制度》一书不是其最著名的著作，但它是一本关于家庭社会学和生育社会学的著作，曾在社会上产生广泛的影响。此书是费孝通根据抗日战争期间在大学授课的讲义整理、编写而成。书中主要论述了家庭所担负的生育问题，以及与种族繁衍有关的活动系统，包括：选择配偶、确定婚姻、内婚外婚、夫妇配合、双系抚育、世代隔膜、社会继替、亲属扩展等。实际上是从社会学角度将夫妻性关系放在更广阔的家庭、亲属、代际以及社会背景下的阐述。

中国的近现代阶段，是中国社会与文化的时代大变革时期，各种新的思想观点风云际会，传统的与现代的、中国的与西方的，各种思想交锋、层出不穷。这个时期对性学启蒙做出贡献的还有，生物学家周建人（1888～1984），中国医学心理学创始人丁瓒（1910～1968）等。周建人于1932年将霭理士的性心理研究成果撰文介绍，呼吁性知识要开放和性道德要进步。丁瓒于1936年在北京创办了心理卫生咨询机构，并和其他学者共同创立了心理卫生研究协会。他还作为唯一的中国学者，参加了1948年的伦敦世界心理卫生大会。

（3）现代阶段：卫生健康为目的的性知识普及。

20世纪50～70年代，是中国社会集体化大建设又大破坏的时期。性学在这个时期，主要是普及式宣传教育。随着中华人民共和国成立，1950年5月1日，颁布了《中华人民共和国婚姻法》，将一夫一妻、妇女解放、男女平等、保护妇女、恋爱自由、婚姻自主等内容以法律形式确定下来。同时，在教育制度方面开创了面向全民的新式义务教育。这就为更加广泛的性知识宣传普及创造了条件。1956年，由王文彬、赵志一、谭铭勋编写的《性的知识》一书出版，当年发行量达80万册，第二年增售140万册，此后不断增印，到1981年3月，发行总数达560万册，由此可见其影响范围之大。

由于这个时期的意识形态等原因，一切知识学科都要为经济建设服务。性学也不例外，只能在医疗和生育领域进行研究和宣传。叶恭绍（1908～1998），作为少年儿童卫生学家、医学教育家，在儿童青少年生长发育和青春期研究中，提出了中国男女少年第二性征发育的分期方法，为医疗和教育提供了重要依据。1950年5月，北京大学医学院设立卫生系及妇幼卫生教研组。1962年，北京市儿童青少年卫生研究组成立，是当时研究青少年性生理的唯一机构，随后不久被解散。1973年，叶恭绍在全国卫生系统教学工作大会上呼吁："我代表两亿儿童青少年呼吁恢复儿少卫生研究工作。"1982年，北京儿童青少年卫生研究所被批准恢复。吴阶平（1917～2011），作为泌尿外科医生，与同事合作将输精管结扎手术发展为输精管绝育法，在医疗技术方面为中国的男性计划生育做出了医学贡献。

可以看出，这个阶段的性学，没有理论和教育的发展，基本处于停顿状态，仅仅在医学和生理卫生知识普及方面有一些成果。

（4）当代阶段：人文与科学并举的性学复苏。

20世纪80年代至今，是中国快速转向现代化建设时期。在改革开放政策的推动下，各类学科得到很大发展。被禁止了 30 年的性学也在这个时期复苏。

1980 年，新《婚姻法》颁布，"双方感情确已破裂，经调解无效，准予离婚"，成为性关系解冻的一个标志，自由离婚被允许。同年，胡廷溢的《性知识漫谈》出版发行，在此后 8 年里总发行量达 280 万册，说明人们对性知识的渴望。1981 年人口压力下的"独生子女政策"实行，避孕和堕胎成为合法并被大力普及。1983 年，吴阶平的《性医学》出版，但是其中有关"同性恋"和"变性欲"、"异装行为"内容被全部删去。1985 年，阮芳赋的《性知识手册》出版。同年，刘达临在上海举办性教育讲习班。1986 年上海成立性教育研究会和性社会学研究中心，《性教育》杂志面世。1987 年，上海江鱼、王一飞、黄平治等人，北京杨文质、曹坚、薛光英等人组织起男性学会，并创办《男性学》杂志。1988 年，刘达临的《性社会学》、史成礼的《性科学咨询》、潘绥铭的《性社会史》相继出版。中国人民大学举办了首届"性科学"培训班。1990 年，国家教育委员会和卫生部在《学校卫生工作条例》中规定，普通高等院校要开设性健康教育选修课或讲座。1991 年起，北京、天津、江苏、山西、湖北、重庆、陕西、广西及四川相继成立性学会。1992 年，《中国性学》杂志创刊。刘达临的《中国当代性文化》、张北川的《同性爱》（这是国内第一部全面讨论同性恋的著作，阐释了人类史的发展是朝着同性恋者与异性恋者拥有平等权利方向进步的观点）相继出版。据不完全统计，20 世纪 70 年代末至 90 年代中期，中国各地出版的性学专著达 420 种。1998 年，李银河的《同性恋亚文化》出版。2004 年，中国政府首次开展人群同性取向和同性恋者艾滋病病毒携带比例调查。中国首家性健康教育基地——甘肃性病艾滋病预防教育咨询站在兰州成立。标志着中国政府对性学研究的开放已不仅为计划生育服务，艾滋病的威胁成为鼓励性学研究，尤其是同性恋研究的驱动力。

2006 年，浙江省疾控中心主持"大学生性病/艾滋病关联知识、危险意识、性行为及态度"调查，以 3 年时间完成了中国首次与艾滋病有关的性态度及性行为调查。虽然只是浙江一省两所大学 22712 名大学生的调查，仍在一定程度上反映了当代大学生群体的性行为状况和性态度。例如，调查报告认为：平均 13.1% 大学生已有性行为，其中男生 17.6%，女生 8.6%。他们开始性行为的平均年龄为 19.51 岁。有过性经历的学生中，27.4% 学生有两个或两个以上性伴侣。在有性行为的学生中，2.44% 男生与同性发生过性关系，1.25% 男生有双性性关系；2.57% 女生与同性发生过性关系，0.82% 女生有双性性关系。50% 以上大学生同意发生性行为、未婚性行为，认为只要一对男女彼此相爱、同意就可以有性行为。12%~18% 学生认可同性性关系、认可"包二奶"现象、认可已有固定异性朋友者与他人发生性关系、认可为了钱或付钱而与人发生性关系。

在这个阶段的性学复苏过程中，以下几位学者具有重要影响。

刘达临（1932~），上海大学社会学系教授，当代性社会学学者。研究重点是中国性文化及其历史。出版过多本具有影响的性文化和性学著作。其中最著名的是《中国当代性文化——中国两万例"性文明"调查报告》（刘达临，1992）。这是刘达临于 1989~1990 年主持的全国范围内 17000 人的"性文明"状况的调查。这是中国大陆公开发表的第一份较大规模的关于中国人的性观念和性行为的普查式调查报告。从调查范围看，涉及 15 个省市内 24 个地区；调查对象包括大、中学生，城乡已婚者和性罪错者。调查数据显示出 20 世纪 90 年代普通中国人的性观念及态度还比较保守。调查结论为性学研究提供了重要依据。

潘绥铭（·1950～），中国人民大学性社会学研究所教授，当代性学学者。研究重点是性社会学，写有十余部性学著作和近百篇性学学术论文。最具代表性的著作是《神秘的圣火——性的社会史》（潘绥铭，1988）。在这部书中，作者以社会学家的眼光，阐述了中国历史与现实中关于性的各种文化现象。由于这部书的开创性意义和广泛的社会影响，分别于 1988 年和 1989 年两次获国内奖项。在潘绥铭的性社会学研究中，对性工作者的调查研究是同类研究中最深刻的成果。他曾两次深入不同场所的性工作者群体，得到最直接的调查资料，分别形成了《存在与荒谬——中国地下性产业考察》（潘绥铭，1999）和《生存与体验——对一个红灯区的追踪考察》（潘绥铭，2000）两部作品。不仅揭示了中国大陆实际存在的地下性产业的内幕，分析了卖淫嫖娼现象背后的深层社会原因，而且提出了对性工作者提供必要社会帮助的观点。这是中国大陆第一次正面对待性工作者的研究。

李银河（1952～），中国社会科学院社会学所研究员、教授，当代社会学和性社会学学者，研究重点是女性性社会学和同性恋社会学，写有多部性社会学著作和数十篇性学学术论文。最具代表性作品是《同性恋亚文化》（李银河，1998）。作者对中国大陆仍处于比较隐蔽的同性恋群体，以社会学方法对他们进行了深入调查和深度研究。认为同性恋在中学生群体和大学生群体中，特别是大城市，已有相当高的被接受程度。异装癖、虐恋行为最终都指向快乐，并无对他人的伤害，其心理是健康的。李银河认为，一个精神正常的成年人，只要没有伤害到其他人，即使做出大多数人看来很奇怪的性行为选择，也理应得到社会尊重，因为那是他的权利。为此，她以全国人大代表身份，坚持不懈地向全国人民代表大会多次提交允许同性婚姻的提案。

进入 21 世纪，中国大陆的性学研究已成为引人注目的学科。中国性学学会已有数百名会员，《中国性科学》杂志已是学科内最重要的期刊。在全国多所大学，已开设性教育课程。性学研究方兴未艾。

1.3.2　西方性学简史

西方性学问题研究被认为始于 19 世纪，到 20 世纪中叶才进入专门的性学学科研究。和中国始于生理卫生知识普及不同，西方的性学开始于医学领域。根据性学研究所使用方法和关注点的不同，大致可分为四个时期：19 世纪～20 世纪初，20 世纪 50～60 年代，20 世纪 70～90 年代，21 世纪以来。

1.3.2.1　19 世纪～20 世纪初：描述式性研究

最初的性研究是从医生对病人的研究开始的。他们针对医疗过程中遇到的一些病人与性有关的症状入手，进而探索性和性行为对身体的影响。这些医生，主要是精神科和妇科医生。

理查德·冯·克拉夫特－艾宾（Richard von Krafft-Ebing，1840～1902）是德国神经学

家和精神病学家。他撰写的《变态性行为》(*Abnormal Sexual Behavior*) 一书，是一部流传广泛的医学著作，其中描述了各种行为异常的变态性行为。在这位医生看来，手淫也属于异常性行为，是一种需要治疗的缺陷。

西格蒙德·弗洛伊德 (Sigmund Freud, 1856~1939) 是奥地利精神病学医生，他的性本能理论在世纪之交产生了划时代的影响。尽管他并不研究性的过程和观念，但他关于精神病原因的探索，提出了性作为一种本能对人一生的影响作用。他还在《性学三论》(*Three Essays on the Theory of Sexuality*) 一书中，论证了儿童期被扭曲的性经历与成年后的性变态之间的关系。

亨利·哈夫洛克·埃利斯 (Henry Havelock Ellis, 1859~1939) 是英国医生，他专门研究手淫，用"自体性欲"概念描述了手淫行为。他的代表作是《性心理学研究》(*Sexual Psychology Research*)。

西奥多·冯·德·维尔德 (Theodoor van de Velde, 1873~1937) 是一位荷兰医生，他的《理想婚姻》(*Ideal Marriage*) 一书是一本夫妻性生活的指导性读物。他希望通过性生活方式的指导而改善被压抑的夫妻性关系。

罗伯特·拉图·迪金森 (Robert Latou Dickinson) 是美国的妇科医生，他的《一千种婚姻》(*One Thousand Kinds of Marriage*) 是在治疗他的 5200 个女病人资料基础上完成的，他证明了女性童年期的性压抑对女性成年后性功能具有负面影响。

海伦娜·赖特 (Helena Wright) 是英国妇产科医生，她的《婚姻中的性因素》(*Marital Sexual Factor*) 一书，根据她的妇产科治疗经验，指导女性如何在婚姻性生活中达到性高潮。

这个时期的性行为研究，在方法上主要是个案描述，因为这时期还没有统计学意义上的调查方法。同时，这个时期提出性问题现象的多是医生，他们从职业出发探讨性和疾病的关系，从而也影响了他们对性行为的看法和研究方法。一方面，他们破除了那个时代普通人将精神病和与众不同的性行为视为"怪异"或"魔鬼"的不正确看法；另一方面，他们作为医生又将与众不同的性行为描述为病态，希望给予专门治疗。作为性学研究的开端，这些医生的研究为西方性学的发展奠定了科学主义的传统。

1.3.2.2 20 世纪 50~60 年代：性调查的开创

这个时期是西方在第二次世界大战后的社会恢复阶段，一切百废待兴，科学研究也进入发展时期，性学研究同样如此。这个时期具有划时代意义的性学成果是《金西报告》(*Sexual Behavior in the Human Male*)。

《金西报告》是美国动物学家阿尔弗雷德·金西 (Alfred C. Kinsey, 1894~1956) 在美国印第安纳大学任生物学教授时完成的重要成果。共有两份研究报告：1948 年出版的《人类男性性行为》(*Sexual Behavior in the Human Male*) 和 1953 年出版的《人类女性性行为》(*Sexual Behavior in the Human Female*)。这两份报告的价值在于，第一次广泛调查了美国人的性观念和性行为。金西和他的合作者运用统计方法和访谈方法，准确而全面地收集了 16000 多个美国人的详细性生活历史，分析得出了很多惊世骇俗的实证性结论，如发现人类性行为存在着多样性和差异性的特点，各种性行为取向并非如前人认为的是病态等。

金西的研究，不仅通过这次大规模调查揭示了普通人的性行为方式，得出了比较准确的结论；而且将统计学方法引入性学，使性学研究的依据不再只是靠每个医生自己积累而没有可重复性的个案描述，从而使性学研究变得更加科学和专业化。

1.3.2.3　20世纪70~90年代：更广泛而深刻的性学探索

量化方法的引入和成功运用，确实为西方性学开创了新的局面，因为它可以广泛地了解普通人的性行为并影响人们对性的看法。

20世纪70年代的调查，集中在成年人尤其是女性性行为方面，这与当时人们把性和生育主要归因于女性这种认识有关。

20世纪80年代，一些研究者开始关注儿童的性行为。这标志着性学研究不再只是满足人们的好奇，而是真正进入了人类生命史研究的层面。同时，由于量化方法存在的可信度问题，访谈方法再次参与到人类性行为研究中来。德国学者欧内斯特·博恩曼的研究（Ernest Borneman，1994）就是这样。他在长达20年对数百名研究对象的追踪研究中，用访谈方法否证了弗洛伊德的儿童具有性意识的一些结论，他的追踪调查还开辟了纵向研究方式，使性学研究具有了更可靠的生命史依据。这个时期的另一个研究是同性恋调查。

20世纪90年代，性行为调查扩展到不同国家的文化和种族方面。这时期的研究方法出现了将定量与定性相结合的方式，以弥补量化研究在可信度和质性研究在普遍性方面各自存在的不足。更大范围的问卷和更多样本的访谈，使研究材料更全面也更真实可靠。美国政府于1991年启动了由联邦政府资助的"全民健康和社会生活调查"（MHSLS）。法国政府、英国政府于1992年分别开展了全国范围的成年人性行为调查。世界卫生组织于1997年设计了针对非洲、欧洲、美国以了解艾滋病毒传播方式为内容的性行为调查。可以看到，要完成国家和世界范围的大规模调查研究，没有公共机构的资助是难以完成的。而公共机构和政府的介入，往往与民众的健康问题相关。

1.3.2.4　21世纪以来：性学新趋势

艾滋病的威胁使人类不得不重视人类性健康问题。一方面，21世纪是个更加开放和自由的时代，人们对性的多样化状态能够日益接受并欣赏；另一方面，与性行为有关的疾病传播却更加广泛而迅速地影响着越来越多的人的生活。这种矛盾，使西方性学不仅摆脱了20世纪初那种满足好奇心的局面，而且日益走向显学。关于艾滋病病毒传播与人类性行为的关系、不同种族、不同民族、不同国家的文化对性行为的影响，正在成为人们关注的重要问题。

方法的运用、互联网的巨大作用正影响人们通过网络收集性活动和性态度的信息，这也使调查范围不受国界限制，而且节省财力人力。

1.3.3　性学研究方法

性学研究的主要两大方法是定量和定性方法。由于各自的优势和缺点，两大方法的互补效果成为性学研究的常用手段。

如前所述，由于性学最初限于医学领域，个案描述是主要研究方法。这种方法以人类个体为研究对象，通过观察、谈话等方式，评估研究对象的性行为状况；通过建立个人档案追踪评估研究对象的相关变化。这种方法，在早期的性行为研究中发挥了重要作用，积累下大量真实案例，奠定了性行为研究的可靠基础。

随着社会学、人类学的发展，定量研究方法为性学拓展了广阔的视野。大范围样本的选取与抽样、无记名回答问题、统计收集数据、分析数据与真实行为之间关系，这一整套做法，为研究者了解人们对性行为的态度和想法提供了资料，并通过分析、解释可以发现普通人而非病人的性行为方式。

在大范围抽样调查正如火如荼进行的时候，人们发现数据统计存在着是否真实的问题。问卷的设计、样本的选择、答题时的心情等都存在不确定性，这使数据的可靠性受到质疑。于是，以深度访谈和纵向追踪为特点的质性研究方法发展起来。这时候的个案积累已不是早期的病案累积，而是以普通人为对象、在相对大范围内以多个访问员同时展开访谈、采用录音等设备的方式进行。这使收集到的个案材料更加真实可靠，与量化统计数据相辅相成，保证了资料收集的准确与真实。

性学作为一门综合性学科，吸收了医学、生物学、心理学、人类学、社会学、文化学等多学科成果，也借用了临床测试、生物学的观察方法、个案方法，心理学的实验方法，社会学的统计调查方法，人类学的生命史方法，文化学的比较方法、诠释方法等。所有方法的运用，都是因为人类性行为是一个内涵丰富、表现多样、影响复杂、解释困难的研究课题。

1.4　本教材的出发点

任何一种有关人类行为的研究都有其关怀的价值目标，性学也不例外。性学以人类性行为和性态度为研究对象，其价值的终极关怀就是人类的性健康。

1.4.1　性研究与性教育的价值出发点

1948 年，鉴于两次世界大战对人类的伤害与摧残，联合国通过了《世界人权宣言》。虽然这一宣言没有强制约束力，但对于缔约国理解人的尊严和人的权利具有重要的价值意义。性学以人类性行为和性态度为研究对象，这一宣言自然成为性学的价值出发点。以下是与人类性行为有关的《世界人权宣言》的一些规定。

关于自由平等，第 1 条："人人生而自由，在尊严和权利上一律平等。"这个"人人"是指全人类生活在这个世界的每一个个体："不分种族、肤色、性别、语言、宗教、政见或各种主张、国籍和门第、财产、出生或各种身份。"性行为具有社会特点，很多情况下属于社会行为，那么，无论哪一个人，都有权享受性活动的快乐、有权表达自己的爱，也有权拒绝他人的爱和性的要求。在不侵害他人权利、不强迫他人的前提下，无论何种性行为和性取向，都应当得到尊重和理解。

关于生命，第3条："人人有权享有生命、自由和人身安全。"性行为本身与生命延续有关，是人类繁衍的生物基础，每个人来到这个世界，应当对自己的生命负责，也要对他人的生命负责。尤其在性病、艾滋病成为威胁人类生命的时代，每个人都需要担负起人类共同的生命与健康的责任。

关于婚姻，第16条："只有经男女双方的自由和完全的同意，才能缔婚。"婚姻是保护个体性行为的一种法律形式，不仅异性婚姻，而且同性婚姻和非婚性行为，都首先要得到社会的尊重与理解，即随着多样人类性行为的发现，社会及个人要以更宽容的态度对待与自己不同的性行为方式和性的取向。

关于生育，第25条："母亲和儿童有权享受特别照顾和协助。一切儿童，无论婚生或非婚生，都应享受同样的社会保护。"生育曾经是性行为和婚姻的唯一目的。女性在家庭中的角色，主要是生育。今天的社会已有很大改变，不再把生育视为婚姻的唯一目的及女性的责任。但是生育中的女性和儿童能否得到应有的特别保护与照顾，依然存在很多问题，如在中国一些山区和贫困地区，女性的生产和产后照料、婴儿的营养、儿童的早期教育等，都缺乏必要的物质条件和社会关怀。女性和儿童像商品一样被拐卖，也屡有发生，更有力的社会支持非常不够。

根据各国共识的《世界人权宣言》，本书的人道主义价值观可以表述如下：

（1）人类有共同的性需要，但每个人是独特的，有自己的性行为特点。

（2）个人有权享受并给予健康的性行为和性爱。

（3）个人有权选择自己的性取向。

（4）个人有权表达自己的性要求和性倾向，并有权拒绝违法和违反自己意愿的性要求。

（5）每个人在遇到性疾病时，有权得到社会的治疗与帮助。

（6）当个人的身体受到性侵害时，社会有必要给予同情和帮助。

在性学的研究与传播过程中，性学学者和教育者，应当具备上述基本价值观和职业伦理操守。这其中，还包括自觉抵制色情内容，尊重传统与不同民族的文化习俗，传播健康向上的性知识和性文化。

1.4.2　解释人类性行为的系统视角和发展视角

在西方和中国性学学者的研究中，最初往往从自己的学科背景出发研究人类行为，由此形成了性生理学、性医学、性心理学、性社会学、性文化学等分科，这对于深入研究人类性行为及性态度具有科学意义。但是作为大学性教育教材，分类下的学科，显然专业化过强，也是有限学时难以承载的。因此需要有一个教材本身的知识框架，即教材视角。

本书从两个维度聚焦人类的性行为及性态度。一是横向的社会生态系统视角，二是纵向的生命发展视角。

（1）社会生态系统视角是指，借助于系统论的系统和层级的观点、人类行为与社会环境具有互动性和适应性的观点，将专门的性研究学科成果综合在一起对人类性行为和性态度加以描述，即从微观到中观再到宏观的层级系统描述人类性行为表现。这样的描述，一方面有利于将各学科的研究成果有序地介绍，从而便于学习者把握；另一方面有利于整体理解人类性行为在不同层面的表现及其相互作用。例如，为什么人会有性取向的差异？同性恋究竟是生理原因还是心理原因还是社会原因造成的？这个问题放在分学科视野下，往往会有不同解释。根据现有研究成果，人们很希望找到其生理原因，如生物分子层面的遗传物质，遗憾的是到目前为止并未找到生物物质可以解释同性恋与异性恋存在生物学差异。同时，心理学学科也无法完全解释同性恋的心理原因究竟是什么。社会学则只能用统计数据和个案报告同性恋的存在。那么，把生理学、心理学、社会学以及文化学关于同性恋的描述和分析放在一起，我们就能够多方面地认识到同性恋现象在本质上的复杂性。例如，一对双胞胎兄弟，其中一个是同性恋，另一个有可能是也有可能不是，他们存在相同的遗传因素，但不一定有相同的性取向。其中，社会因素显然起了重要作用。因此，用一种人类行为与社会环境相互作用的观点来看性行为，可以避免先天遗传与后天环境的对立式思维，看到性行为的亦遗传、亦环境的相互作用，从而能够更综合地判断一种性行为，并学会评估自己的性行为特点。

（2）生命发展视角是指，借助于生命发展理论来分析人类性行为。这主要是以美国精神病学家和心理学家爱利克·埃里克森（Erik H. Erikson, 1902~1994）的"人类生命周期"理论为依据的分析维度。1969年，埃里克森在美国哈佛医学院讲授"人类发展学"课程时，提出一个"人格发展八阶段"理论。他认为，人的自我人格发展持续一生，其过程可分为八个阶段，八个阶段的顺序由遗传决定，但每个阶段能否顺利度过却由环境决定，每个阶段都不可忽视。埃里克森的人格发展理论很好地将遗传与环境的关系结合起来，并为不同年龄段的人的行为解释提供了理论依据，也为不同年龄段的教育提供了教育方向。最重要的是，埃里克森的八个阶段以人的生理发展为基础，使我们能够从生命发展不同阶段的遗传因素理解性行为特点。

总之，社会生态系统视角使我们能够理解多样化的性行为现象的横向原因，生命发展视角则使我们能够理解不同发展阶段的性行为表现的纵向特点。

1.4.3 以性健康为课程目标

为什么要学习性知识？

从中国性学发展历程来看，20世纪初的性教育是为知识启蒙，因为在原有的社会结构和文化构成被打破之后，人们需要新的生活方式和文化理念，性知识是伴随一夫一妻制、新文化运动、新社会等新生事物走上教育讲坛的。20世纪50~60年代的性教育，承担着生理卫生常识普及的责任。20世纪70~80年代的性学和性教育，则是服务于计划生育的。20世纪90年代的性学发展，与人们的思想解放有关，带有一种冲破学术禁区的学术开创和勇气的意味。而对于普通人来说，在那个时期接受性知识传播多少带有好奇心理，因为在经历长达30年的禁欲之后，那一代人对性知识知之甚少。进入21世纪以来，艾滋病的阴影笼罩全世界，迅速崛起中的中国也不得不与世界各国携手对付艾滋病毒感染者日益增加的严峻现实。性教育就是在这样的背景下进入了大学课堂。对于我们个人来说，如果学习性知识，仅仅为预防艾滋病，或仅仅为满足性好奇，显得过于简单。

人类的性，与动物的不同就在于它的综合特征。我们每个人都有性别和性潜能，究竟该怎样正确认识我们自己、正确认识我们的性行为、了解我们自己的性特点，使自己有一个美好的生命历程，重要的能力就在于学会评估自己的性行为、性取向、性观念、性态度，以及性交往的特点，这也就是本课程希望达到的教学目标。

第一部分

生 理 的 性

2 性的生理基础

性，首先与我们的生理器官和生理需要相关。没有性的生理需要，或性器官受损，将直接影响我们的性行为。但是性的需要和性器官的活动，只是人体的一部分，所有的人体器官和活动都要接受大脑的指挥，大脑是人类最重要的生理器官。作为性行为的组成，大脑是向性行为通过神经脉冲发出指令的性器官。因此，性的生理活动，是大脑支配下的性行为过程。

2.1 人类的性反应

人类的性反应是一个性唤起或称性觉醒过程。这个过程通过神经传导，将大脑的性指令传达到性器官和全身，于是全身所有器官和系统准备并参与到性的活动当中。

性器官对我们意味着什么？我们对自己的性器官的微妙功能了解多少？这关系到我们能否很好地使用我们的性器官，也关系到提高我们的性行为快感。

2.1.1 女性性器官系统

女性性器官包括外部性器官、内部性器官和乳房。外部性器官包括阴阜、大阴唇、小阴唇、阴蒂；内部性器官也叫内生殖器官，包括阴道、子宫、卵巢、输卵管。乳房包括乳头、乳晕和乳腺。

女性自己不能直接看到自己的外部性器官，因为它位于女性两腿之间、耻骨连接的前下方。每个女性的外部性器官形态及大小会有不同，每种形态和大小都是正常的（图2-1、图2-2）。

阴阜：位于耻骨前方的脂肪组织。到了青春期，阴阜逐渐被阴毛呈倒三角形生长并覆盖。阴阜的神经末梢很丰富，被认为是女性重要的性感区域，一些女性发现摩擦和按压阴阜能出现性兴奋。

大阴唇和小阴唇：大阴唇是由阴阜延伸到两腿之间的两片皮肤褶皱。有的女性大阴唇比较平坦，有的女性大阴唇比较饱满。进入青春期，大阴唇的皮肤颜色会变深，并长出阴

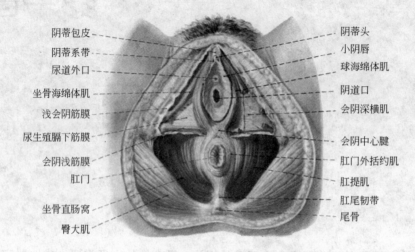

图 2 - 1　女性外部生殖器官

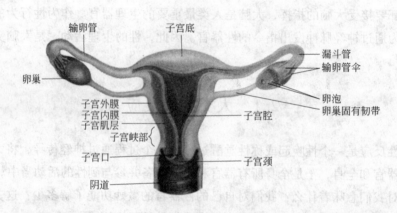

图 2 - 2　女性内部生殖器官

毛覆盖。小阴唇在大阴唇内侧,是两片小一些的皮肤褶皱。外观粉红色、不规则、不均匀、不对称。小阴唇上部相交形成阴蒂包皮,覆盖住阴蒂。大小阴唇对性刺激敏感,是性唤起的兴奋点。小阴唇内侧有巴林多腺(前庭大腺),性唤起时,这里会分泌少量液体润滑阴道口和阴唇。目前尚不清楚巴林多腺还有什么功能。小阴唇遮蔽着尿道口和阴道口。尿道口和阴道口呈上下排列,阴道口稍大于尿道口。阴道口通常是闭合的。有的女性的阴道口被一层薄膜覆盖,这层膜叫处女膜。

阴蒂:位于小阴唇上部交会顶端的海绵体组织。它由阴蒂头和阴蒂体组成,阴蒂头内包含两条海绵体,性兴奋时会充血变硬勃起;阴蒂体是包皮下的阴蒂组织,与身体相连。阴蒂是女性最敏感的性器官,是女性获得性高潮有必要适当刺激的部位。在性兴奋时,阴蒂会比平时突起,在性平静时,它又会变小。

阴道:位于尿道下方的一条平滑肌肉构成的腔道。阴道壁的肌肉富有弹性,平时紧贴在一起,长约 10 ~ 11 厘米。性兴奋时会变长变宽。阴道内部有许多褶皱因而柔软。阴道内部对刺激并不敏感，只是阴道口 1/3 处有丰富的神经末梢，得到刺激后会引起性高潮。阴道口有两组平滑肌，当紧张、害怕时，会引起阴道外部肌肉收缩，使阴道刺激变得困难或疼痛，即阴道痉挛。

处女膜：从出生就长在阴道口的一层薄膜，有一些开口。因开口的不同而呈现多种形状：环形，围绕在阴道口周围，开口在中间；筛状，有多个小口的网状；分隔型，中间有带状组织隔开两个开口；闭锁型，没有开口，这种情况很少，需要在医院做处女膜切开手术，否则月经不能流出会引起下腹胀痛。每个女性出生时都有处女膜，由于形状的不同，以及后天经历，有很多原因会导致处女膜撕裂，因而第一次性交时有人会有处女膜撕裂并流血，有的人不会，还有的人的处女膜弹性好，在性交后仍能存留。

子宫：位于女性腹部深处的一个由厚厚的平滑肌构成的袋状组织，呈倒梨形状，长约 7~8 厘米，下部 5~7 厘米，逐渐窄至 2~3 厘米。子宫下部延伸到阴道，连接部分叫子宫颈和子宫口。子宫为妊娠期间胎儿的发育提供营养环境，它对于表面触碰不敏感。

卵巢和输卵管：卵巢是一对杏仁状的腺体组织，位于子宫两侧，由输卵管与子宫连接。单个卵巢长约 2 厘米，内有数以万计的微型腔室，叫卵巢滤泡，每个滤泡内都有供发育成卵子的细胞。卵巢有两个非常重要的功能，一是分泌雌性激素和孕激素，二是孕育卵细胞。输卵管内有一层微小的纤毛，卵子通过纤毛运动从卵巢到达子宫。输卵管是精子和卵子相遇受孕的地方，受精卵通过纤毛运动进入子宫，然后着床而发育成胎儿。

乳房：一对由乳腺和脂肪构成的半球状组织。乳头是乳汁的出口，主要功能是为婴儿哺乳；同时，对于刺激有高度敏感，在性唤醒中有重要作用。乳晕是乳头周围较深色的皮肤，常有一些小结，哺乳期的乳晕会分泌脂性物质润滑乳头以保护乳头不受损伤。乳腺在乳房脂肪组织下面，由一个个小叶组成，分泌乳汁，由乳腺导管将乳汁输送到乳头。乳房的功能主要是哺乳，并不是真正的性器官。但是，许多女性发现刺激乳房和乳头可以唤起性兴奋。

2.1.2 男性性器官系统

男性性器官包括男性外部性器官（也叫外生殖器官）、男性内部性器官（也叫内生殖器官）、前列腺。外生殖器官包括阴茎、阴囊，内生殖器官包括睾丸、精囊、输精管、射精管。

阴茎：由三根柱状海绵体构成的海绵体组织，分为阴茎根、阴茎体、阴茎头。一般长约 7~10 厘米，勃起时 14~18 厘米。位于阴囊的根部。整个阴茎形似蘑菇，阴茎头膨大，有尿道口；中部为阴茎体，圆柱状，垂于耻骨联合的前下方；阴茎根是与身体连接的部分。阴茎是男性排尿和射精的通道。一般情况下，阴茎柔软而短小，性兴奋时会变硬变粗，为射精做好准备；射精后又恢复原状（图 2-3）。

阴囊：位于阴茎后下方的皮肤囊袋，由皮肤和平滑肌构成，中间由阴囊中隔分开为两个囊袋，分别容纳左右两个睾丸。阴囊的作用是保护睾丸和调节温度。一般情况下它处于收缩状态，表面有许多褶皱；温度升高时，就会变得松弛，表面褶皱舒展。调节温度是为

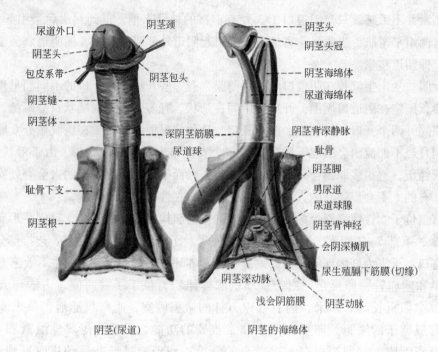

尿道外口　　　　　阴茎颈　　　　　　　　　　　　阴茎头
阴茎头　　　　　　　　　　　　　　　　　　　　　阴茎头冠
包皮系带　　　　　　　　阴茎包头　　　　　　　　阴茎海绵体
阴茎缝　　　　　　　　　　　　　　　　　　　　　尿道海绵体
阴茎体
　　　　　　　　深阴茎筋膜　　　　　　　　　阴茎背深静脉
　　　　　　　尿道球　　　　　　　　　　　　耻骨
　　　　　　　　　　　　　　　　　　　　　　阴茎脚
耻骨下支　　　　　　　　　　　　　　　　　　男尿道
　　　　　　　　　　　　　　　　　　　　　　尿道球腺
阴茎根　　　　　　　　　　　　　　　　　　　阴茎背神经
　　　　　　　　　　　　　　　　　　　　　　会阴深横肌
　　　　　　　　　　　　　　　　　　　尿生殖膈下筋膜（切缘）
　　　　　　　阴茎深动脉
　　　　　　浅会阴筋膜　　阴茎动脉

阴茎(尿道)　　　　　　　　　阴茎的海绵体

图 2 - 3　男性阴茎构造

　　了睾丸在所需温度下生产精子。

　　睾丸和附睾：睾丸是表面光滑的椭圆形球体状组织，是生产精子和分泌雄性激素的器官，位于阴囊的左右间隔之内。到青春期，睾丸开始发育成熟，产生精子并分泌雄性激素。成熟后的睾丸一般每天大约能生产2亿个精子。附睾是睾丸内部许多睾丸输出小管汇成的一根总管，位于每个睾丸的后侧面。它的作用是精子发育、成熟和贮藏的地方。睾丸产生的精子还不成熟时，要在附睾中停留5～25天。附睾还分泌少量液体帮助精子输出；在精子长期未能输出时，附睾能吸收一部分精子（图2-4）。

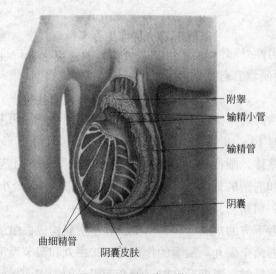

　　　　　　　　　　　　　　　　　附睾
　　　　　　　　　　　　　　　　　输精小管
　　　　　　　　　　　　　　　　　输精管

　　　　　　　　　　　　　　　　　阴囊

曲细精管　　　阴囊皮肤

图 2 - 4　男性睾丸构造

精囊：乳白色半透明状的腺体，位于输精管下部，左右各一个，长约4~5厘米，宽约1.5~2厘米。其主要功能是制造和分泌精囊液，精囊液约占精液的50%~80%。精囊液的作用是帮助精子停留在女性体内。

输精管和射精管：输精管是输送精子的管道，全长40厘米，左右两条，连接附睾尾部和精囊。射精管位于精囊另一端，射精时将精子输出。也就是说，输精管将睾丸和附睾中的精子输送到精囊，再由射精管将精囊中的精子与精液送出体外。

前列腺：由腺泡组成的腺体组织，位于膀胱下面，形状和大小都像一个倒置的栗子，中间穿过尿道。前列腺内有15~30条前列腺管道通向尿道，将分泌的前列腺液和前列腺素送往尿道，与精液会合营养精子，并在精液凝固时液化精液以协助精子活动（图2-5）。

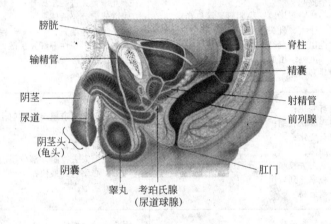

图2-5　男性内生殖器官

2.1.3　性反应模型

人类性反应是指人类身体在得到性刺激时的身体和心理反应。这个反应过程在生理上绝不仅仅是性器官的反应，而是整个身体都会出现的明显变化，特别是肌肉和血液循环系统的变化。同时伴随各种强烈的心理变化。性反应模型是学者在实验研究基础上对人类性反应过程所做的概念描述，以便解释和说明性反应过程的规律。

2.1.3.1　性反应四阶段模型

1966年，美国学者马斯特斯（W. Masters）和约翰逊（V. E. Johnson）在《人类性反应》杂志上发表了他们的研究成果。他们通过细致观察和仪器测试，研究了人类在性刺激下的反应过程。由于这项研究的严谨周密，其成果得到专家的普遍认可。马斯特斯和约翰逊在实验室内对男女性反应进行观察，认为男女之间的性反应表现有许多相似之处。根据他们的观察，他们把性反应描述为由连续的四个阶段组成的生理心理过程：兴奋期—平台期—高潮期—消退期。在四个不同阶段中，无论男女，性唤醒程度都会有从低到高，再从高到低的波动。在不同阶段，男女之间的身体反应如表2-1所示。

表2-1 马斯特斯和约翰逊的男女性反应

阶段（期）	女性性反应	男性性反应
性兴奋期	阴蒂变粗，长度增加； 阴道湿润，容积膨胀，深度加长，颜色加深； 大小阴唇增厚并微微张开； 乳房胀大，乳头挺立； 有些女性出现性潮红； 肌肉紧张度增加； 心律开始加快； 血压开始升高	阴茎勃起，尿道直径变大； 阴囊皮肤紧缩增厚； 阴囊内的睾丸轻微提升； 有些男性出现乳头挺立； 肌肉紧张度增加； 心律开始加快； 血压开始升高
平台期	阴蒂回缩到包皮下； 阴道继续膨胀延长，性高潮平台开始出现； 子宫完全提起； 阴唇进一步膨胀增厚，小阴唇呈深红色； 乳房继续胀大，乳头变大； 多数女性出现性潮红并扩散； 肌肉紧张度继续增加； 血压明显升高	阴茎直径增大，完全勃起； 阴囊没有变化； 睾丸增大并进一步提升； 尿道球腺分泌液体； 乳头竖起并增大； 有些男性出现性潮红并扩散； 肌肉紧张度继续增加； 血压明显升高
性高潮期	阴蒂没有变化； 子宫出现波状收缩； 阴唇没有变化； 性潮红加深； 肌肉收缩失去控制，部分肌肉痉挛状收缩； 呼吸、心率达到最快； 血压升到最高	阴茎根部和尿道肌肉收缩射出精液； 阴囊和睾丸没有变化； 乳头保持挺立； 肌肉收缩失去控制，部分肌肉痉挛状收缩； 呼吸、心率达到最快； 血压升到最高
消退期	阴蒂恢复勃起前状态； 阴道壁放松恢复平时颜色； 子宫缓慢恢复平时状态，宫颈口扩大； 阴唇恢复唤起前的大小、颜色和位置； 乳房和乳头恢复唤起前的大小、颜色和位置； 性潮红消失； 肌肉迅速放松； 呼吸、心率、血压恢复正常； 可能出汗	阴茎变软，先快后慢； 阴囊放松，厚度恢复； 睾丸恢复平时的大小和位置； 出现一段时间的刺激不应期； 乳头恢复正常大小； 性潮红消失； 肌肉迅速放松； 呼吸、心率、血压恢复正常； 可能出汗，特别是手掌、脚掌出汗

注：此表来源为 W. Masters and V. E. Johnson, *Human Sexual Response*, 1996, Little, Brown and Company, Boston, MA. Reprinted by Masters and Johnson Institution, St. Louis, MO.

一般来讲，每个阶段的持续时间存在个人差异。性高潮的持续时间很短，一般只有几秒钟，最长不超过1分钟。

2.1.3.2 性反应三阶段模型

1974年，美国临床治疗专家海伦·辛格·卡普兰（Helen Singer Kaplan）根据她所治疗的性功能障碍的研究，提出了人类性反应三阶段模型。她认为，从身体的神经生理机制来解释性反应更加深刻。首先，她认为性反应发生有两个时期，因而可以明显分出两个阶段。第一个阶段：下腹部充血，全身肌肉紧张度增加，并引起心跳加快、呼吸急促、血压升高，以及其他植物神经功能变化；第二个阶段：收缩的血管和紧张的肌肉在性高潮瞬间得到释放，同时，快速恢复到全身的低兴奋状态。其次，卡普兰医生研究了性动机问题。基于有些人存在性欲望缺乏的情况，她认为，在生理反应和性唤起之前，应该增加一个性欲望阶段。性欲望与人类心理动机有很大关系，是生理、心理、情绪相互作用的结果。为了说明性欲望在性反应过程中的作用，卡普兰把性过程比喻为蒸汽锅炉，锅炉内的"性蒸汽"积累使锅炉压力增加，如果不释放性的压力，可能对身体造成不利影响，于是出现了性的动机。也就是说，性动机是在外部刺激触发人的生理反应机制后所形成的性心理感受。性动机不只是寻求生理快感，还包括社会心理的感受，如自己对他人价值、自我价值的感受。由此，卡普兰解释了众多女性即使出现了生理反应和性唤起，性欲望还需要性伴侣的亲密关系的情绪体验的情况，这对于性冷淡、性压抑等性功能障碍具有治疗意义，这也使人们关注性反应过程中的自我性感受。

在性反应过程中，男女之间存在不同的心理感受。男性的性高潮体验基本一致，只是那种高峰体验的强度和愉悦程度有一些差异。女性的性高潮体验往往不伴随生理变化，因而有时候，女性可以伪装性高潮，她们认为这样能取悦自己的性伙伴。男性性高潮表现为射精，因而很难伪装性高潮，但有的男性还是会伪装性高潮。一旦出现这种互相的伪装，一段时间过后，很可能出现亲密关系的破裂。这说明，健康的两性关系需要诚实，无论男女，都要通过有效的沟通交流来体验性反应的美好感受。

2.1.3.3 性唤起模型

性唤起是指男女在内部和外部刺激下出现的性欲望和性驱力，即性反应的激活过程。这方面的研究是 21 世纪以来西方研究者的最新成果之一。不同学者从不同方面对性唤起作了研究。以此为基础的性唤起模型认为，性唤起受两个系统的影响：中枢唤起系统，即大脑的情绪和快乐中枢；外周唤起系统，即脊髓的刺激及神经的控制系统。这两个系统的被唤醒，与两个方面的刺激——内部刺激和外部刺激有关。例如，性唤起时的性幻想或性反应记忆；身体的被抚摸或性的视觉感受，中枢唤起系统和外周唤起系统在内外两方面刺激下，活跃起来进而产生性反应。在性唤起过程中，生殖器官反应不一定是性唤起，因为生殖器官对与性无关的刺激也会有反应，因此，性唤起包括生理和心理两个方面，生理反应需要情绪和大脑的认知加工才能转换成性感体验和性反应。

在性唤起方面，存在着男女差异。以往人们认为，性反应过程中，男性的性唤起是自动的过程，比较快；女性则是被动的过程，需要浪漫的关系和男性的爱抚后才会被唤起，比较慢。新近的研究肯定了性唤起过程中男女的差异，这种差异表现为男性更行动化，女性更情感化。

不同种族、不同文化、不同宗教信仰对人类性反应有不同解释，这也影响着人们对性反应的看法和性反应的过程。西方文化比较重视科学的解释，因而将性反应理解为性活动过程，注重性满足和性快感的结果。东方文化比较注重能量的解释，把性反应看作生命能量的转换，如犹太人传统中将性与创造、团结等概念联系在一起。藏传佛教、印度教认为性反应是精神力量，它可以和生命力量一起聚集在身体里并被积极运用；性能量可以帮助人们传达最高水平的精神意识等，因而强调享受情欲和性，而不是只求性快感。文化的影响，使东方人的性反应不同于西方人的直截了当而具有含蓄的特点。

2.2 性 激 素

人类性活动的过程除了性器官的变化、性唤起系统的活跃之外，还与人体内性激素水平有关。性激素对性器官和性唤起都具有重要作用。

2.2.1 激素是什么

激素，音译为"荷尔蒙"，是我们体内特定细胞分泌的一种身体机能调节物质。它对肌体的代谢、生长、发育、繁殖、性别、性欲和性活动等起重要的调节作用。它通过调节各种组织细胞的代谢活动来影响我们身体的生理活动。激素分为 4 类：类固醇，如肾上腺素和性激素；氨基酸衍生物，如甲状腺素和肾上腺素；肽与蛋白质，如下丘脑素和脑垂体素；脂肪酸衍生物，如前列腺素。

激素不参加具体的身体代谢过程，只对特定的代谢和生理过程起调节作用。其分泌量为极微量，纳克（十亿分之一克）水平，但其调节作用非常明显。激素并不直接参与物质或能量的转换，只是直接或间接地促进或减慢体内原有的代谢过程。如生长和发育都是人体原有的代谢过程，生长激素或其他相关激素增加，可加快这一进程，减少则使生长发育迟缓。激素对人类的繁殖、生长、发育、各种其他生理功能、行为变化以及适应内外环境等，都能发挥重要的调节作用。一旦激素分泌失衡，便会出现疾病。激素只对一定的组织或细胞（称为靶组织或靶细胞）发挥特有的作用。人体的每一种组织、细胞，都可以成为这种或那种激素的靶组织或靶细胞。而每一种激素，又可以选择一种或几种组织、细胞作为本激素的靶组织或靶细胞。

激素的分泌有一定的规律，既受身体内部的调节，又受外部环境信息的影响。激素分泌量多少，对机体的功能有着重要的影响。激素分泌具有周期性和阶段性，可能受中枢神经的"生物钟"控制。激素进入血液后，一部分随血液运转，另一部分与蛋白质结合，不同激素与不同蛋白质结合，在肝脏内代谢，由肾脏排出体外。

2.2.2 性激素及其作用

性激素，是动物体内的性腺分泌、负责第二性征发育和副生殖器官发育的一类激素，主要分为雄激素、雌激素和孕激素。

雌激素是合成于卵巢内卵泡的颗粒细胞。它主要影响子宫、输卵管、阴道等性器官的细胞。雌激素周期性分泌，其主要作用是维持和调控副性器官的功能。现代生物学发现，雌激素对中枢神经系统和外周系统器官也有重要作用，如对下丘脑、肾上腺、胸腺、胰脏、肝脏、肾脏等都有积极影响。

雄激素是主要由睾丸分泌、卵巢和肾上腺也都参与分泌的颗粒细胞，睾酮是睾丸分泌的最重要的雄激素。雄激素作用于雄性副性器官如前列腺、精囊等，促进它们的生长并维持其功能，是维持雄性性征不可少的激素。

　　睾酮是对人类性欲和性行为具有最大作用的激素。尽管它是一种雄激素，但男女的性腺（睾丸和卵巢）和肾上腺都能产生睾酮。而且，睾酮对激发性欲望具有明显作用，有"性欲的开关"之称。

　　虽然学者们还没有完全研究清楚血液中睾酮浓度与性唤起之间究竟是什么关系，但基本认为睾酮与性唤起之间存在关联。

　　孕激素，也叫黄体酮，是卵巢内的黄体在卵泡排卵后分泌以及胎盘分泌的天然激素。孕激素的分泌，会在雌激素激发的基础上增加子宫内膜增厚，并开始分泌营养液为可能出现的胎儿提供营养。也就是说，孕激素的主要功能是使孕妇的副性器官为妊娠做好准备，促使胚胎在子宫内着床、维持整个妊娠过程。孕激素对下丘脑也有反馈作用，以减少促性腺激素的分泌。

　　孕激素和雌激素在女性身体里有联合作用，它们保证了月经过程和妊娠过程的正常进行。雌激素促使子宫内膜增厚、内膜血管增生。卵巢排卵之后，黄体分泌的孕激素作用于已受雌激素初步激活的子宫及乳腺，使子宫肌层的收缩减弱，内膜的腺体、血管及上皮组织增生，并呈现分泌性改变。孕激素使已经具有发达管道的乳腺腺泡增加生长，从而为日后生育做好准备。孕激素用于避孕药，可以引起雄性反应，还可以对垂体的促性腺激素分泌起抑制作用，即抑制排卵效应，从而达到避孕效果。

2.2.3　性腺系统和生殖激素

　　性腺系统是指人体内分泌系统三大分支系统之一，即下丘脑－垂体－性腺轴系统，另外两个内分泌系统是下丘脑－垂体－甲状腺轴系统和下丘脑－垂体－肾上腺轴系统。人们已经知道，下丘脑和垂体是人体内分泌的控制中心。下丘脑－垂体－性腺轴是控制人体性激素分泌的分支。下丘脑分泌"促性腺激素释放激素"（gonadotropin-releasing hormone，简称：GnRH），即由下丘脑合成的十肽激素，可以促进垂体分泌促黄体生成素、促卵泡刺激素和泌乳素。泌乳素主要作用是促进乳腺发育和乳汁的产生。促黄体生成素和促卵泡刺激素的作用，对女性是促进卵巢分泌孕酮和雌二醇；对男性是促进睾丸分泌睾酮。

　　孕酮是女性怀孕早期保持妊娠继续的重要激素，可以使女性体温升高 $0.3 \sim 0.5$℃，雌二醇可以促使女性生殖系统的发育及第二性征的出现及维持。同时雌二醇和孕激素协同作用在子宫内膜上，维持女性正常的月经周期。睾酮是维持一个人正常性欲的必要激素，同时促进骨骼和肌肉的发育，这也是为什么男性的体格要比女性宽大的原因，也是男性的性欲比女性更强的原因，因为男性体内的睾酮比女性要高很多。血液中的泌乳素、孕激素、雌二醇、睾酮的含量又会有一个反馈机制到达下丘脑，当血液中这些激素的含量升高或降低时，下丘脑收到这个反馈信息后会调整促性腺激素释放激素（GnRH）的分泌，以期调整血清中黄体生成素、卵泡刺激素、泌乳素的量，最终调整孕激素、雌二醇、睾酮的含量。

　　生殖激素除了性腺系统分泌的上述性激素外，还有一些与生殖有关的激素，它们是催产素、松果体释放的褪黑素、前列腺素。

　　催产素是神经垂体释放的子宫收缩激素，男女都有。对女性而言，它能在分娩时引发子宫收缩，刺激乳汁分泌，并通过母婴之间的爱抚建立母子联系。此外，它还能减少人体内肾上腺酮等压力激素的水平，以降低血压。当人体催产素含量上升时，会释放出大量能够缓解压力、延缓衰老的激素，具有促进细胞重生的作用。

褪黑素是人类脑部深处如松果般大小的"松果体"分泌的一种胺类激素，也叫"松果体素"。褪黑素的基本功能是参与抗氧化系统，防止细胞产生氧化损伤。它对性腺有抑制作用，能够抑制腺垂体分泌卵泡刺激素和黄体生成素，从而抑制卵巢和睾丸活动。

前列腺素是由前列腺释放的一类不饱和脂肪酸组成的活性物质。它对维持雄性生殖器官平滑肌收缩有作用，因而能够辅助射精。精液中的前列腺素还能够使子宫颈肌松弛，促进精子在阴道中的运动，有利于受精。前列腺素还对内分泌、生殖、消化、血液、呼吸、心血管、泌尿和神经系统有积极作用。

2.3　性　行　为

性行为，是指人类以满足性欲望、性愉悦或生殖为目的的性交活动（此处指异性性行为）。性行为是获得性快感的主要行为方式，也是夫妻生活的重要组成部分。

性行为在中国的文化里是个人隐私，尤其在 20 世纪 50 年代之前。过去社会对个人性行为没有了解的渠道。这种情况在 1948 年美国学者金西出版了他的报告《人类男性性行为》（*Sexual Behavior in the Human Male*）之后，人类一般的性行为在西方文化中成为不再神秘的事情。性社会学的这一重要进步，直到 20 世纪 90 年代才被中国接受。1999 年 8 月 ~ 2000 年 8 月，中国人民大学性社会学研究所召集 36 名研究者，展开了中国第一次关于中国人性行为状况的全国范围随机抽样调查。全国城乡 60 个地方的 3824 位 20 ~ 64 岁的男女做了有效的回答，有效应答率 76.3%。虽然人数不是很多，调查的内容在今天看来也有过时的地方，但是这份报告仍是迄今为止唯一的中国全国范围普通人性行为调查。虽然此后有过多次有关性行为的调查，但是大多只是局部地区或某一类群体的调查，如大学生性行为调查。因此，要描述当代中国普通人的性行为特征，本书主要以 1999 ~ 2000 年调查数据为依据。

中国人民大学性社会学研究所 1999 ~ 2000 年的性调查报告显示，中国人的性行为状况具有以下 10 个特征：

（1）夫妻当中，对自己的性生活非常满意的占 27.1%；比较满意的占 62.1%；10.8% 的人感到不太满意或者很不满意；

（2）就全体中国成年人而言，大概的平均性生活频率是每个星期 1 次左右；

（3）文化程度的高低，与性高潮的多少成正比；

（4）做家务事影响性满意度，如果夫妻做家务事的时间差不多，对于夫妻双方的性满意都没有什么影响，而多做家务事的一方性满意度会下降；

（5）大城市和农村的居民性生活质量比中小城市的居民差；

（6）性知识有助于提高性满意度；

（7）心存猜疑和性生活频率密切相关，性伴侣之间从来不猜疑的人，性生活频率比那些有时猜疑和经常猜疑的人们要少得多；

（8）婚外性行为影响婚内性满意度，任何一方有了婚外性行为，不管婚内对方知情与否，自己在婚内的性满意度都会大大降低；

（9）接受过性服务的男性比例约为 6.4%，更大比例的城市男性接受过性服务；

（10）收入状况和性交易可能相关，收入最高的 5% 的男性接受性服务的可能性，是收入最低的 40% 的人的 33 倍。

上述调查结果与西方国家调查所得的一般特征没有很大差别。1992 年美国政府资助的"全民健康和社会生活调查"（NHSLS）显示，生活幸福的人更趋向于报告其性生活满意度高；对性知识的掌握程度、对性的需要和反应的接受程度，以及对性生活的态度等，都直接影响着人们对性交意义的理解和性交愉悦的程度（格雷·F. 凯利，2011）。同时也可以看到，中国人的性行为主要在婚姻内；但随着社会的开放和流动性增加，婚外性行为呈现日益增长趋势，同时影响到婚姻的持久。

2.3.1　性行为方式

人类性行为方式大致可以分为三种：一是核心性行为，即异性性行为；二是边缘性行为，如接吻、拥抱、爱抚等；三是类性行为。

性行为的含义要比性交更宽泛，包括以下几个含义：

（1）目的性性行为，即性交。性交是性行为的直接目的和最高体现。一般来说，两性在性交之后，就能够满足各自的性的欲望。

（2）过程性性行为，如接吻、拥抱、爱抚、触摸等动作。这属于性交前的准备过程，这些动作的目的，男女之间存在差异。男方往往是为了激发性欲，实现性交；女方往往会赋予浪漫情感的含义。性交后出于双方的爱意，常常继续通过这些动作，使性欲逐渐消退。

（3）边缘性性行为，如眉目传情。这种用感官表达情爱的方式，属于恋人之间有性的含义的行为，不直接以性交为目的，但它是恋人之间一种含有性内容的表达行为。边缘性性行为有时很隐晦，有时只有恋人之间感觉到，其他人无从得知。

这里，本书关于性行为的讨论主要指目的性性行为，即男－女性交，并将其定义为阴茎插入阴道的行为——阴道方式的性交。

根据性反应模型和性唤起模型，阴道性交是一个由几个阶段组成的过程。

最初阶段，需要阴茎一定程度的勃起、阴道口的润滑和放松，以及伴侣双方的配合。阴茎勃起是男方性唤起的必然表现，没有勃起就意味着性交无法完成；阴道通常会产生足够的润滑液来协助阴茎在其中舒适地活动。如果阴道润滑不够，就需要在阴茎和阴道口使用人造润滑液。有时会出现阴道口肌肉紧张，这时需要双方等待其放松下来，否则插入不适可能导致阴道痉挛，进而导致阴茎插入受阻，进一步就会影响阴茎的勃起持续时间，双方都会在情绪上受挫，最终性交受挫。解决这种情况，双方要积极合作，可以分开小阴唇，露出阴道口，引导阴茎进入，也可以改变性交姿势，在舒适的姿态下完成性交。

中间阶段，表现为双方髋部移动而带动阴茎在阴道中进出的动作。不同的性交姿势需要双方以不同方式的控制才能完成。阴茎的插入力度和移动频率取决于双方的情绪和希望持续的时间。性交持续时间一般以男方达到性高潮而定。

后期阶段，表现在男方射精为标志的性高潮。一般来说，阴茎迅速而有力的插入，会使男性很快到达性高潮；女性则不同，有时不一定通过性交达到性高潮，性交过程中加入阴蒂的刺激对女性达到性高潮会有帮助。性高潮过后，男性会随着阴茎很快恢复勃起前状态而迅速进入不应状态。这时，需要双方互相关爱。

性交的愉悦感主要取决于伴侣双方的情感、性关系的默契程度，以及身体的配合，不取决于性器官的形状和大小。

性交姿势是性交过程中的双方的身体配合方式。很多伴侣愿意尝试不同的姿势，使性交更加愉悦。性交姿势的实施和变换，取决于双方的个性和身体状况、生理适应程度。以下 3 类 10 种基本姿势由美国学者介绍（格雷·F. 凯利，2011），可以在此基础上变换更多的姿势。

面对面卧式：（1）男性在上，女性仰卧。男性一般用手臂或膝盖支撑身体，跪姿；女性很舒服地抬起腿，绕在男性腰部或搭在男性肩上。这一姿势的特点是男性能更好地控制性交运动，阴茎能够深度插入；缺点是难以刺激阴蒂达到性高潮。（2）女性在上，男性仰卧。女性可以躺在男性身上双腿伸直或屈膝跨坐或跪坐在男性身上。这一姿势的特点是女性更容易控制性交运动并获得性高潮；缺点是有的男性可能难以保持阴茎插入。（3）侧卧式。面对面侧卧的优点是减少了身体支撑的体力消耗，并能一起控制性交运动；缺点是有时阴茎难以深度插入。

面对面坐式和立式：（1）女性卧于床边或椅子上。这时，女性双脚着地，男性立式或跪式便于阴茎插入。这一姿势的特点是男性控制性交过程。（2）双方坐式。男性坐椅子上或床边，女性跨坐在阴茎上，双脚着地或绕在男性腰部。这一姿势的特点是女性控制力更大，阴茎能较深插入。（3）双方立式。这是比较难以控制和维持的姿势，因为阴茎和阴道的角度不匹配，也难以深度插入。

背交式：（1）双方跪式背交。女性跪姿，手臂支撑身体抬高上半身，也可以压低上半身，男性跪于女性身后，阴茎从女性背后插入阴道。（2）男性在上，女性俯卧背交。男性用双腿支撑或卧于女性背后。这一姿势双方都能感觉十分舒适。（3）侧卧式背交。这时，插入很容易，双方都不需要消耗很大力量而维持姿势。（4）双方站立或坐式背交。坐式背交对女性来说简单而舒适，并能控制性交，但立式背交有一定难度。

性交姿势并不是性伴侣得到性快感的唯一方法，因为人类性交过程中情感和感受往往具有重要作用，尽管如此，尝试不同的性交姿势，有利于维持良好的性关系。

根据中国人民大学性社会学研究所 1999～2000 年的性调查，中国人婚内性交姿势主要采用"男性在上，女性仰卧"的传统方式。运用其他方式的统计显示，40 岁以上人群平均使用 0.81 种，40 岁以下人群平均使用 2.55 种，其中城市人群平均使用 2.71 种（潘绥铭，2003）。说明直到 20 世纪 90 年代，中国人的性知识和性观念仍比较传统，并不注重性快感与性交姿势之间的关系。

2.3.2　两性性行为差异

由于生理反应的不同，以及社会文化的影响，男性和女性在具体的性行为方式上存在一些差异。根据中国人民大学性社会学研究所 1999～2000 年的性调查，婚内女性在性行为方面的观念普遍低于婚内男性，虽然年轻女性的性观念开放程度普遍高于年老女性，但是中国女性对性行为的看法，仍有很长的路要走（潘绥铭，2003）。由此我们可以得出以下一些判断：

一般情况下，在中国人婚内性行为的发起和主动要求方面，男性往往比女性更积极主动；女性表现出一定的被动，或许其中有害羞的因素。

同样，在中国人婚内性行为的支配与控制方面，男性也往往是主导的一方，女性常常扮演被主导和被引导的角色。

在享受性行为方面，绝大多数情况下，男性所获得的快感一般大于女性；女性的性快感和性高潮，常常需要男性付出特别的关注和抚爱。

在承担性活动所带来的结果方面，男性的生理付出比女性少。

在性行为方式的变换方面，男性往往比女性更积极。

在接受性刺激的方式方面，男性更倾向于对外来的视觉刺激高度敏感；而女性更倾向于对触觉刺激高度敏感。

在性行为中的心理反应和情感需求方面，男性往往更倾向于重视以生理反应为基础的直接快感；女性则倾向于强调以情绪反应为基础的心理愉悦。

2.3.3　性行为中的一些问题

性行为过程是一个非常细腻而微妙的过程，需要性伴侣之间互相体贴和互相协助。这对于性伴侣双方的心理和生理获得愉悦具有重要意义。在性行为过程中，性伴侣有时会遇到以下一些问题。

阳痿：又称勃起功能障碍（国际简称 ED），是指在有性欲要求时，阴茎不能勃起或勃起不坚，或者虽然有勃起且有一定的硬度，但不能保持性交的足够时间长度，进而妨碍性交或不能完成性交。阳痿分先天性和病理性两种，前者不多见，不易治愈；后者多见，而且治愈率高。除病理性因素外，阳痿的原因有生理原因和心理原因两种。生理原因大多与性行为无节制有关，过多的性交或频繁的手淫，导致体力透支，内分泌失调；心理原因与性知识缺乏有关。如有的男性对性行为有抵触心理，或对自己没有信心，担心不能满足性伴侣的需要，担心性伴侣责备等。阳痿的治疗和预防，如果是病理原因，应尽早看医生治疗。如果是生理原因，要学会调节性行为频率。通常性行为频率最多每天一次，最少每周一次，要视身体状况和情绪状况决定性行为。如果是心理原因，需要男女双方共同面对，尤其是女方要体贴和鼓励男方，耐心等待并协助男方完成性行为。适当的身体锻炼具有积极意义。在一段时间内，男女分床养息也是必要的。

早泄：是指射精发生在阴茎进入阴道之前，或进入阴道后时间较短，在女性尚未完全准备好时已经射精，从而导致性交不和谐现象。早泄的判断主要看女方是否得到满足。早泄的类型分为器质性（主要由前列腺炎等引起）和非器质性（心理和习惯，或包皮过长等正常原因引发的射精过快）。一些人认为，治疗早泄可服用壮阳药品，或者在龟头处喷涂麻痹药物以减少龟头敏感，甚至认为用意念控制射精时间等，这些观点都是错误的。壮阳药物只有促进情绪亢奋作用，没有治疗作用。从中医学理论来看，壮阳药物容易导致"虚火旺盛，肾水减少，肾水少更不足以固摄精关，以致龟头少有刺激更易射精"。使用龟头麻痹药物，有可能导致龟头炎症。意念控制射精，有可能导致精液膨胀不泄而压迫前列腺，频繁压迫将引发前列腺疾病。治疗非器质性早泄，除听从医生建议之外，心理改善很必要。首先要减少焦虑与紧张，学习肌肉松弛方法以消除性交前的恐惧、焦虑；其次要有女方的配合，女方的体谅、关怀可缓解男方的紧张心情；最后是相互触摸性敏感区，共同建立性器官感受和性兴奋感受。

阴道痉挛：是指性交时阴道和盆底肌肉系统不自主的剧烈而持续的收缩，使勃起的阴茎无法插入，或虽能插入，但在性交时或性交后，阴道口或深部产生疼痛及不舒适现象。引起阴道痉挛的原因主要与心理因素有关。缺乏性知识、对性交的极端恐惧和焦虑容易导致阴道痉挛。有过被性暴力经验或外阴、阴道创伤史的女性也会出现这种情况。通常痉挛部位仅限于阴道口周围的肌肉，有时则表现为阴道全部肌肉紧缩，致使产生外阴部、大腿内侧及下腹部的感觉异常，对这些部位的任何刺激都将加重阴道的痉挛。如果是器质性阴道痉挛，必须看医生，因为生殖器官病变也有可能导致痉挛。非器质性痉挛，首先需要解除心理创伤或心理负担，重建性健康认识；其次可以尝试不同体位和方式；最后要做好性交前的情感准备，双方互相抚爱对于放松心情和身体非常必要。

性冷淡：是指性欲缺乏，通俗地讲是对性生活无兴趣，有些情况是性欲减退。性欲缺乏与性快感缺乏有很大区别。性快感缺乏主要是指缺少性交的愉悦感，但是对性交没有反感。而性欲缺乏往往表现为没有性的欲望和性交意愿。一般来讲，身体健康人群中，完全没有性欲望的人非常少，但男女各自都有性冷淡现象。性冷淡的生理表现是对性爱抚无反应或性快感反应不明显；性交时女性阴道干涩、紧缩、无润滑液，男性早泄或阳痿。性冷淡的心理表现是对性交有恐惧、厌恶等心理抵触，对性交有洁癖或心理阴影。引起性冷淡的原因除生理病因外，还与不良的生活习惯有关。如长期大量吸烟饮酒、营养不良会导致性冷淡；利血平、萝芙木、心得安、氯丙嗪、普鲁苯锌和一些抗癌药物也会导致性欲望降低；季节也有一定影响，在气温偏低的冬春季节，多数人性欲较强，但在体能消耗很多的盛夏，性欲常会减弱；有些女性的性欲与月经周期关系密切，常在月经来潮前几天性欲增强，另一些女性则在月经来潮后一周左右性欲较强，多数女性在妊娠期间性欲会有降低；年龄也是影响性欲的重要因素，男性多在青春期之后性欲进入高峰期，30~40岁开始减弱，50岁左右开始明显减弱，多数男性能保持到70岁，甚至更长。女性的性欲在30~40岁达到高峰，绝经后逐渐减退，60岁左右显著减弱。此外，长期没有性生活或很少获得性快感的人、性行为过多过频繁的人都会有性欲降低的可能。改变性冷淡状况，首先要消除压力，集中精力提高自身和对方的性乐趣，让性生活在愉悦和欢欣的心情下进行。其次可以在专业心理医生的指导下平复既往的精神紧张或心理创伤。最后可以借助适当的自慰提高性欲望和性乐趣。

性交疼痛：是指性伴侣在性交时有性器官或身体的不适感甚至疼痛。性交疼痛的器质性原因主要与生殖器官和泌尿系统的各种疾病、先天性畸形等有关。典型的病变是接近阴道后穹窿的子宫骶骨韧带上有内膜异位结节，盆腔内炎症和腹膜脏器粘连，阴茎插入触到结节上，在与阴道黏膜的摩擦过程中，使腹膜摇动而牵动脏器引起疼痛。另外，存在阴道特殊过敏，如使用避孕工具过敏，也会引发疼痛。在没有器质性病变的情况下，性交疼痛主要是阴道润滑不足造成的。性唤起不够的原因主要有两个方面：一是性交前的准备活动不充分；二是有性交焦虑、恐惧、注意力不集中等心理因素或心理创伤。器质性疼痛一定要看医生，非器质性疼痛，可以尝试改变性行为状态。首先要有安静舒适的环境，营造良好的性行为氛围，以使双方放松心情进入性交的准备。其次是性伴侣双方轻柔而体贴地互相协助完成性交动作。最后是在医生指导下学习阴道肌肉放松练习，这种方法对于阴道痉挛而引起的性交疼痛有效果。阴道痉挛是阴道周围肌肉发生的不自主反射性痉挛，有时包括股内收肌群。医生会指导女性做腹部、大腿内侧和阴道口肌肉的连续收缩和放松活动，使其对肌肉的松紧形成控制感，并由性伴侣协助女性控制性器官周围肌肉的松弛。

2.3.4 特殊性伴侣的性生活

每一对性伴侣都会遇到不同的性生活情况，需要他们创造属于自己的性行为方式。每一个人、每一对性伴侣都有掌握属于自己的性生活的权利，不因他们种族、性别、地区的不同而不同。在一些特别的情况下，怎样使自己的性生活更愉悦、更温馨，是值得关注的问题。

肥胖者的性生活。这里所说的肥胖者，主要指因形体过度肥胖而影响阴茎插入阴道的性伴侣。事实上，出现这种情况的绝大多数人是患"肥胖症"的男女病人而不是一般的肥胖者。过度肥胖者，容易出现雄激素下降、性欲减低，或者对异性缺乏性吸引力。其器质性原因主要是内分泌、神经系统病变或不良饮食习惯。除周身脂肪极度增厚，如大腿内侧、阴阜区及下腹部脂肪堆集，可能影响对方生殖器的满意接触或深入外，女性肥胖者还可能伴有月经紊乱、孕育率低或性功能下降等情况。如果男方过于肥胖，而女方较瘦小时，女方可能难以承受对方的重压。这种情况下，采用女上男下的体位较好，也可以用夫妻对坐、大腿交叉体位性交。如果性伴侣都属于过度肥胖者，性交若采用平卧体位、侧卧体位和对抱体位都不适宜，有些情况下很难做到。肥胖者有时活动不便，性生活中以相适应的体位为主，如男上位式，女仰卧－男跪式；站立式或背交式适合于女性肥胖者；女上位，侧位或背交式适合于男性肥胖者。抚摸在男女双方都肥胖情况下更为适用。

高矮悬殊者的性生活。性伴侣之间形体高矮悬殊，也需要有性行为姿势的调整。如男方矮小，女方高大，只要双方性功能正常，其性生活应不会出现难以克服的困难。通常采用传统的男上女下面对面平卧体位即可；有时采用面对面坐式和面对面立式也有很好效果。如果男方高大，女方矮小，也可采用男上女下面对面平卧体位。如果男方形体较重，女方难以承受时，可以采用男下女上面对面体位或面对面女卧男立体位以及面对面坐式体位。总之，高矮悬殊的夫妇，其性生活采用常用的体位时，大多并不妨碍获得性高潮和性快感。即使男方高1.4米，女方高过1.7米，面对面平卧体位依然能够获得很好的性交效果。

　　年龄悬殊者的性生活。年龄相差 20 岁以上的性伴侣，可能因为双方性兴奋度出现反应快慢不一致而需要特别调整。在生育年龄段里，男女双方性行为的年龄差异并不明显，但是 20 岁以上的年龄差异中，肢体行动速度、身体反应能力和力量都会有明显差异。这种情况下，无论是男大女小还是男小女大，在 20 岁以上年龄差异之下，需要性伴侣彼此耐心细致的体谅和调试。20 岁以上的年龄差异，适应采用传统的面对面体位，年龄大的一方在下，年龄小的一方在上，以减少年龄大的一方的体力消耗。

　　性欲有差异者的性生活。性伴侣之间由于种种原因导致的性唤起和性兴奋程度有时候会有很大差异。如男方性欲表现强烈或有早泄现象，女方性欲低下或有精神顾虑；或者双方性兴奋所需时间不能同步，一方迅速而另一方迟缓，都可能导致性生活的不尽人意，也是引发上述性问题的诱导因素。这种情况下，需要安静舒适的性生活环境，需要性交前的性唤醒，以及双方注意力高度集中。为避免差异出现，忌讳强迫与粗暴。

　　孕期的性生活。这有两类情况：一类是适宜性生活的，另一类则是不适宜性生活的。在一般情况下，孕妇可以有性生活。首先要特别注意清洁卫生，避免因性交带给胎儿病菌感染；其次要性交温和一些，避免过于激烈；最后要选择不压迫孕妇腹部的性交体位，如面对面女方在上或侧卧背交或跪式背交体位都不会压迫孕妇腹部。不适宜性生活的情况是：如果孕妇曾有流产经历，医生会建议孕妇在早孕的最初几个月停止性生活，直到流产危险期过去；如果孕妇在性生活过程中或之后出血，应暂停性生活；如果男方患性病或女方有阴道炎症，为防止病菌感染胎儿应暂停性生活；如果孕妇有胎盘前置、胎盘与子宫连接不紧密、子宫收缩频繁或子宫闭锁不全等情况，为避免胎儿流产或早产，应暂停性生活。

　　对于性，每个人都有独特的兴趣、价值观、偏好和行为方式。在人的一生中，性行为会给我们带来很多改变，给我们带来很多快乐或者忧伤。走好性生活的每一步，是每个人人生之旅的重要内容。认真而仔细地对待自己的性行为，寻觅适合自己的适当的性伴侣，不随便发生性行为，尽可能让我们每一次性经历都快乐、美好，这些对于我们身体健康和人生经历非常重要。

3　性别和性取向

性别对于我们似乎是不可能模糊的，因为我们每个人从出生起就有了自己的性别，具有法律规定意义而代表社会认可的身份证件上也都清楚地标明着我们的性别。然而，我们还是能够看到一些不认可自己性别的现象，有的人要求改变自己身份证件上的性别，有的人干脆要求在生理上修改自己原有的性别。那么，性别究竟是什么？性别可以改变吗？性别是哪里来的？两种性别是唯一的吗？

3.1　性别的决定（性别认同与性别角色）

人类似乎只有两种性别——男性和女性。那么是什么造成了男女两性的区别呢？随着医学和科学的发展，似乎人们有机会可以改变自己的性别，有的人只在外表装束上中性化或异性化，女性用男声歌唱或男性用女声歌唱的现象已屡见不鲜，那么他们的声带和其他人有什么不同吗？有的人希望从生理结构和内分泌上做彻底的性别改变，如变性手术下的变性人。还有的人从来不认可自己的天赋性别，认为自己的性别发生了错误，要求社会给予自己选择性别身份的权利。那么，我们该怎样解释这些现象呢？

3.1.1　性别的生理分化

人类和所有生物一样，具有雌雄的区分。生物学家告诉我们，性别的区分是生物个体不同性器官、不同性征和雌雄配子的产生和发育而形成的；是受精卵在性别决定的基础上进行雌性或雄性性状分化过程中完成的。性别作为一种性状，主要受遗传物质制约，同时环境因素和激素等物质也起着非常重要的作用。那么，人类的性别究竟是怎样被决定的？是在受精卵形成的那一刻就决定的，还是后来在母体内生长时逐渐分化出来的？性别作为遗传性状是由精子决定的还是由卵子决定的？

性别决定具有生物学基础，也就是说，雌雄异性是被决定的。决定性别差异的生理基础有四方面生物学因素：（1）基因性别：精子进入卵子并发生基因融合（即受精）的那一刻，就决定了受精卵未来的性别。（2）性腺性别：睾丸或卵巢成形之后，按照基因预设的性别程序发育，最终长成分泌性激素的性腺器官。性腺分泌的性激素直接影响了后来的性别发育。（3）体征性别：性征的明显发育是在青春期，而促使第二性征正常发育的，是性别的基因和不同的性激素。在基因和性激素指引下，人体生长出体内的和体外的性器官。在这个过程中，个体在出生时已初步具备但还没有性功能的性器官，在基因和激素作用下，性器官发育而使我们成长为男性或女性。（4）大脑性别：大脑肯定参与了性别分化。我们的举止行为受大脑支配，在个体成长过程中，大脑指挥我们具有男性的或女性的行为特质。那么，究竟是大脑指挥了不同的性激素产生从而使我们具有行为的性别区分呢，还是不同的性激素刺激了大脑的性别分化？换句话说，男女之间是否存在大脑的性别区别？我们已知，男女的大脑在体积和质量上是存在区别的；那么，这种区别是否具有性别的含义？现在还没有生物学成果证明这一点。但是大脑在性别行为中具有参与作用是显见的。

在上述四方面因素的参与之下，我们的性别一步步区分开来。

首先，基因的决定。在性别形成的过程中，基因具有决定性的作用，它似乎预设了一个人后来的整个性别程序。

生物遗传学的研究发现，染色体是遗传物质的载体，存在于每个细胞的细胞核内。人类的生殖细胞（精子和卵子）内各自有 23 对、46 条染色体，其中 22 对叫常染色体，不参与决定性别，男性与女性的常染色体是一样的；余下的一对叫性染色体，男女不一样。也就是说，男性的这对性染色体由一个 X 染色体和一个 Y 染色体组成，写成 XY，女性的则由两条相同的 X 染色体组成，写成 XX。在精子形成过程中，生殖细胞经过减数分裂，细胞核内的染色体包括常染色体和性染色体都一分为二，于是，一个精子已不再含有 23 对染色体，而只含有 23 条染色体了，这时有一半精子带有 X 性染色体，称为 X 精子；另一半精子则带有 Y 性染色体，称为 Y 精子。一个受精卵最终发育成男性或女性，取决于使其受精的那个精子是携带 Y 染色体的，还是携带 X 染色体的。如果是 Y 精子与卵子结合，未来发育而成的就是男性，相反则是女性。在男方每次射精排出的几亿个精子中，X 精子和 Y 精子各占一半，究竟哪个精子最终进入卵子，完全是随机结果。胎儿的性别在精子与卵子结合的那一瞬间，就被决定了。在卵子受精的过程中，外部因素没有机会参与作用，这完全是自然过程的随机结果。至于基因究竟如何控制个体而发育出男性特征或女性特征的具体机制，遗传学家还没有完全搞清楚。

其次，性腺的发育。在性别分化的早期，性腺在胚胎最初的 8 周期间和其他器官一起生长。据医学观察，胚胎在着床第 5~6 周时会长出一对小小的无性别区分的原生性腺，为后来可能发育出的卵巢或睾丸做好准备。如果是睾丸，在胚胎第 6~7 周时从性腺发育出来；如果是卵巢，要到胚胎第 12 周时才从性腺发育出来。在发育为睾丸还是卵巢的过程中，染色体决定了一切。如果是卵巢，胚胎期的性腺会自动发育，似乎是个默认的过程；如果是睾丸，胚胎期的性腺需要 Y 染色体上一段不携带其他遗传信息而只携带与男性器官发育有关信息的基因来控制发育过程。因此，这个过程比卵巢发育过程要多一些步骤，要经历更繁杂的基因作用和生化反应。这也就是说男性胚胎生长过程会多一点风险，有可能在生长中出现变异或障碍而使成长受阻。

再次，性征的发育。两性胚胎的性腺在第 8 周左右时分化出男女性器官，这时，初步显现性别的男性胚胎的性腺会释放两种性激素，一种是雄激素睾酮以及衍生物"双氢睾酮"（DHT），用于促进胚胎性腺组织进一步向睾丸、阴囊和阴茎发育；另一种叫"抗缪勒氏管激素"（ANH），用于抑制胚胎性腺组织向女性性器官发育。没有第二种激素的作用，胚胎性腺组织会自动向阴蒂和外阴唇发育。

最后，大脑的参与。我们的大脑有没有性别，至今还是一个谜。一部分研究试图证明，胚胎期的激素不仅影响性器官发育，还影响同在生长中的脑组织和脑垂体的发育，成为日后两性行为差异的根据。也就是说，两性的大脑从胚胎时就有了性别差异。引起差异的主要因素是雄激素睾酮。在成年男子体内，确实存在着比较高的睾酮，否则会出现男性的雌性化。那么可以推断，在胚胎期出现的男性胚胎性腺组织所释放的睾酮，会同时影响正在发育的脑组织走向雄性；相反，胚胎期的女性胚胎性腺组织不释放睾酮而是自动向女性性器官方向发展，在没有睾酮刺激的环境下，胚胎脑组织的发育也就不会向男性方向发展。但是也有学者认为，脑组织的细胞基因也可能先于性基因的作用而指导性激素生成，也就是说，或许是脑基因的性别密码决定了性基因的生长而不是性基因密码决定了脑基因的性别。

如果说，人类个体的最初成长主要由遗传决定，那么，在后来的成长中，越来越多的环境因素加入进来，影响了人类个体的性别认同和性别角色。

3.1.2　性别认同与性别化行为

性别认同，是指一个人内心对自己性别的确认，即认为自己是男还是女。我们知道，我们身边，有少部分人因同时具有双性生理特征（这类人是指解剖学上同时有睾丸和卵巢的人，或兼有男性和女性生理特征的变性人）而无法确认性别，但绝大多数人在性别的生理特征上是有明确区分的。不过，在内心深处对自己究竟男性化一点还是女性化一点，或者介于两者之间，我们常会有不同的看法。换句话说，生理性别并不一定代表我们内心的自我性别认同。为什么会有这种现象？性别认同究竟是由什么造成的？会不会影响到生理的性别？

性别认同是由先天因素和后天环境相互作用的结果。虽然在精子和卵子结合的一瞬间已经决定了每个人的生理性别，但是一个人在成长过程中由于自身生理影响和社会环境影响，使他/她对自己的生理性别会有认识上的差异。有的人认同自己的生理性别；有的人则不认同，认为自己应该是另一种性别；还有的人在行为上具有两种性别表现。这些差异，与成长过程中的生理环境和心理环境直接相关。

首先，婴儿期的孩子尚未具备自我意识，但是父母及亲人的照顾所具有的性别倾向会影响婴儿的成长。如对女孩和男孩使用的颜色、服装和用具，说话的态度和语气，照看的方式方法等，监护人会自觉不自觉地有所区别。也有一些家庭，希望有个男孩子，偏偏生了女孩子，就把女孩子当男孩子养育，这在一定程度上鼓励了孩子的自我性别倾向。

其次，儿童期的孩子，初步形成自我意识，性别的认同在前期的家庭照顾影响下已有倾向，这些会影响儿童的性别选择。这时的孩子能够知道自己的性别体征，也已学会遵守一些社会的性别行为规范，如上厕所。他们的性别认同处于萌芽，即核心性别认同阶段。

再次，青春期的少男少女，在体内性腺激素大量分泌的作用下，身体第二性征迅速发育。他们的心理也进一步有了清晰的性别认同。青春期开始时，男孩和女孩的性激素基本一样，只不过男孩的雄激素比女孩的多一些，而女孩的雌激素比男孩的多一些。这种情况到成年期后会有改变。性激素和第二性征的影响，使青少年出现性想象。性的想象和性的意念促进了性别的自我认同。这时，家庭、学校、朋辈，以及宗教信仰和接触的媒体（书籍、杂志、电子信息、游戏等），会影响到青少年对性的想象及其自我控制，进而影响性别认同。

最后，成年后的男女，性激素依然都有雌雄两种激素分泌，与青春期不同的是，男性体内的雄激素会大大超过体内雌激素，女性体内的雌激素会大大超过体内雄激素。一般情况下，男女两性在身体和心理上的性别与生理性别基本一致，而且比较稳定。同时，成长过程中的生理心理经历（如疾病或遭遇等）、环境影响（如结交的朋友、职业、居住条件等），以及个体自己的选择或理解，又会使每个人性别行为的外在表现各不相同。有的人性别行为特征明显，有的人则不明显；有的男性时有女性化行为特征或很"大男子主义"，有的女性时有男性化行为特征或很"小家碧玉"。总之，成年人身上表现出的性别认同很大程度上是社会化产物，人们经过多年的被教育和人际交往，学会了社会对性别行为的区分与规范，自觉不自觉地遵从社会要求而认同自己的性别特征。

一个人的性别认同是否影响他/她的行为具有性别化特征呢？肯定有影响。但是一个人行为具有性别化特征，更是一个社会影响的结果。性别化特征是指一个人的行为更具有所谓男性化特征还是更有女性化特征。这些性别化特征其实与社会文化有关，是社会对性别行为的建构。如中国传统社会要求女性的"三从四德"、"守贞操"，甚至裹小脚等，都是建构出来强加给女性的行为方式。个体的性别认同更是一种文化认同，与社会文化的压力有关。这既说明了性别认同并非完全由生理性别所决定，也说明了人的行为本身并没有所谓性别化的区别。一个人所谓性别化行为，或更有男性化特征或更有女性化特征或两者兼有，是社会评价和社会影响的结果。

总之，性激素与人的性别行为有很大关系，但并不是决定一个人性别认同和性别化行为的唯一因素。尤其是个体行为的性别类型，除了生育行为具有绝对差别之外，人与人之间、男与女之间，没有哪种行为是绝对的男性行为或绝对的女性行为。"女人要有女人行为、男人要有男人行为"，只是社会建构出来的说法，并无生理学依据。

与性别化行为相关的另一组概念是性别角色和双性化。

3.1.3　性别角色与双性化

性别角色是指个体为证明自己内心性别认同而表现出来的性别行为，包括举止、衣着，以及社会文化习俗认可的女子气或男子气的行为方式。也就是说，性别角色是一个人根据特定社会对男女行为的习俗看法而选择的性别气质表现方式。如有的社会习俗将男性气质归纳为理性、刚强、勇敢、仗义、承担责任、性主动、偏爱冷色调等；将女性气质归纳为感性、柔弱、细腻、温婉、依赖男性、性被动、偏爱暖色调等。虽然事实上男性在感性、细腻、温婉、依赖他人等方面，女性在理性、刚强、勇敢、责任承担等方面都会有表现，但是社会习俗的影响以及一个人在成长中的学习，使个体行为自觉不自觉地接受了社会习俗，又反过来通过行为遵从而维护了社会习俗。

一个人是怎样接受社会习俗的？社会心理学认为是一个人在成长过程中与所处环境相互作用的结果。

奥地利精神科医生西格蒙德·弗洛伊德（Sigmund Freud，1856～1939）为代表的精神动力学理论认为，青春期之前的性别角色发展有三个阶段：2 岁以前的幼儿不能分清两性差异；2 岁左右的幼儿开始认识男孩和女孩的不同；儿童期的男孩和女孩会从性别角度重新看待父母，会出现所谓的男孩"恋母情结"和女孩"恋父情结"，经过一段时间父母的影响和教导他们会走出这种困境，成长为父母所鼓励的男孩和女孩。由于这一理论的案例来自医生的积累和理论演绎，这种解释与描述很难被广泛接受。

美国心理学家阿尔伯特·班杜拉（Albert Bandura，1925 ~ ）为代表的社会学习理论认为，性别角色主要通过示范与模仿而形成。个体在其成长过程中，受到家庭和个人经历事件的影响，会模仿周围一些具有示范性的行为方式，这种学习过程会持续一生，也就是说，一个人终生都具有改变自己行为的能力与可能，终生都在成长中。儿童期从父母那里得到的关于女性化或男性化行为的社会看法被不断强化，使一个人逐渐建立起自己对性别角色的观点。这一理论强调了环境与个体的互动作用，得到人们普遍认可。

认知–发展理论在社会学习理论基础上进一步对儿童的性别认知过程做了研究，认为人类的思维能够主动支持和强化通过社会形成的性别印象。性别作为一个人的基本特征，儿童在 4 岁左右时已具备一套自己的性别认同，他们会据此在与周围人交往中选择男性化或女性化的发展，而且在与同性别家长以及同性别朋辈交往中通过模仿而确认自己的性别角色。这种确认使他/她在同性别群体中感到安全和自信。这一观点突出了儿童自身的性别价值观在形成其性别角色中的作用。

性别图式理论认为，性别是一面透镜（一种图式），通过它可以看见自己的经历，即通过语言、服饰、玩具和歌曲等社会学习过程，形成儿童自己的性别图式。儿童把自己与自己的性别概念在比较中相应地调整自己的行为。这种理论突出了儿童的性别角色形成过程中自我的作用。

上述各种性别角色发展理论为我们提供了理解性别角色的视角，即性别角色不是一种先天预设，也不是环境在我们头脑中如一张白纸涂画的结果，而是经历了思维选择和环境影响之间复杂的相互影响而逐渐形成的。近年来，性别角色的双性化正引起社会学、教育学的关注。

性别角色的"双性化"（也叫无性化）是指一个人同时具有较多的男性气质和较多的女性气质的人格特征，即一个人兼有男性化和女性化气质。根据传统对男女角色差异的理解，男子要有男性气质，如勇敢、坚强、果断、承担责任、性主动等；女子要有女性气质，如柔韧、细腻、委婉、依赖他人、性被动等。这些社会刻板印象通过家庭教育、学校教育以及自我角色扮演而代代相传。双性化性别角色由于家庭、学校、朋辈等因素的相反影响，使个体的性别角色同时具有两性优点特征。

基于双性化研究，美国教育界提出了双性化教育的口号。所谓"双性化教育"，意思是摈弃传统的、绝对的、偏重男性化的"单性化教育"，提倡一种性别期待混合与平衡的新型家庭教育，寻求能动性（agency）与合群性（communion）两方面的协调。

美国心理学家在对两千余名儿童调查的基础上发现，过于男性化的男孩和过于女性化的女孩，其智力、体力和性格的发展一般都比较片面，智商、情商都比较低。具体表现是：综合学习成绩不理想（偏科现象严重），缺乏想象力和创造力，遇到问题时要么缺少主见，要么固执己见，难以灵活自如地应付环境变化。相反，那些兼有温柔、细致等气质的男孩和兼有刚强、勇敢等气质的女孩，却大多智力、体力和性格发展全面，文理科成绩都比较好，往往受到老师和同学的喜爱。成年后，兼有"两性之长"的男女在现代社会的激烈竞争中也往往更能占据优势地位。由此研究者认为，在幼儿的家庭教育中，过于严格而绝对的性别定型（如男孩只培养其粗犷、刚强等男性化气质，女孩只培养其温柔、细致等女性化特点），只会限制他们智力、个性的健康全面发展，而且可能令男孩过于粗犷、勇猛而缺少平和、细腻的气质，无法学会关心体贴他人及拥有细腻的情感世界；令女孩过于柔弱、内敛而缺少勇气、自立精神，缺乏竞争心及刚强的心理素质，最终在社会适应、情绪调控、压力化解以及处理包括家庭关系在内的各种人际关系上，都劣于那些"双性化"的男孩和女孩。为此，家庭对孩子的性别教育，要摒弃传统的性别化教育，鼓励孩子向异性学习，增加男女孩子接触机会，不宜将性别化特征区分过清，顺其自然地鼓励孩子向两性都应具备的热情活泼、独立自主、坚忍不拔、有责任感、善解人意、无私善良等品质和行为发展。

"双性化"教育不是提倡"男女无差别"，也不是提倡中性化人格。20世纪50～70年代，中国提倡的"时代不同了，男女都一样"口号下的男女平等观，实质是男性化标准下的性别教育，其教育示范是"铁姑娘"类型，其教育结果是极大地强化了社会的男性化特征，如粗犷、勇猛、强势，整个社会风气因此而变得缺乏平和与关爱。双性化教育所提倡的培养孩子同时具备两性别各自的类型化优点，能够使男女孩子更好地适应社会环境的复杂与竞争。

3.2　性别的理解

有一些人的自我性别认同与社会文化基于生理结构作出的性别归类存在矛盾现象，他们不能接受自己的生理性别因而产生严重的痛苦体验，甚至影响到正常生活与交往，这种情况在精神医学上称为"性别认同障碍"。今天，我们对具有性别认同障碍的人已能够给予宽容的态度，不再仅仅把他们看作病人。

3.2.1　性取向

性取向，是指个体持久而能感受到的对某一特定性别对象的欲求和吸引。这种欲求和吸引可以是浪漫情感的、性需要等性方面的；也可以是爱情的、依附感的、亲密行为等非性方面的（图3-1）。被预求和吸引的对象可能是异性，即通常所说的异性恋（对异性别产生浪漫情感和性的被吸引），也可能是同性，即通常所说的同性恋（对同性对象产生浪漫情感和性的被吸引），还可以是既对同性别者也对异性别者，即通常所说的双性恋（对两性别者均能产生浪漫情感和性的被吸引）。

性取向不同于性行为，它是个体的一种心理感受，不一定在行为中表现出来。在动物界和人类，大多数个体对异性产生性吸引和性欲求，这与繁衍后代的生物本能相一致。但在动物的进化历程中，尤其是人类，一部分个体出现了性取向与繁殖本能分离的现象。这

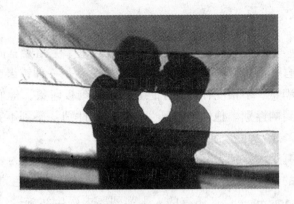

图 3 - 1   彩虹旗下的同性恋

部分个体的性心理发育伴有同性相恋的性取向。有同性别性取向的人大多没有性别角色的自我要求和期待，也没有性身份障碍。

关于性取向的解释，不同理论为我们提供了不同的思考。精神动力理论认为，青春期之前的孩子，没有得到妥善解决的恋母或恋父情结是决定"性"取向的重要因素。如，对母亲过分亲昵，而对父亲疏远或敌视父亲的男孩，其母亲的强势和过度保护使母亲表现出的对其他女性的不信任情绪影响到儿子，这样的男孩会因缺乏对父亲的性别认同，缺乏对男性形象的适切认同，当进入青春期出现性需要时，会对自己的异性性冲动感到恐惧而可能导致同性恋取向。由于这种解释缺乏实证依据，因而不能被普遍接受。社会学习理论认为，童年早期的同性恋体验或性幻想因没有受到抑制，有可能通过后来的性行为和手淫得到强化，促进了同性别的性取向。

究竟是什么原因导致了性取向的多样化尚不清楚。大多数科学家同意性取向很可能是生物、认知和环境等多种因素的综合结果。对同性恋双胞胎的研究表明，如果其中一个人是同性恋，那么另一个人有40%～60%的机会成为同性恋者；异卵双胞胎的几率是15%～30%；不是双胞胎的同性兄弟姐妹中，成为同性恋者的几率是5%～10%。这说明，同性恋的性取向具有一定的遗传因素，但究竟是什么遗传因素以及怎样的影响过程，还缺乏足够的证据证明。

大多数人的性取向在很小的时候已经固定下来，试图在后来的成长中改变性取向是非常困难的事情，甚至有可能导致抑郁或自杀。例如，一些同性恋者不能接受自己是同性恋的现实而与自己的性取向抗争。他们最初试图忽视或否认自己的同性别性欲望，希望这些欲望离开自己。但是越这样做，这些性欲望越难以消失；然后他们试图通过心理治疗或意志力控制来改变性取向，结果同样失败。这个过程就像异性恋者一样，他们只能爱上一个异性对象而无论如何无法爱上同性对象；同性恋者无论怎样努力都很难将自己变成异性恋者。因此，当今的大部分心理学家把性取向看成是既不能任意选择，也不能任意改变的事实，应当承认个体的性取向具有持久稳定性，试图"改变性取向"的治疗会带给被治疗者负面影响或心理阴影。

3.2.2　跨性别

跨性别，是指那些不认为自己的性别与他们出生时基于生殖器官而被决定的性别表现一致的人。这些人对自己出生时"被指定的性别"感受到是一种错误或者说不完整、不确切。他们不认同、不满意、不接受社会关于性别角色的刻板印象，他们更愿意认为自己的真实性别是自己感受到的性别。他们为自己"被指定的性别"感到不安，愿意为跨越性别界线而努力，情愿用跨越两性差别的行为来表现自己。

跨性别的人之间有很大差别，有的人只是偶尔用异性装束和行为表现一下，如变装者（cross - dresser）；有的人在一段时间里将自己扮装成某类性角色，如扮装国王（drag kings）与扮装皇后（drag queen）；还有的人则强烈要求医生实施变性手术，改变自己原来的性别，如变性者（transsexual）。但生活中的变装癖（transvestic fetishist）不属于跨性别者，因为这部分人只是迷恋各种奇装异服并装扮自己，满足自己的性欲幻想，而并不存在对自己生理性别的否认。

跨性别者不能适应传统的社会性别角色，有时会给身边的人带来不舒服的感觉，但他们自己却为自己的"被指定的性别"不满意。因此，在传统的医学心理学观点看来，跨性别者具有病态表现，使用"性别焦虑症"（gender dysphoria）或"性别认同障碍"（gender identity disorder）这样的概念来界定跨性别者，主张对他们/她们进行病理的或心理的治疗。但是，跨性别者自己并不这样认为，他们往往不会去看医生（变性者除外）。

随着社会发展，学者和大众都开始用宽容的眼光看待跨性别者，逐渐不再以病态和心理不健康来作为他们的标签，因为那是对这个群体的不公平对待。人们已经越来越认识到，跨性别的性别认同和其他的性别认同没有什么区别，都是他们的生理因素和所处环境影响作用的结果。当然，让社会大众完全接受跨性别者这个性别角色群体不是一件容易的事，人们习惯于男女两性的性别角色区分。当我们身边出现一个跨性别者的时候，很可能难免用异样眼光看待他们，不会很快接受他们。这需要时间来磨合，相信随着科学的发展和社会文明程度的提高，性别角色的标准会更加民主和多样化。

3.2.3　易性癖

易性癖，是指个体从心理和行为上否定自己的性别，认为自己的性别与生殖器官的性别相反，并要求变换生理的性别特征。这是跨性别者的极端现象，与一般的跨性别者有所不同。一般来讲，跨性别者认为自己是不同于男性和女性的另一种性别；而易性癖者则认为自己是"女性身体里的男性"或是"男性身体里的女性"，他们往往希望通过外科手术"改变性别"。基于这个原因，很多易性癖者不愿意用跨性别者来称谓自己。主要缘由是：第一，跨性别这个词不能准确地反映易性癖者自己的特点，使用跨性别这个集合名词，容易导致易性癖者群体的发展历史、易性癖者的身份认定和存在状态的被边缘化。第二，跨性别者认为自己是不同于男性或女性的另一种性别，而易性癖者则认为自己是男性或是女性，只是与他们出生时被赋予的生殖性别有冲突。第三，跨性别者没有改变性别的意愿，而易性癖者则希望通过医疗手段"改变性别"。因此可以认为，跨性别者包含了易性癖，但不是所有的跨性别者都是易性癖。

1981 年，上海长征医院整形外科主任何清濂成功完成了中国第一例秦惠英男性变女性的易性手术。这位被称为"中国变性之父"的何清濂教授认为，易性癖在临床上应该改称"易性病"，因为它不是个体对性别的主观选择，而是生物学因素所致；"癖"则是指后天养成的一种习惯。何教授认为易性癖长期以来被人们视为一种堕落恶习和反自然的亵渎行为，是错误的；许多病例表明，易性病与生俱来，并非积久成习；它只是一种病症，不是一种恶习。这种观点希望通过把易性癖病理化而给予易性癖者公平对待，这是可取的观点；但是如果作为一种疾病，易性癖确实还没有病理证据可以解释。

究竟什么原因导致一个人不能接受自己的生理性别？目前尚不能解释。人们只是猜测，可能与一个人幼年时被父母当作异性别的孩子抚养有关；或者可能与胎儿在母体妊娠期体内激素分泌失调有关。但是，也有相反证据否定这些猜测。关于遗传因素与环境因素如何相互作用造成对易性癖的影响，也还需要更多的研究才能确定。

目前，人们只能对易性癖的行为做一些描述。易性癖者的表现是：对自己的生理性别不满意，感到不舒服，有改变性别的强烈愿望，希望变成异性。他们往往喜欢异性装束，言谈举止模仿异性，有做变性手术的意愿表达。易性癖男性在青春期前后会在心理上认定自己是女性，并经常以女性方式装扮自己，如：穿女式服装，留女式发型，抹口红，画眉毛，逼尖嗓音说话，模仿女性姿态，用化学制剂脱须，垫起胸部充做女性乳房，参加女性社会活动，喜爱烹调缝纫等。性方面的生理欲望比较低，仅有 1/3 的男易性癖者结婚，而婚后又有半数离婚，最后通过外科手术变为女性。易性癖女性，通常嗓音低沉，喜欢穿男性服装，言行举止类似男性。

易性癖与同性恋的区别在于：同性恋者不否认自己的生理性别，如男同性恋彼此都承认自己是男性，女同性恋彼此也都承认自己是女性；同性恋者的性伙伴关系中，是从性伙伴彼此的性器官获得快感；同性恋者没有切除外部性器官的要求。易性癖者则否认自己的生理性别，他们/她们的性伙伴关系一般是追求自己心理上的满足而非生理性欲望的满足；他们/她们往往不让性伙伴触碰自己的外部性器官。

易性癖与异装癖的区别在于：异装癖者喜欢做异性装扮，他们/她们在穿异性服装时，有性兴奋感、性满足感等表现。易性癖者虽然也像异装癖者那样喜欢穿异性服装、做异性打扮，但是他们/她们完全是出于心理上的需要，觉得自己就是异性，因此在穿异性服装时并不伴有性兴奋或性满足，易性癖者一般性生理欲望比较低。

尽管易性癖强烈希望通过变性手术成为异性，但医学上比较谨慎，确诊为易性癖一般须有转换性别的认同至少持续两年时间。至于手术，由于出现过有人变性手术后后悔的现象，医生不会轻易为易性癖做变性手术，而是主张心理治疗为主。如运用支持性心理疗法和认知领悟疗法等，通过其生活态度的改变而改善性别认同倒错带来的不适。

3.3 社会文化的性别

从生理和心理上来划分人的性别，有生理性别和心理性别之分。前面的叙述可以看出，个体的生理性别和心理性别一般情况下是一致的，同时又有很多不一致的情况，如跨性别和异性癖。人作为社会性动物，除了生物属性和心理特征外，还有社会文化属性，社会性别就是人的社会文化属性在性别上的表示。社会性别不同于生理性别和心理性别，是一种与社会文化相关联的以性别区分的社会身份。

3.3.1　成长中的性别差异

不可否认，两性之间存在生物学差异，两性各自的生理结构及机能特征有明显区别。首先，生殖功能差异。女性有月经，能生孩子，乳腺能分泌乳汁；男性能射精。两性的性器官和生殖过程中的明显差异，使我们很容易区分男性和女性。其次，身体其他器官和组织的差异。男性的脑容积较大，有更多液体；女性的脑中比男性要多出15%的灰色物质，它主管人的思维。男性的肺比女性的肺大50%。男性的脂肪只有女性的一半。可以肯定，两性的性激素在各自的成长中具有重要作用，它不仅是两性性器官发育、性唤起和生育的重要激素，而且对身体健康也有影响。如果雄激素分泌失调会引起各种疾病，如营养不良、低蛋白血症、肾上腺皮质功能减退、再生障碍性贫血、发育迟缓及骨质疏松等；如果雌激素缺乏，不仅影响性器官功能，而且会导致皮肤变化、冠心病发病机会增加、性器官疾病、骨质疏松、牙齿脱落、弱视失明等问题。

两性之间的心理特征也有不同。1974年美国心理学家麦考比（E. E. Maccoby）和杰克林（C. N. Jacklin）在他们的《性别差异心理学》（*Psychology of Gender Difference*）一书中认为：两性的认知结构，女性有依存性特点，男性有独立性特点，女性的知觉速度更快；记忆方面，女性长于机械记忆，男性长于理解记忆；女性的模仿力更强。情绪活动，女性更外露，男性更稳定、更深沉。

两性的生理差异和心理差异对两性的社会差异有一定影响，但是性别差异绝不是优与劣的差别，更不应当成为社会不平等的理由。

大多数人的成长从家庭开始，父母或养护人对儿童最初的成长具有重要作用。而家庭的养育往往受社会习俗和传统的影响，以一定社会文化的规范来培养儿童。不同的社会文化传统各有一套性别观念通过家庭影响孩子的成长。西方社会的主流性别文化是男性文化，因而对女孩子要么给予各种行为限制，要么放任教育；而对男孩子的成长则有严格要求与社会训练，期望他们具有担当社会责任和家庭责任的能力。中国文化中"男尊女卑"、"唯女子与小人难养也"的性别歧视虽已不是社会文化主流，但是在社会细节和人们的观念中仍有顽强的生命力。那场史无前例的"文化大革命"对传统文化的彻底斩除，男女性别角色的男性化一面倒，导致了革命过去后的文化认同反而转向传统的两性角色。女孩子被认为要打扮得漂亮，要有玩偶类、厨具类属于女孩子的玩具，要玩"过娃娃家"的游戏；男孩子被认为要有整齐的装束，要有汽车机械类、房屋组装类、武器类属于男孩子的玩具，要玩攀爬打仗的游戏。家长们很少会选择蓝色或灰色的衣服给女孩子，也不会选择粉色系的衣服给男孩子。当然，儿童服装商们也不会为孩子们准备不属于性别角色的服装，他们总是给女孩子的服装镶嵌更多的花边，给男孩子的服装装饰更多的条和杠。儿童从小就已生活在性别区分之中。

当孩子进入青少年期接受教育的阶段，社会性别文化的影响更加显著。青少年不仅在学校教育中受到性别文化的直接影响，在他们的朋辈交往中也会有一定的间接影响。如世界著名的贵族学校英国伊顿公学，从 1440 年创办至今，始终坚持严格的男校制度。每年只招收经过严格选拔的 250 名 13～18 岁男孩子寄宿学习，以培养英国王室及政治界、经济界精英（从这里走出过 20 位英国首相）为办学方向，被称为"精英摇篮"、"绅士文化"。强健的体魄、独立的理性思维、坚强的意志力和彬彬有礼的绅士风度等，被认为是男性应有品质的培养和训练，充满整个 5 年的教育内容。在中国，消失了半个世纪之后的女校重新恢复起来。如 1987 年从一所培养女性干部的学校转型为培养女性专业人才的中华女子学院，是一所只收女生的女校。虽然它已不是 20 世纪 20～30 年代的中国女校那种以女性品德为教育目标的传统，但其所设专业仍具有明显的社会性别特点。如，18 个本科专业和 10 个高职专科专业中，绝大部分是被认为适合女性的专业，还专设了国内独一无二的"女性学"专业。

由于学校教育提供给男孩和女孩的不同成长环境，使两性在成年后的社会性别差异往往越来越明显。

3.3.2 社会分工与职业的性别差异

依照性别所做的劳动分工是人类最早的社会分工方式，它使家庭成为人类最早的社会劳动组织方式。家庭中的劳动分工以性别为自然秩序，女性负责与后代繁衍有关的劳动，如生养、哺育和日常家务劳动；男性负责与物质财富有关的劳动，如耕种、养殖。中国农耕社会的"男耕女织"、"男主外，女主内"，描述的就是这种劳动的性别分工，它已伴随中国上千年的农耕文化渗透于中国汉族的传统习俗，延续至今。

劳动最初的家庭性别分工在现代社会被进一步建构为等级化的劳动性别分工，扩展到家庭以外各个领域，并成为一种社会意识，人们确信"男主外，女主内"天经地义。但事实上，女性并非永远在家庭里，男性也并非不参与家庭的活动。女性的社会角色被有意识地、历史性地"划归在"家庭范围，这使女性即便进入社会领域也只能居次要地位。这种社会性别的建构造成了社会性别等级化的后果。

世界银行 2002 年《中国国别社会性别报告》认为，中国在社会性别不平等方面存在下述问题：第一，城乡都存在贫困女性化，即女性成为贫困的主要群体；第二，劳动力市场日趋性别不平等，如，收入差距、招聘解雇中女性受歧视，男女农民在贷款上不平等；第三，教育和卫生领域引入市场力量，对男女造成不均衡影响；第四，计划生育政策实施中，存在出生性别比例失调，如，按生理规律，女婴成活率高于男婴，但 1999 年男婴与女婴的出生比例却出现 117：100；第五，成年女性和女童较低的社会地位，增加了她们在受虐待、被拐卖和自杀方面的易遭损害性。

亚洲开发银行东亚局和区域与可持续发展局 2006 年 12 月《中国国别社会性别评估》的报告，从贫困、正规与非正规劳动力市场、教育与健康、性别暴力以及拐卖等方面，对中国 1990～2000 年社会性别状况进行了评估。结论是：第一，女性普遍无法享受与男性平等的福利，导致实际上比男性更加贫困。由于外出务工的农村男性比女性更多，越来越多的家庭由女性承担耕种和照顾家庭的双重责任，导致农村女性更容易陷入贫困。尽管女性合法拥有与男性平等的权利，但在现实中却很难获得自己的权利，包括土地使用权。没有土地使用权造成了农村妇女的贫困。第二，在向市场经济转轨过程中，男性就业率增长比女性高4%。在24岁及以上年龄段，被解雇的女性人数高于男性，再就业的人数则远远低于男性。再就业女性通常只能找到非正规行业的低收入工作，而且往往既没有福利（或低福利），也没有工作及生活保障。1990～2000年工资显著上涨，男女间的收入差距同期增长了7.4%。第三，1990～2000年教育成果突飞猛进，但高等教育中，具有大专或以上学历的男性是女性的两倍。在艾滋病和性传播疾病的防治方面，女性感染率的增长速度高于男性。第四，拐卖妇女儿童的数量难以统计，但有迹象显示呈上升趋势。

上述情况说明，中国自20世纪80年代改革开放以来，社会性别不平等并没有因改革开放而有改善，反而随社会财富的增加而更趋恶化。中国政府正努力改善社会性别不平等状况，但是在社会政策制定中仍然存在女性参与决策机会少、政策内容很少从社会性别角度解决问题的状况。这导致了经济发展成果显著与社会性别不平等之间的同比发展，反映出中国的改革开放在社会性别意义上是推动男性文化的社会进步，在消除社会性别不平等方面还有很长的路要走。

3.3.3　社会性别理论和男性运动观点

社会性别（gender），是当代女性理论的核心概念和女权主义研究的中心内容。这一理论从分析两性关系入手去分析社会关系和社会制度的根源及本质，从而将社会性别理论变成强有力的政治、经济和社会文化的分析工具。社会性别理论具有强烈的价值关怀，它分析了人类社会中两性不平等的实质和根源，认为：男女两性各自承担的性别角色并非由生理决定，主要是后天在社会文化的制约中形成的；男女两性在社会中的角色和地位、社会对性别角色的期待和评价（如，男高女低、男优女劣）、关于性别的成见和对性别差异的社会认识等，更主要的是社会建构的产物，又反过来通过宗教、教育、法律、社会机制等得到进一步的巩固和发挥，并在国家参与运作下被规范化、制度化、体制化、两极化（男女二元对立）、社会期待模式化。社会性别是维持性别歧视的基本手段，应当而且也可以被改变甚至被清除。

"社会性别"概念最先由美国人类学家格·如本（Gagle Rubin）1976年提出，这对西方的女性研究产生了重大的促进。首先，"社会性别"批判了生理性别观念，提出男（male）女（female）议题应从社会、文化背景去理解。其次，"社会性别"强调"后天"对"先天"的影响，认为社会制度、法律、价值观对女性的歧视造成了政治、文化、经济上对女性的压迫。最后，实现男女平等的道路有待于建设一个平等的社会制度，创造一种平等的文化。

20世纪80～90年代，后现代女性主义出现，对"社会性别"概念提出反思。后现代女性主义主张以"权力"（power）概念取代"社会性别"（gender）概念，因为权力概念内涵更广泛，包含多种社会因素，而且超脱了社会性别中的二元论（男女）的局限。新的词语"对抗"（resist）、"权力"（power）成为女性主义理论的新视角。此外，后现代女性主义的理论范式强调多元论和差异性。

近年来中国学者在运用社会性别理论研究女性弱势地位的社会成因方面取得了重要成果。有研究发现，我国女性处于弱势社会地位的原因包括历史的惯性、封建思想观念的根深蒂固、家庭内的差别对待、社会的偏见与歧视，特别是体制的障碍等。有学者指出，在当前的就业竞争中，女性的生育价值即人类自身生产价值得不到社会的承认和补偿，是女性处于弱势地位的直接原因。认为"谈恋爱、生孩子会影响工作，给企业带来经济损失"，是一些用人单位拒绝应聘女性的主要理由。除了传统的性别歧视外，从市场自利的角度来看，经济上雇佣成本过高是更深层的原因。也就是说，由于生理和性别差异（经期、孕期、产期、哺乳期）的原因，企业所需负担的女性就业成本一般比男性更高，导致用人单位不愿雇佣女性。

"社会性别"理论自 20 世纪 80 年代以来已成为国际社会推动性别平等、发展、和平的非常重要的概念。它和我们熟悉的男女平等很不同的地方在于：传统的男女平等更侧重于某种原则阐述；强调女性走出家庭参加社会劳动，女性与男性有同样的政治权利。"社会性别"的概念在赞同男女平等基本原则的同时，将原则发展为很多套细致的分析方法，重新审视和评价现存或传统沿袭下来的性别分工、性别观念以及性别之间的关系，以及在生活、家庭、社会、经济关系、公共事务中对当代人的影响。在一系列分析的基础上，提出不同的领域（政治的、经济的、文化的、社会的）怎样满足男性和女性在现存社会性别分工和社会性别关系上各自的需求和利益，以及具体的政策安排与资源分配。

社会性别理论是女权运动的理论产物和指导原则，男人们又是怎样看待性别问题的呢？

20 世纪 70 ~ 80 年代，西方社会出现保守的反女性主义的男性运动。他们的立场是：赞赏家庭价值，反对堕胎，反对女性主义运动，反对非传统家庭，反对青少年性活动，反对福利国家政策，反对社会主义。其中最主要的目标是反对女性主义和同性恋。这一运动直接攻击女性主义反家庭、愤怒而无趣、憎恨男人等。保守的男性运动力争在现实生活中夺回女性已争得的权利（如合法堕胎权），他们提出要限制女性升迁，推动以压制女性为目标的运动。这一思潮希望女人回归传统女性角色，认为女人在公共领域和男人竞争造成了双重伤害：一方面把男人逼成了工作狂；另一方面使男人更容易接受坏工作。他们认为这使得女人不再像过去那样需要男人。他们强调家庭价值，主张女性回归家庭。这一保守主义思潮的实质是希望保持男女两性之间的不平等关系。

20 世纪 90 年代西方社会的男性运动出现进步的观点。这一运动认为，如果男女不平等，不仅女性受压迫，男性同样受压迫。男性受压迫是指，按照男权社会的规则，男性必须挣钱养家，承受了巨大的生存和竞争的压力；男性不能表现内心温柔脆弱的一面，这使男性在人格的发展上受到压抑；由于压迫女性，男性也丧失了在男女平等的环境中生活的经验。这一进步思潮认为，传统的性别歧视低估了女性的无权经验，而现代的性别歧视则低估了男性的无权经验。

进步的男权运动并不反对女性主义，而是和女性主义站在一起反对性别歧视。它主张男性通过对女性主义的了解来确认自己的身份，包括正面的身份和反面的身份。认为现实中的性别体系既有男性特权，又在压迫男性。这种压迫导致了男性特殊的疾病、残疾和早逝。为此他们提出重建父性的主张，鼓励男性公开拒绝所谓男性气质的传统规则，转而分享温柔的感觉，表达更慈爱、更关怀、较少竞争性和攻击性的新男性气质。这一思潮所倡导的新型男人、新型父亲是做传统男人不屑做的事情，如，帮助女性购物、做饭、带孩子，改变传统男性对照顾孩子的态度，承担家长责任。在西方，进步的男性运动正越来越得到社会的广泛认可，人们越来越接受一种两性平等的社会状态。

4 性 健 康

广义的性健康，是指具有性能力和生育能力的个体在性生理、性心理、性活动等方面既能满足自我需要也符合社会规范的行为及自我感受。包括性生理健康、性心理健康、生殖健康、性行为健康等多方面内容，是人类社会进步在人的性活动质量提高方面的体现。狭义的性健康，是指个体在性器官及其功能没有疾病困扰基础上的健康生活方式。简单地说，主要指性生理健康和生殖健康，包括不受性病和艾滋病困扰的健康的性交能力和健康的生殖能力。健康的性交能力在第 2 章已有介绍，本章侧重叙述生殖健康、性疾病及其预防。

4.1 生殖健康与生殖保健

生殖健康，是指个体生殖器官及其系统、生殖功能及其过程所涉及的各个方面，包括没有性疾病和身体虚弱困扰的生理、心理和社会等方面的健康状态。换句话说，生殖健康表示一个人有满意而安全的性生活，有生育能力，并能自主决定自己的性行为和生育行为。

生殖保健，是指通过预防和解决生殖健康问题促进生殖健康和福祉的各种方法、技能和服务，包括与生殖和性传播疾病有关的保健，以及以增进生活质量和个人亲密关系为目的的性健康保健。

4.1.1 女性生殖健康

女性生殖健康首要含义就是不受生殖性疾病困扰。与女性生殖系统相关的疾病主要有生殖器官疾病和更年期疾病。女性生殖器官疾病包括各个生殖器官的病变和肿瘤。

4.1.1.1 子宫常见病

子宫，是产生月经和孕育胎儿的女性内部性器官，位于女性骨盆中央、膀胱和直肠之间。子宫壁从内向外有三层结构：子宫内膜（黏膜）、浆膜和肌层。健康的子宫呈倒置扁梨形状，前面扁平，后面稍突出，壁宽腔小，上端宽而游离，朝前上方；下端较窄，呈圆柱状，插入阴道的上部。子宫常见疾病有：子宫内膜癌、子宫炎、宫颈炎、子宫肌瘤和子宫脱垂。

A　子宫内膜癌

子宫内膜癌也叫子宫体癌，是女性疾病中常见的恶性肿瘤。因早期没有明显症状，患者往往难以觉察，仅在身体普查或其他原因作妇科检查时偶然发现，一旦出现症状常常已进入晚期。症状有：子宫出血、阴道排液、癌肿瘤及其出血刺激子宫不规则收缩引发疼痛，晚期患者下腹肿大并压迫下肢肿痛，或出现贫血、消瘦、发烧、恶液质等全身衰竭现象。子宫内膜癌发病年龄较晚，合并妊娠的可能性不大。

子宫内膜癌的真正发病原因还不清楚，但其致病的危险因素已被人们注意到，这些危险因素包括：

（1）肥胖。脂肪过多容易增加雌激素储存而形成促癌因子；

（2）糖尿病。患子宫内膜癌的危险是健康人的2.8倍；

（3）高血压。子宫内膜癌患者中高血压者较多；

（4）月经紊乱。月经不规律者患子宫内膜癌是月经正常者的3倍；

（5）月经初潮早而绝经迟。12岁以前初潮者比12岁以后初潮者、绝经年龄迟于正常者，子宫内膜癌发生率高60%；

（6）孕产次数。子宫内膜癌多发生于多产、未产、不孕症者；

（7）多囊卵巢综合症。表现为卵巢不排卵，致使子宫内膜处于高水平且持续的雌激素作用下，同时，孕激素调节的缺乏容易导致子宫内膜增生进而癌变；

（8）外源性雌激素。服用过量雌激素的女性会有发生子宫内膜癌的危险。

B　子宫炎

子宫炎，是由于分娩、助产、子宫脱垂、胎衣不下、腹膜炎、胎儿死于腹中等原因导致细菌感染而引发的子宫内膜炎症，是女性常见病，急性发作会有生命危险。从子宫壁的三层结构区分，子宫炎分为子宫内膜炎和子宫肌炎。子宫内膜炎是由于细菌沿阴道、宫颈上行或沿输卵管下行以及经淋巴系统到达子宫内膜所引起。子宫肌炎则多因诊断性刮宫、人工流产等手术时操作不当，其创伤深及子宫肌层所致，甚至有出现子宫穿孔的可能。患者会出现宫体疼痛不适、小腹部坠胀感。急性子宫内膜炎切忌性生活，否则极易引起炎症进一步扩散。

子宫炎的预防：

（1）保持外阴清洁，每天清洗外阴并更换内裤以防止病菌入侵，孕期更须保持外阴清洁；

（2）避免不清洁性生活，如发现有阴道出血，必须禁止性生活；

（3）生产后要补充蛋白质和维生素等营养类食物，以保持和增强免疫力。

C　宫颈炎

宫颈炎也叫子宫颈炎，是育龄女性常见病。子宫颈位于子宫下部，近似圆锥体，长2.5~3厘米，上端与子宫体相连，下端深入阴道，是连接阴道与子宫的腔道。子宫颈的作用主要是在雌激素作用下分泌宫颈黏液，有利于精子通过并为精子提供养分增加精子的活力。正因为这个地方连接阴道，容易受到来自阴道的细菌感染而出现炎症；而且由于位置比较深，不容易治愈。宫颈炎分急性和慢性两种，急性宫颈炎常与急性子宫内膜炎或急性阴道炎同时发生，主要表现为白带增多，呈黏稠的黏液或脓性黏液，有时还夹有血丝，伴有腰痛、下腹不适感。慢性宫颈炎比较多发，长期机械性刺激是导致慢性宫颈炎的主要诱因。性生活过于频繁、习惯性流产、分娩、人工流产、高浓度酸性或碱性溶液冲洗阴道、阴道内放置或遗留异物等都很容易损伤子宫颈，诱发细菌侵袭而形成炎症。慢性宫颈炎症状是白带多，呈乳白色，黏液状，有时白带中夹有血丝，性交出血，伴有外阴瘙痒，腰部疼痛，症状在月经期加重。

宫颈炎曾被人们习惯地称作"宫颈糜烂"，并把"宫颈糜烂"列为慢性宫颈炎的症状之一，并不确切。因为子宫颈真正糜烂是一种非常严重的症状，比较少见。而临床观察到的所谓"宫颈糜烂"，实际是指子宫颈上皮损伤后，由于宫颈黏膜的柱状上皮增生，并向阴道部延伸，肉眼看上去宫颈外口的黏膜呈现鲜红色，好似糜烂，其实这是正常生理现象，不是一种病状。宫颈炎才是真正需要治疗的妇科常见病。教育部普通高等教育"十一五"国家级规划教材、卫生部"十一五"规划教材《妇产科学》（乐杰，2008）已经取消"宫颈糜烂"一词，直接使用"宫颈炎症"表示宫颈炎。

宫颈炎高发人群包括：性生活史 3 年以上者；经常或不定期服用避孕药者；有两个以上性伙伴者；有流产史者；已生育者；有白带异常、外阴瘙痒、下腹坠痛、腰酸乏力、月经不调症状者。因此，每个成年女性做定期妇科检查非常必要。

宫颈炎的预防：

（1）不应过早开始性生活，因为青春期的宫颈鳞状上皮还未发育完全，过早开始性生活容易导致未发育成熟的鳞状细胞脱落，造成宫颈炎；

（2）应当每年一次定期做妇科检查，避免器械损伤宫颈；

（3）不要过早、过多、过频地生育或做人工流产，避免分娩和流产所造成的宫颈损伤而发炎；

（4）保持外阴和阴道清洁；

（5）保持性生活卫生，以免不清洁性生活带入病菌而诱发宫颈炎。

D 子宫肌瘤

子宫肌瘤又叫子宫平滑肌瘤，是女性生殖器最常见的一种良性肿瘤。早期大多没有症状，常在妇科检查时才被发现。子宫肌瘤的症状有：（1）月经改变，周期缩短，月经量增多，月经期延长，不规则阴道出血等；（2）腹部胀大，下腹按及肿物，伴有下坠感；（3）白带增多，有时产生大量脓血性排液及腐肉样组织排出并伴有臭味；（4）不孕，肌瘤压迫输卵管使之扭曲，或使宫腔变形以致妨碍受精卵着床；（5）贫血，长期月经过多可导致继发性贫血。

子宫肌瘤的确切病因尚不清楚，可能与体内雌激素水平过高、子宫长期受雌激素刺激有关。子宫肌瘤按照生长部位不同，分为位于肌壁的内肌壁间肌瘤、位于浆膜并突出于子宫表面的浆膜下肌瘤、位于宫腔内的黏膜下肌瘤，以及位于子宫颈的子宫颈肌瘤。

子宫肌瘤的易发人群主要是 30～40 岁女性，特别是未生育、性生活失调和性情抑郁三类女性。这三类女性的性激素分泌都有异常，容易导致子宫肌瘤。孕激素对身体免疫力有重要作用，未生育女性得不到孕激素保护，容易发生激素依赖性疾病，子宫肌瘤就是其中之一。有研究表明，女性一生中如果有一次完整的孕育过程，能够增加 10 年的免疫力，而这10年的免疫力，主要针对的是妇科肿瘤。正常的性生活可以促进身体的内分泌正常进行，性激素保持平衡。长期的性生活失调，容易引起激素水平的紊乱，导致盆腔慢性充血，诱发子宫肌瘤。抑郁情绪容易促使雌激素分泌量增多、作用增强，有时可持续几个月甚至几年，成为子宫肌瘤的重要原因。

子宫肌瘤的预防：（1）防止过度疲劳，经期应注意休息；（2）多吃蔬菜、水果，少吃辛辣食品；（3）保持外阴清洁、干燥，内裤宜宽大，若白带过多，应注意随时冲洗外阴；（4）确诊为子宫肌瘤后，应每月到医院检查，若肌瘤增大缓慢或未曾增大，可以半年复查一次，若增大明显，应考虑手术治疗；（5）避免再次怀孕；（6）若月经量过多，应多吃含铁食物，以防缺铁性贫血；（7）不要额外摄取雌激素，绝经以后应特别注意这一点；（8）需要保留生育能力而又必须手术治疗的，可采用肌瘤挖除术。

E 子宫脱垂

子宫脱垂，是指支撑子宫的组织受损伤或薄弱，致使子宫从正常位置沿阴道下降至子宫颈外口坐骨棘水平以下、甚至子宫全部脱出阴道口外的一种生殖器官伴有邻近器官改变位置的综合病症。根据其脱垂的程度分为三度。子宫脱垂患者平时就有腰酸背痛症状，严重时会拖累膀胱和直肠，出现尿频、小便不尽或大便不顺现象。

子宫脱垂的症状表现为，腰骶部酸痛，劳动后更加明显，卧床休息后有所缓解。下腹部、阴道、会阴部有下坠感。阴道有脱出肿物，走路或体力劳动时更加明显，卧床休息后肿物自行回复。也有严重脱垂，终日掉在外面，极易发生溃疡、感染。其他症状有，尿频、尿失禁或排尿困难，月经过多、白带多。

子宫脱垂原因主要是后天的，也有一些先天情况。怀孕生产的年龄过低或生产过多，都易造成盆腔肌肉组织松弛而子宫脱垂。一种情况是分娩受伤，如，滞产、急产、巨大胎儿难产、手术产等情况，都可能造成子宫颈旁的组织、骨盆筋膜、骨盆底肌肉主筋膜过度伸展与裂伤，使子宫支持结构遭受严重破坏，其支持功能减弱或丧失，最终导致子宫脱垂；另一种情况是产后过早从事重体力劳动，尤其是那些和腹压增加有关的肩挑、抬、担等劳动，容易导致子宫脱垂，严重时甚至直肠与膀胱同时膨出。在中国，子宫脱垂的发病率高达1%～4%，患者当中，山区生活的、从事体力劳动的、多次生产的女性发病率高。再一种情况是更年期或绝经期后，由于卵巢功能逐渐衰退，雌激素水平下降，生殖道的支撑减弱，导致子宫脱垂。还一种情况是先天性盆腔组织发育不全，这类患者咳嗽会导致腹压长期过大，身体虚弱而导致子宫脱垂。

子宫脱垂的预防：

（1）青春期，要注意保护卵巢及生殖器官的正常发育，避免外部环境和体内环境导致的发育不良。身体虚弱的女孩子往往肌肉无力，韧带张力差，伴有腹壁松弛以至于无力支撑内脏器官，可能出现肾下垂、胃下垂等内脏器官下垂，如果腹内压力增加，就可能发生子宫脱垂。

（2）育龄期，要做好劳动保护，避免过度的负重劳动和用力体姿；注意月经期保健，避免月经期冷水刺激，引起卵巢功能紊乱而月经失调，甚至闭经。因为卵巢功能减退，雌激素分泌少，盆腔支持组织张力就会减退而导致子宫脱垂。

（3）孕期，要做好孕期保健，及时发现并纠正胎位异常，防止发生胎位性难产，以预防子宫脱垂；分娩损伤是子宫脱垂的重要病因。产程愈长，子宫脱垂的发病率愈高，尤其是第一胎产后发生子宫脱垂者约占全部患者30%。

（4）生产期，在分娩产程中要防止产伤。尤其是第一次分娩若造成损伤很可能导致子宫脱垂；而产后6～8周的产褥期，是生殖器官恢复到非妊娠状态的重要时期，而在产褥期一个月内从事劳动是子宫脱垂发生率最高的患者，占全部病例85%以上。

（5）哺育期，卵巢功能下降，尤其产后长期哺乳，可因卵巢功能长期处于低落状态而导致子宫萎缩，子宫的支持结构和悬吊装置松弛无力，盆底肌肉的张力和弹性减退，在这种情况下，如果遇到增加腹压或体姿用力等外因条件，就可能诱发子宫脱垂。哺乳期一年以内的女性，子宫脱垂仅占9%以下，而哺乳期一年以上的女性，子宫脱垂占90%以上。

（6）更年期及老年期，要特别注意防治老年性慢性支气管炎和习惯性便秘；应及早接受雌激素替代治疗。这不仅可以预防骨质疏松症，缓解更年期症状，还可以改善由于卵巢功能减退或消失而产生的子宫脱垂和阴道壁膨出。应适当减轻工作强度，避免重体力劳动。

4.1.1.2 卵巢常见病

卵巢，是位于子宫两侧的一对椭圆形内生殖器官。它的外表有一层上皮组织，其下方有薄层的结缔组织。卵巢的内部结构可分为皮质和髓质。皮质位于卵巢的周围部分，主要由卵泡和结缔组织构成；髓质位于卵巢中央，由疏松的结缔组织构成，有很多血管、淋巴管和神经。卵巢的功能非常重要，提供卵细胞（卵子）和雌激素。育龄期女性除妊娠和哺乳期外，其卵巢每个月发生一次周期性分泌并排出卵细胞，发育成熟的那个卵子进入输卵管等待精子受精。卵巢同时还分泌人体必需的类固醇激素、雌激素、孕激素和少量雄激素，是人体很多功能的重要源泉。

卵巢常见疾病主要来自卵巢自身病变和外部影响，包括卵巢早衰、卵巢炎症和卵巢肿瘤等。

A 卵巢早衰

卵巢早衰，是指女性青春期发育后，在40岁之前发生闭经、卵巢萎缩、体内雌激素水平降低、促性腺激素水平高达绝经期水平的病症。卵巢早衰是一种严重的疾病，它不仅使患者出现皮肤暗黄、无光泽、长斑、月经不正常等症状，还可能导致不孕不育、性功能下降，以及盗汗、便秘、脱发、阴道干燥、性交疼痛、性欲下降、甲状腺功能低下、泌尿系感染、体重增加、焦虑、多疑等类似更年期的并发症。

卵巢早衰的原因，与自身健康状况、不良生活习惯以及不当服用药物有关。多数免疫系统疾病，如甲状腺炎等，较容易合并发生卵巢早衰；感染病毒，如单纯疱疹病毒、腮腺炎病毒等，也会引起卵巢炎症或免疫性卵巢损害导致卵巢早衰；过度促使排卵以提升怀孕机会也会造成卵巢严重受损；过度减肥使体内脂肪急剧降低，过低的脂肪致使雌激素不足，进而引起月经紊乱，甚至闭经，卵巢功能受到抑制，会造成卵巢功能早衰；香烟尼古丁和酒精容易造成月经紊乱进而卵巢早衰。

卵巢早衰的预防：（1）避免久坐引起盆腔内生殖器官血液微循环不畅致使卵巢和子宫营养供给受阻；（2）忌讳进食过量和刺激性食物；（3）控制抑郁情绪过度而导致卵巢及乳房郁结；（4）闭经者应避免彻夜工作耗伤经血而影响卵巢功能；（5）闭经者须节制房事。

B 卵巢炎

卵巢炎，是引起女性不孕的主要原因之一，分为急性和慢性两种。急性卵巢炎表现为发热、腹痛、腰骶部疼痛、肛门坠胀感等。慢性卵巢炎除了发生急性炎症的情况外，还出现全身乏力、精神欠佳、月经不调等。卵巢炎的后果有可能导致不孕，因为女性盆腔的炎症会使生殖道也发生炎症，分泌物增多，精子在生殖道炎症环境下无法活动和存活。

引发卵巢炎的原因，主要是免疫系统遭破坏而身体抵抗力下降，使病原体入侵体内，如链球菌、葡萄球菌、大肠杆菌和厌氧菌等，引起卵巢周围炎、卵巢粘连，进而造成输卵管和卵巢脓肿。子宫受连累发生炎症后会波及子宫旁的韧带和结缔组织，再殃及卵巢和输卵管，最终不孕。

卵巢炎的预防：首先要注意个人卫生。月经期性交或平时的不清洁性交，以及年龄过早、过频的性交，都容易使病菌进入体内并上行到卵巢引发卵巢炎。其次是尽量减少以人工流产为主的宫腔手术。因为无论足月分娩还是自然流产、人工流产情况下，女性机体抵抗力都处于低水平状态，病菌都很容易经阴道、子宫上行感染并扩散到输卵管、卵巢而引起卵巢炎症。最后是及时治疗其他炎症。身体任何部位有感染病灶，都会诱发其他部位并发炎症，尤其是盆腔或输卵管邻近器官若发生炎症，可直接蔓延感染而引起急性卵巢炎。

C 卵巢肿瘤

这是指发生在卵巢上的肿瘤，从幼儿到老年都可能发生，是妇科常见病，也是女性生殖器常见肿瘤之一。卵巢恶性肿瘤是妇科恶性肿瘤中死亡率最高的肿瘤，分为生理性和病理性两类。生理性肿瘤包括卵泡囊肿和黄体囊肿。病理性肿瘤又分新生物和非新生物。通常所说的卵巢肿瘤就是指新生物肿瘤，有良性、恶性、良恶之间之分。

卵巢肿瘤的症状是：良性卵巢肿瘤发展慢，早期无症状，常在妇科体检时偶然被发现。随肿瘤增大会出现腹胀感，患者自己可从腹部触及肿物，若肿瘤长大而占满盆腔时会产生压迫感症状，如尿频、便秘等。恶性卵巢肿瘤早期大多无自觉症状，出现症状时往往已到晚期。恶性肿瘤短期内会迅速生长，出现腹胀，进而出现腹水及压迫感症状。功能性恶性卵巢肿瘤还会出现雌激素或雄激素过多的症状。晚期患者出现全身性衰弱、消瘦、贫血等恶病质现象。

卵巢肿瘤的发病原因尚不清楚，但环境和内分泌的影响在卵巢肿瘤致病因素中最受重视。根据流行病学和病因学调查，其发病因素及高危人群是：（1）环境因素：工业发达国家及上层社会女性的卵巢癌发病率高，可能与饮食中高胆固醇有关。另外，电离辐射及石棉、滑石粉会影响卵子母细胞而增加诱发卵巢肿瘤的机会，吸烟及维生素 A、C、E 的缺乏也可能与发病有关。（2）内分泌因素：卵巢肿瘤多发生在未产女性或未生育女性，妊娠对卵巢肿瘤可能有对抗作用。此外,乳腺癌、子宫内膜癌大多会并发卵巢肿瘤,这三种疾病都对雌激素有依赖性。(3) 遗传和家族因素:约 30% ~50% 卵巢肿瘤患者的直系亲属中有肿瘤患者。

卵巢肿瘤的预防:提倡高蛋白、高维生素 A、C、E 饮食,避免高胆固醇饮食;提倡30 岁以上女性每年一次妇科检查;早期发现,早期处理。卵巢囊性肿物直径大于 6 厘米者应手术切除。

4.1.1.3 乳腺常见病

乳腺,是乳房腺体组织的简称,它位于胸部皮下浅筋膜的浅层与深层之间。浅筋膜伸向乳腺组织内形成条索状的小叶间隔,一端连于胸肌筋膜,另一端连于皮肤,将乳腺腺体固定在胸部的皮下组织之中。乳房腺体由 15 ~20 个腺叶组成,每个腺叶分成若干个腺小叶,每个腺小叶又由 10 ~100 个腺泡组成。这些腺泡紧密排列在小乳管周围。女性乳腺常见病包括:乳腺增生、乳腺炎、乳腺癌。

A 乳腺增生

乳腺增生,是女性最常见的乳房疾病,其发病率占乳腺疾病的首位。近些年来该病发病率呈逐年上升趋势,年龄也越来越低龄化,多发于 30 ~50 岁女性,发病高峰为 35 ~40 岁。乳腺增生是乳腺正常结构发生紊乱,正常乳腺小叶增厚出现结节。症状表现为一侧或两侧乳房胀痛或刺痛,一侧偏重较多。手触可感到乳房有肿块,或一个或多个。肿块形状有片状、结节状或条索状,大小不一,边界不明显,质地中等或稍硬,与周围组织无粘连,常有触痛。少数人出现乳头溢液,淡黄色或淡乳白色。

乳腺增生的发病原因还不明确,大多认为与内分泌失调及精神、环境因素有关。内分泌主要是黄体素分泌减少,雌激素相对增多导致乳腺增生;精神因素主要由经常性的情绪激动或紧张而导致乳腺增生;环境因素有高龄不育、性生活不规律、生育后不哺乳,造成乳腺未能进行正常的生理活动;长期服用含雌激素的保健品、避孕药也可造成内分泌平衡破坏而导致乳腺增生。

乳腺增生的预防:保持舒畅心情和乐观情绪;改变饮食结构,少吃油炸食品和动物脂肪,多吃蔬菜水果和粗粮;保持和谐而有规律的性生活。调节内分泌可以对乳腺增生的预防起一定作用;不滥用避孕药和含雌激素的食品、美容品;定期乳房自查和妇科检查。

B 乳腺炎

乳腺炎,是指乳腺的急性化脓性感染,是产褥期的常见病,也是引起产后发热的原因之一,最常见于哺乳女性,尤其是初产女性。哺乳期的任何时间均可能发生。

乳腺炎症状,急性单纯乳腺炎初期主要表现为乳房胀痛,局部皮肤发热、压痛,乳房内有边界不清的硬结,触痛。急性化脓性乳腺炎表现为局部皮肤红肿、热痛,明显的硬结,触痛;身体出现高烧、头痛、无力;腋下出现肿大的淋巴结,触痛,严重时会合并败血症。

乳腺炎病因与哺乳期乳汁淤积使细菌入侵并生长繁殖有关。乳汁淤积常常由于乳头过小或内陷或乳管不通(乳管本身有炎症),这些情况使乳汁不能完全排空而淤积于乳腺内导致细菌入侵而发炎。

乳腺炎的预防：避免乳汁淤积；防止乳头损伤，出现损伤须及时治疗；不让孩子养成含乳头睡觉的习惯；多吃全麦食品、豆类和蔬菜，控制摄入动物蛋白，以保证免疫系统健康。

C　乳腺癌

乳腺癌，是乳房腺体上皮组织的恶性肿瘤，女性最常见的恶性肿瘤之一，发病率占全身各部位恶性肿瘤的 7%～10%，40～60 岁之间、绝经期前后的女性发病率较高。乳腺癌主要症状表现为：乳腺肿块、乳腺疼痛、乳头溢液、乳头改变、乳房皮肤改变、腋窝淋巴结肿大。

乳腺癌病因：首先，遗传因素。母亲在绝经前曾患双侧乳腺癌的女性，其自身患乳腺癌的可能是其他女性的 9 倍；乳腺癌患者的第二代患乳腺癌的平均年龄比其他乳腺癌患者提早约 10 年；姐妹当中有患乳腺癌的女性，危险性是其他人的 3 倍。乳腺癌并非直接遗传，而是一种"癌症素质"遗传，乳腺癌患者的亲属并非一定患乳腺癌，只是比一般人患乳腺癌的几率更大。其次，月经因素。月经初潮早而绝经晚的女性较其他女性患乳腺癌的几率大。月经初潮年龄小于 12 岁与大于 17 岁的女性相比，乳腺癌发生的相对几率增加 2.2 倍。绝经年龄大于 55 岁比小于 45 岁的女性患乳腺癌的相对几率增加 1 倍。更年期长期服用雌激素也会导致乳腺癌。再次，生育因素。流行病学研究表明，生育和哺乳对乳腺有保护作用，女性不生育或第一胎在 30 岁以后生育，患乳腺癌的机会可能多于生育且哺乳的女性。最后，电离辐射因素。乳腺组织对电离辐射致癌效应具有敏感性。年轻女性的乳腺处于有丝分裂活动阶段，因而对电离辐射致癌活性极为敏感，电离辐射具有累加效应，多次小剂量暴露与一次大剂量暴露的危险程度相同，致使乳腺癌发生。

4.1.2　男性生殖健康

影响男性生殖健康的疾病主要是阴茎勃起障碍、前列腺增生和前列腺癌症。

4.1.2.1　阴茎勃起障碍

阴茎勃起障碍，也叫勃起功能障碍，是指阴茎持续不能达到或不能维持充分的勃起状态从而不能获得满意的性生活，并且这种症状出现时间 6 个月以上。勃起功能障碍是男性、尤其是中老年男性的常见疾病，严重者可导致男性生殖功能障碍。

阴茎勃起障碍的表现分轻、中、重三种程度。轻度障碍表现为性欲要求正常，勃起反应正常，性快感正常，手淫勃起反应也基本正常，只是勃起持续时间不稳定，不能持续勃起，勃起硬度有时不能插入阴道。中度障碍表现为性欲要求减弱，勃起反应减慢，经常出现不能持续勃起，勃起硬度经常不足以插入阴道，性快感消退，性交频度明显减少，手淫勃起反应十分勉强。重度障碍表现为性欲要求消失，勃起反应全无，完全不能插入阴道，无性快感。

阴茎勃起障碍的原因很多，主要与两大类因素有关：一是心因性勃起功能障碍；二是器质性勃起功能障碍。精神紧张、过度担忧等心理因素几乎在所有性功能障碍者身上都有不同程度表现，被认为是性功能障碍的原发因素，因为过重的精神压力会影响中枢神经递质释放和交感神经受到抑制，内分泌激素出现失调，使勃起障碍发生。超过 15% ~40% 的患者属于器质性勃起功能障碍，而且随年龄增长，这类情况随之增加。器质性因素主要由生殖器官发育不全导致，如小阴茎、双阴茎、先天性阴茎弯曲、尿道上裂或下裂、阴茎阴囊移位等；手术或外伤导致，如前列腺切除、直肠癌根治、腹主动脉瘤切除、脊椎骨折、截瘫、骨盆骨折、阴茎或尿道损伤等。内分泌疾病中，特别是糖尿病导致的勃起功能障碍较其他人高 2 ~5 倍，其发病机理主要是代谢异常致使神经和血管病变。此外，全身性疾病、吸烟、酗酒、抗高血压类药、利尿类药、心脏病类药等也会影响阴茎勃起。

阴茎勃起障碍的调试，首先要学会与性伴侣建立情感关系。有性功能障碍的年轻男性初次性行为大多不成功，且有 1 ~2 次不成功后往往主动回避女性。这样的男性要学习消除障碍，相信自己是可以实现性交的，学会在互相理解、合作和耐心情况下建立亲密关系。其次要向女方坦率承认自己的勃起功能障碍，以减少紧张情绪，也避免给女方带来不愉快情绪，以提高女方的合作兴趣。最后可采取多一些非直接性交活动，如相互抚摸、拥抱等。

4.1.2.2 前列腺增生

前列腺组织有内外两层：内层是尿道周围的黏膜和黏膜下的腺体组织；外层是前列腺体，前列腺体构成前列腺的主体。两层之间有纤维膜隔开。前列腺增生，就是指主要发生在内层的增生组织，其结构以增生的结缔组织和平滑肌为主，并有增大的腺囊、增生腺管的上皮呈乳头状向囊腔内突出，形成间质腺样组织的混合性结节。由于这种增生属于良性病变，所以其名字全称是良性前列腺增生症，过去也叫前列腺肥大。前列腺增生是中老年男性的常见疾病，一般在 40 岁后开始发生增生性改变，50 岁后出现相关症状。

前列腺增生的早期症状是膀胱刺激症状和前列腺阻塞尿路产生的梗阻性症状，表现为尿频、尿急、夜尿增多及急迫性尿失禁。中期表现为排尿无力、尿线变细、尿滴沥、血尿、尿潴留等尿路梗阻现象。

前列腺增生的原因是实质细胞数量增多而造成组织、器官的体积增大。男性出生后到青春期之前，前列腺的生长、发育缓慢；到青春期，生长速度加快，大约 24 岁时发育到顶峰，30 ~45 岁之间前列腺体积比较稳定，45 岁以后，有些人的前列腺趋向萎缩，腺体体积变小，有些人的前列腺则趋向增生，腺体体积逐渐增大。至于为什么前列腺细胞数量会增多存在着争论。有学者认为雌、雄激素的平衡改变是前列腺增生的原因。也有学者认为前列腺增生结节的形成是某个前列腺间质细胞在生长过程中自发转为胚胎发育状态的结果。还有学者认为是雄激素刺激了所有过渡细胞的复制增生才导致了前列腺增生的形成。更有学者认为多肽类生长因子可能直接调节前列腺细胞的生长，性激素只起间接的作用。总之，前列腺增生的原因尚未明确。

前列腺增生的预防，需要从青壮年期开始。首先，性生活要适度，不纵欲也不禁欲。性生活的频繁会使前列腺长期处于充血状态，容易引起前列腺增大。因此节制性生活可避免前列腺反复充血而得不到充分休息和状态恢复。其次，保持清洁，男性的阴囊伸缩性大、分泌汗液多，容易滋生细菌并侵入身体导致前列腺炎症。最后，防止受寒，绝对忌酒，少食辛辣，避免过劳，不可憋尿，不宜久坐，适量多饮水，慎用药物。

4.1.2.3　前列腺癌

前列腺癌，是发生于男性前列腺组织中的恶性肿瘤，是前列腺腺泡细胞异常无序生长的结果。前列腺癌的发病率具有明显的地理和种族差异。在欧美发达国家和地区，它是男性最常见的恶性肿瘤，其死亡率居各种癌症的第二位；在亚洲，其发病率低于西方国家，但近年来呈迅速上升趋势。上海市 2007 年前列腺癌在泌尿生殖系统恶性肿瘤的发病率已经从第三位上升到第一位，并在男性十大肿瘤排名中从原来的第九位上升到第五位。

前列腺癌的症状：早期前列腺癌几乎没有任何预兆症状，仅在体检筛查时能发现前列腺组织异常改变。这是因为前列腺癌多起源于前列腺周边，比较隐匿，生长也比较缓慢，所以一旦出现症状，已经是较晚期进展性前列腺癌。这个时候，会明显感到疲劳，出现体重减轻、全身疼痛等症状。疼痛会严重影响饮食、睡眠和精神状态，经长期折磨，全身症状日渐明显，消瘦乏力，进行性贫血，最终全身衰竭出现恶病质。当前列腺癌转移到骨骼时，会引起转移部位的骨痛。骨转移的常见部位包括脊柱、髋骨、肋骨和肩胛骨，大约60%的晚期前列腺癌患者发生骨痛。如果前列腺癌转移到邻近区域淋巴结，通常没有任何症状。淋巴结广泛转移时，会出现明显的淋巴结肿大，以及下肢和阴囊肿胀症状。

前列腺癌的确切病因尚不明确，可能与基因改变有关。基因的改变也可能与饮食等环境因素相关。基因改变越多，患前列腺癌的危险越大。在少数情况下，前列腺癌可能具有遗传性。目前医学界总结出与前列腺癌发生相关的危险因素包括：

（1）年龄。绝大多数前列腺癌患者的年龄大于65岁。一般情况下，40岁以上，年龄每增加10岁，前列腺癌的发病率就大约增加1倍；50～59岁男性患前列腺癌的危险性为10%，80～89岁男性患前列腺癌的危险性达70%。

（2）家族史。家族中有直系男性亲属患前列腺癌时，该家族中男性发病率明显增高，直系男性亲属一般指父亲和兄弟。如果亲属中有1个直系亲属患前列腺癌，那么患前列腺癌的概率就会比普通人群高1倍；如果有2个，就会高3倍。这表明前列腺癌的发生可能与体内的一个或一组基因相关。

（3）人种。前列腺癌在非洲裔美国人（即美国黑种人）中的发病率最高，其次是西班牙人和美国白种人，而非洲黑种人前列腺癌的发生率是世界范围内最低的。居住在美国的亚裔男性前列腺癌的发生率低于白种人，但明显高于亚洲的本土男性。虽然前列腺癌在黄种人中的发病率还未达到欧美国家的水平，但无论是中国大陆及中国台湾、中国香港，还是日本、韩国、新加坡，前列腺癌的发病率都呈现逐年升高的趋势。

（4）雄激素。体内雄激素水平高是前列腺癌的可能诱因之一。雄激素能促进前列腺癌生长。

前列腺癌的预防：高脂饮食会刺激前列腺癌生长，如大量牛肉和大量高脂奶制品摄入可增加患前列腺癌的危险；相反，水果和蔬菜及低脂饮食可能有助于降低患前列腺癌的危险；绿茶的抗氧化成分对多种致癌物（黄曲霉毒素、苯并芘、香烟致癌物、氨基酸裂解产物等诱导细胞恶性转化物）具有明显抑制作用，有助于稳定细胞结构和减少细胞损伤，而细胞结构改变和细胞损伤会引起细胞癌变；许多鱼类，如鲑鱼、金枪鱼、沙丁鱼、鲱鱼等具有预防心血管疾病和癌症的作用；硒是一种重要的抗氧化剂，可降低前列腺癌发生率，膳食中的硒主要存在于动物肝脏、海产品、整粒的谷物类、牛奶及奶制品、蘑菇、大蒜和芦笋等食品中。

此外，通过前列腺癌筛查，可以降低前列腺癌相关并发症的发生率和前列腺癌死亡率。因此，男性从 50 岁起应开始前列腺癌筛查；如果有前列腺癌家族史，则要在 40 岁就开始前列腺癌筛查。

4.1.3　更年期保健

更年期，是两性从性成熟期（生育期）逐渐进入老年期的过渡阶段，是人体衰老进程中一个重要而且生理变化显著的阶段。过去认为只有女性有更年期，近年来越来越多的人倾向于接受这一事实——男性也有更年期，只是和女性更年期的表现不同。

4.1.3.1　女性更年期及其综合症

女性更年期，在生理上是指卵巢功能从旺盛状态逐渐衰退直至功能消失的一个过渡时期，包括绝经和绝经前后的一段时间。个体之间更年期开始得早或迟、历时长或短，可以分成绝经前期（月经紊乱）、绝经期（月经停止）和绝经后期（月经停止 1 年以后）。女性更年期一般出现在 45～55 岁，也有更早或更晚的个案。

女性更年期综合症，是指因雌激素水平下降而引起的一系列身体的和心理的症状。更年期女性，由于卵巢功能减退而垂体功能亢进，分泌过多的促性腺激素，引起植物神经功能紊乱，因而出现一系列程度不同的症状，如月经变化、面色潮红、心悸、失眠、乏力、抑郁、多虑、情绪不稳定、易激动、注意力难以集中等。90% 以上的女性都会出现不同程度的症状。

女性更年期综合症的主要原因是卵巢功能衰退。随着女性身体机能逐渐进入衰退期，卵巢体积开始缩小，其质量仅为性成熟期卵巢的 1/2～1/3。含有原始卵泡的皮质变薄，原始卵泡几乎耗尽，遗留的少数卵泡对促性腺激素已不敏感，使卵泡的成熟发生障碍而不再排卵。卵巢分泌的雌激素减少，垂体分泌的促性腺激素增加，于是上皮细胞、平滑肌、结缔组织等生长的刺激减少，生殖道、泌尿道、乳腺管等内部性器官出现退化。与此同时，由于原有平衡被打破，植物神经系统出现不稳定，引起血管舒缩运动障碍，因而出现潮热、出汗、心悸、失眠等症状；大脑皮质功能也因此受到影响，引发情绪波动；进一步还会出现骨质疏松、冠心病、高血压、脑血管意外等老年性疾病。

女性更年期综合症一般不需要特殊治疗，但要注意身体调整和心理调节，否则会给日常生活带来负面影响。症状明显和出现更年期抑郁症的女性，需要特别治疗。

更年期女性的心理变化因人而异，严重的表现包括：（1）非常敏感。不自觉地把身边一些不愉快事件联系在自己身上。如，听说同龄女性死于癌症，就会联想到自己可能会有同样下场；家中小孩子放学后晚归，会联想到路上是否遭遇车祸等。这些联想往往是不愉快的、沮丧的、伤心的和无中生有的。（2）关注流言蜚语。容易相信一些负面消息，如，人际关系问题、过分夸大的各种传闻。（3）猜测。无端怀疑一些涉及自身利益的事情，如，晋级、加薪、物质分配等。这些消极心理给更年期女性带来很不愉快的效果，而且影响各种交往关系。

女性更年期的保健，主要是建立并保持健康生活方式。首先，要有充分的休息和充足的睡眠，高质量睡眠可以解除身体和大脑的疲劳，并提高免疫系统抵抗力；其次，要控制饮食，避免体重超重，多食高蛋白质食物和少盐少油少刺激性的食物；再次，要适当做健身运动，运动可以改善身体各系统功能，促进身体的新陈代谢及增强心肺功能；最后，要定期做妇科检查，保持阴部日常清洁，预防各种病菌感染。

4.1.3.2　男性更年期及其综合症

男性更年期，并没有女性绝经那样一个显著生理标志，一般来说，在 50～60 岁年龄段，男性会骤然出现各种反常心理状态，并由此产生各种各样、轻重程度不同的生理表现。

男性更年期综合症，是指男性从中年到老年转变过程中，因雄激素减少而表现出以自主神经功能紊乱为特征的一系列生理心理症状。表现为：（1）性功能方面，性欲、性反应、性能力持续减弱，性交不应期延长，精液量减少，精子质量下降，有时出现性功能障碍；（2）身体方面，头晕耳鸣、失眠多梦、食欲不振、大便秘结或稀溏，小便短少或清长等；（3）心理方面，注意力难以集中，做事缺乏信心，工作能力减弱，记忆力、应变力下降，处理问题优柔寡断，容易陷于沮丧、焦虑、猜疑、偏执、烦恼状态，常常需要更多的休息才能应付日常工作。

男性更年期综合症与性腺功能衰退关系密切。男性在 45～55 岁时开始出现睾丸功能由盛而衰的缓慢退化，这一退化往往比其他脏器衰老来得早，下丘脑、垂体、肾上腺、性功能等随睾丸的衰老发生变化。虽然男性机体的生理功能改变大约 50 岁以后才会显现，但是性功能的减退要早于身体其他脏器功能。

一般只有 1/3 的更年期男子需要治疗。安然度过更年期，关键是自我控制情绪，注意保持愉快和稳定的心态，减少精神创伤感。控制工作量，不可透支体力。需要保持一定的运动量。饮食方面要限制脂肪和糖类食物。性生活要适度和彼此体贴，不可纵欲。症状明显者可以服用调节自主神经功能的谷维素和促进入睡的药物，以便休息好而消除精神紧张。

4.2　性传播疾病及其预防

性传播疾病（sexually transmitted diseases，STD），是指通过性接触而传染的一组传染病。人们平时所说的"性病"，与性传播疾病不是一个概念。性病（venereal diseases，VD）是指通过性交传染、具有明显生殖器官损害症状的全身性疾病，也叫"经典性病"，包括梅毒、淋病、软下疳和性病性淋巴肉芽肿。所谓"性传播"，不仅指生殖器性交而传染的横向性病传播，而且包括父母亲传给胎儿或新生儿的纵向性病传播。因此，性传播疾病包括经典性病在内共有 20 多个病种。我国于 1989 年颁布、2004 年修订了《中华人民共和国传染病防治法》，将梅毒、淋病、艾滋病规定为乙类传染病。1991 年国家卫生部颁布《性病防治管理办法》，将梅毒、淋病、艾滋病、软下疳、性病性淋巴肉芽肿、非淋菌性尿道炎、尖锐湿疣和生殖器疱疹 8 种性传播疾病规定为需作监测和疫情报告的病种。

性传播疾病是全世界很多国家的严重公共卫生问题。据世界卫生组织（WHO）估计，全球每年新发可治愈的性传播疾病的病例达 3.33 亿，也就是说每天约有 100 万人受到性传播疾病病毒的感染。目前，居前四位的性传播疾病是梅毒、淋病、衣原体和毛滴虫病，世界卫生组织估计这四类疾病每年新发病的病例数分别是 1200 万、6200 万、8900 万和 1.7 亿。

性传播疾病在我国也正迅速蔓延，在常见传染病中居第二位，仅次于肝炎。1977 年全国报告性传播疾病仅 13 例，1998 年全国报告性传播疾病已达 63 万多例。其流行范围波及全国各省和直辖市。患者多为青壮年，病种以淋病、非淋菌性尿道炎、尖锐湿疣和梅毒为主。

性传播疾病是一种社会性疾病，不仅给患者造成身体损伤、带来精神痛苦，还给配偶、子女、家庭带来不幸，并造成社会资源的严重损失。为此，性传播疾病的预防和控制已经提到了法律的高度和全社会的层面，需动员全社会力量共同预防。

4.2.1 梅毒和淋病

梅毒，是由只感染人体的梅毒螺旋体（一种致病人体的螺旋状微生物）引起的一种性传播疾病，可侵犯全身脏器和器官而产生多种症状，也会呈无症状的潜伏梅毒。梅毒主要通过性接触传染，男女都能被传染并传染他人。极少数情况通过污染的生活用具传播，未经治疗的梅毒孕妇则可能通过胎盘传染给胎儿（图 4 - 1）。

梅毒的潜伏期是 2 ~ 4 周。其病程分为三期：一期梅毒主要症状是硬下疳，在外生殖器部位发生溃疡，出现皮肤黏膜损害；二期梅毒出现全身皮疹，并腹股沟淋巴结肿大；三期梅毒除有皮肤黏膜

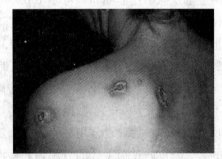

图 4 - 1　淋病症状

损害外，还会出现心血管、骨骼、关节、眼睛、神经系统等多方面的损害（图 4 - 2）。

先天梅毒是母亲体内梅毒螺旋体经血液通过胎盘进入胎儿体内而引起胎儿发生梅毒病变。一般没有一期症状，按发病年龄不同分为早期先天梅毒和晚期先天梅毒。早期先天梅毒在婴幼儿两岁以内发病，直接出现二期梅毒症状。患儿皮肤松弛而苍白，面部皱纹如同老年人相貌，体重增长缓慢，哭声低弱嘶哑、低烧、贫血、肝脾肿大、淋巴结肿大、掉发等。晚期先天梅毒在幼儿两岁以上发病，其症状直接出现三期梅毒损害程度。

男性梅毒的早期症状是，阴茎包皮内面或冠状沟、包皮系带以及阴茎体出现米粒大小的圆形、椭圆形硬结或疹子，即下疳。大多数是单个，周边坚硬，表面迅速糜烂、溃疡，

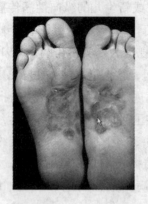
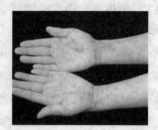

图 4 - 2　一期梅毒症状

没有脓液也没有不适感；若不就医，一个月后发展为二期梅毒，体重减轻、全身不适、慢性腹泻、全身淋巴结肿大、口腔黏膜溃疡等。进一步发展将导致机会性肺部感染或多发性出血肿瘤等严重疾病。

　　梅毒的病因主要是梅毒螺旋体病原体侵入人体。这种病原体在人体内潜伏 2 ~ 4 周后先损害人体皮肤，即一期梅毒；然后吞噬人体内各个器官的细胞，致使器官系统被损害，即二期、三期梅毒。梅毒螺旋体侵入中枢神经系统后，可引发脊髓痨、麻痹性痴呆、视神经萎缩等；侵入心血管系统后，可导致主动脉炎、主动脉瓣闭锁不全、主动脉瘤等；侵入骨骼系统后，会引起骨骼组织坏死，直至死亡。

　　据世界卫生组织估计，全球每年有大约 1200 万新发梅毒病例，主要集中在南亚、东南亚和次撒哈拉非洲。梅毒于 1505 年经印度传入我国广东。1949 年以前是中国四大经典性病之首，20 世纪 60 年代初基本被消灭；20 世纪 80 年代再次发生并流行。1991 年全国报告梅毒病例数 1870 例，1995 年 11336 例，1997 年 33668 例。1997 年以来占报告 8 种性病比例的 6% 以上，主要是一期、二期梅毒。

　　后天梅毒的传播途径主要是性接触传播。后天梅毒的早期感染者为传染源，95% 通过不清洁的性交传染，少数通过接触传染，如接吻、哺乳、握手、输血、有梅毒感染者分泌物的衣裤、被褥等日常用品。先天梅毒通过未经治疗的孕妇妊娠传播给胎儿。已感染梅毒的人，其皮肤被损害处的分泌物和血液中含大量梅毒病原体。被感染后的最初两年最具传染性。由于梅毒螺旋体是厌氧菌，在体内可长期生存繁殖，只要条件适宜，便以横断裂的方式一分为二地繁殖；但在体外不易生存，因此，煮沸、干燥、肥皂水和一般的消毒剂（如升汞、石炭酸、酒精等）很容易把这种梅毒螺旋体杀灭。

　　梅毒的预防主要通过避免不清洁的性接触。对于性伴侣，应全面了解其性生活史和健康状况，若有可疑症状，应敦促其检查治疗。性接触时应使用安全套（阴茎套）。性行为前后，都要注意阴部的清洗与消毒。出门在外，要注意住宿地用具的消毒，可随身携带洗涤剂随时自我清洗。一旦发现患病要立刻就医并隔离治疗，治愈前严禁性生活。发现性伴侣感染梅毒，在督促性伴侣就医的同时，自己也要就医检查做预防性治疗。

　　淋病，是淋病双球菌（简称淋球菌）引起的以泌尿生殖系统化脓性感染为主要表现的性传播疾病，是一种古老而又常见的性病，两性都可能被感染并传播。

20 世纪 50 年代以前，我国一些城市的淋病发病率为各种性病的 20% 左右。1953 年早期患者接近绝迹，1960 年基本完成晚期患者的普查普治，1964 年基本消失。1975 年以来，淋病病例再次出现，患者逐年呈直线增多，成为性传播疾病中主要发病病种，如上海地区发现淋病在各性传播疾病中约占 90% 以上。

淋病分为单纯性和合并性淋病、急性和慢性淋病。

单纯性淋病潜伏期为 2～10 天。男性急性淋病表现为尿道口灼痒、红肿并外翻。排尿时灼痛，伴有尿频，尿道口有少量黏液性分泌物。3～4 天后，尿道黏膜上皮发生多处局部坏死，有大量脓性分泌物，排尿时刺痛，龟头及包皮红肿显著。尿道中可见淋丝或血液，晨起时尿道口会结脓痂。同时伴有轻重不等的全身症状。女性急性淋病感染初期症状轻微或无症状，经 2～3 天潜伏期后，外阴部首先发炎，自觉瘙痒，行走时疼痛，相继引发尿道炎、宫颈炎、尿道旁腺炎、前庭大腺炎及直肠炎等。70% 的女性淋病患者存在尿道感染，淋菌性宫颈炎很常见，多与尿道炎同时出现。

单纯性男性慢性淋病大多无明显症状，当机体抵抗力降低，如过度疲劳、过量饮酒后，性交时就会出现尿道炎症状，比急性淋病症状要轻、尿道分泌物少而稀薄，仅在晨间尿道口有脓痂黏附。男性慢性淋病由于尿道长期炎症，而使炎症向后尿道、前列腺及精囊扩延，并发前列腺炎、精囊炎，甚至向附睾蔓延，引起附睾炎。男性慢性淋病属于病程迁延，不易治愈，且成为重要的淋病传染源。女性慢性淋病一般由急性淋病未充分治疗而转为慢性，表现为下腹坠胀、腰酸背痛、白带增多等。

合并性男性淋病主要伴有泌尿生殖系统合并症，如淋菌性前列腺炎和淋菌性精囊炎，表现为会阴部疼痛，前列腺肿大而疼痛，精囊腺肿大；淋菌性附睾炎与尿道球腺炎，表现为附睾疼痛、肿大并触痛；并发尿道球腺炎时，会阴部肿大、钝痛；并发急性附睾炎时，阴囊红肿而疼痛，附睾肿痛，精索增粗；淋菌性包皮龟头炎，表现为脓性分泌物刺激而引起龟头和包皮炎症。合并性女性淋病主要伴有盆腔及生殖系统合并症，如淋菌性尿道旁腺炎，表现为尿道旁腺处有脓性分泌物从尿道口流出；淋菌性肛周炎，表现为阴道分泌物较多时引流至肛周和会阴引起炎症；淋菌性盆腔炎疾病，包括急性输卵管炎、子宫内膜炎、继发性输卵管及卵巢脓肿、盆腔腹膜炎和盆腔脓肿等。66%～77% 的盆腔炎发生于月经之后，主要发生于年轻的育龄女性。典型症状为双侧下腹剧痛，一侧较重，发烧，全身不适，食欲不振、恶心呕吐等。

淋病的病因为病原体感染。淋病的病原体是淋病双球菌，是革兰氏阴性菌的一个属种，也叫奈瑟氏球菌（由生物学家 Neisseria 于 1879 年首次分离出来而命名）。淋病双球菌呈肾的形状，两个凹面相对，大小一致。它是嗜二氧化碳的需氧菌，最适宜在潮湿、温度 35℃、含 2.5%～5% 二氧化碳的环境下生存。对外界条件的抵抗力差，最怕干燥，干燥环境下 1～2 小时即死亡。在高温或低温条件下都易致死。对各种化学消毒剂的抵抗力也很弱。

淋病的发病过程就是淋球菌感染人体的过程。淋球菌侵入细胞的第一步是黏附在阴茎或阴道的黏膜上皮细胞上，然后直接侵入上皮细胞或刺激上皮细胞吞噬而进入上皮细胞。

进入后，淋球菌就开始繁殖，并使上皮细胞溶解，进而进入黏膜下的间隙，突破黏膜屏障，引起黏膜上皮的皮下感染。如果淋球菌从黏膜感染部位侵入血液，就会在机体各个组织中引起淋球菌感染，这时就会发生全身的扩散性淋球菌感染。这个过程可分为三个阶段：第一阶段是侵入尿道，36 小时后深入黏膜下层开始生长；第二阶段是发育阶段，淋球菌在潮湿温暖环境下约 36 小时完成一个生命周期而繁殖；第三阶段是排毒阶段，部分淋球菌死亡后，排出菌内毒素，引起人体组织对毒素的反应，人体出现淋病症状。淋病症状一般在感染淋球菌 72 小时后出现。如果机体抵抗力强，淋球菌繁殖速度则慢且致病力弱，但会寄生于人体，在身体状况下降时，寄生的淋球菌就会兴风作浪。

淋病传染方式主要是性接触传染。男性淋病几乎全是由性交而引起；女性淋病可由性交直接感染，也可由其他方式感染。淋病患者是传染源，通过性接触，淋球菌会迅速附着在健康者体内，感染率很高，一般 3 ～ 5 天后即可发病。淋病也会通过有患者分泌物的衣服、被褥、便盆、厕所马桶圈、医疗器械等接触传染，特别是幼女，因尿道和生殖道短而最易通过接触途径被传染。

淋病的预防以清洁的性接触为主。坚持使用安全套（阴茎套），可降低淋球菌感染机会。预防性消毒、抑菌，性交前后使用洁阴洗液清洗或灌洗阴部，可减少感染的危险。使用公共浴池，最好不入浴池，提倡淋浴。不慎被感染，要及时就医治疗，以免进一步传染他人。

4.2.2　滴虫病

滴虫病，是由阴道毛滴虫感染所致的一种常见的性传播疾病，它仅累积于尿道生殖道等腔道内，主要是阴道、尿道及前列腺。最常见的是阴道毛滴虫引起的滴虫性阴道炎，其次是人毛滴虫引起的滴虫性肠炎。

滴虫性阴道炎的症状是阴道口灼痒、阴道恶臭、泡沫样白带、黄绿色阴道分泌物，外阴有刺痛感。男性感染阴道毛滴虫后大多无症状，但也可引起尿道炎，有尿痛、尿频等症状。阴道毛滴虫侵犯尿道或前列腺时，可发生排尿痛、尿道口发痒，或尿道口有少量分泌物。

滴虫病的致病原因是阴道毛滴虫入侵体内。阴道毛滴虫是一种鞭毛虫，属原虫类，没有包囊期，只有滋养体期。滋养体呈梨形，其前端有鞭毛 3 ～ 5 根，平均 4 根，侧面有波动膜。阴道毛滴虫对环境的适应性很强，喜欢潮湿，在温度 3 ～ 5℃ 能存活 21 天，温度 46℃ 能存活 20 ～ 40 分钟，温度 25 ～ 42℃ 时迅速繁殖，尤其在温度 35 ～ 37℃ 时繁殖最快。在半燥热环境下可存活约 6 小时，因此阴道毛滴虫离开人体后也能传播。阴道毛滴虫的生活史比较简单，仅有滋养体，以二分裂法繁殖。通过直接和间接方式传播。阴道毛滴虫一般寄生在泌尿生殖系统。虫体在阴道壁上皮细胞生长时，消耗糖原，破坏阴道的"自净作用"。如果女性日常使用洁阴洗液清洗阴部，可保持阴道的"自净作用"而抑制阴道毛滴虫致病感染。妊娠及月经后的阴道生理周期十分有利于阴道毛滴虫繁殖，人体被感染几率较高。感染初期，阴道毛滴虫对阴道上皮细胞黏附，并分泌毒性因子，其中有一种溶血毒素危害极大。阴道毛滴虫的潜伏期是 4 ～ 28 天。

滴虫病的传播渠道主要通过性接触，也可通过公共浴池和公共游泳池。传染源是滴虫病患者和带虫者。

滴虫病的预防关键在于清洁的性行为和良好的卫生习惯。避免不清洁性交，性行为前后要有清洗、消毒。女性平时使用弱酸配方的女性护理液清洗阴部，洗盆、毛巾专人专用。月经期使用含弱酸配方的卫生巾，以保护阴道的正常菌群。避免公共浴盆，提倡淋浴。经常洗手，因为阴道毛滴虫对环境有强适应性。多喝水多排尿，能避免阴道毛滴虫在尿道的繁殖，可降低尿路感染发病率。经常换洗内裤，女性少穿紧身裤，多穿裙装，有利于阴部通风透气。保证充足的睡眠和有规律的生活。

4.2.3 尖锐湿疣和生殖器疱疹

尖锐湿疣，是由人类乳突病毒（Human Papillomavirus，HPV，也叫人类乳头瘤病毒）感染引起的一种性传播疾病，又称尖圭湿疣、生殖器疣（阴部疣）、性病疣，属于最常见的性传播疾病之一。

尖锐湿疣在我国有些地区发病数占全部性传播疾病患者的20%～31%，南方比北方更多见，多发年龄在16～35岁之间。尖锐湿疣的传染性很强，发病率较高，在国外仅次于非淋菌性尿道炎和淋病，居第三位。在国内因尚无条件检测非淋菌性尿道炎，所以它居淋病之后，占第二位，其年增长率超过100%，是增长最快的性传播疾病。

尖锐湿疣的症状是两性生殖器部位出现增生物。潜伏期平均3个月。初发时为淡红或污红色粟状大小赘生物，形态如丘疹状、乳头状、菜花状、鸡冠状，性质细嫩、顶端稍尖，无痛痒感，渐渐长大或增多。赘生物基底稍宽或有带，表面有颗粒、湿润或有出血，在颗粒间常集中有脓液，散发腐臭气味，搔抓后容易化脓。位于湿度较低干燥部位的疣，呈扁平疣状，损害较小；位于湿润部位的疣常表现为丝状或乳头瘤状，易融合成大的团块。男性好发于阴茎冠状沟、龟头、包皮、系带、尿道口，同性恋者可发生于肛周及直肠，但很少见于阴囊。有慢性淋病、包皮过长的男性，更易感染尖锐湿疣。此外，人体其他部位也可感染，如口腔、腋窝、脐窝、足趾间等。

尖锐湿疣的病因源于人类乳突病毒感染。这种病毒是一种分子较小（直径55nm）的DNA病毒，会感染人类皮肤和表层黏膜，有高度特异性，可引起人类良性肿瘤和疣。这种DNA病毒属于国际病毒分类中乳头瘤病毒科。长期感染有可能导致女性宫颈癌。

尖锐湿疣主要通过性接触传染，也可通过污染的生活用具传染。怀孕期间感染尖锐湿疣增长较快，如果没有治愈，可能在分娩时传染给新生儿。这种病毒以人体皮肤及黏膜为唯一寄生地，离开人体不能存活，病毒在体外只存活48小时。尖锐湿疣患者在性器官的接触摩擦中，接触皮肤会有细小得肉眼不可见的破损，患者身体上的病毒就从破损处进入另一方的皮肤而传染。有的患者因自身尖锐湿疣瘙痒而搔抓，然后接触自身其他部位，便造成自行接种感染。一般尖锐湿疣的女性患者无法怀孕，如果怀孕后感染尖锐湿疣，很可能传染给胎儿。

尖锐湿疣的预防主要是清洁的性行为和良好的卫生习惯。安全套（阴茎套）具有预防尖锐湿疣感染的作用。个人卫生方面应当每日清洗外阴部并换洗内裤，各人内裤各自清洗。不使用别人的内衣裤和公共浴盆，提倡淋浴，洗浴后不直接坐浴池的座椅；在公共厕所尽量使用蹲式马桶。

生殖器疱疹，是由单纯疱疹病毒（HSV）感染引起的常见性传播疾病之一。单纯疱疹病毒分为 HSV－1（单纯疱疹病毒1）和 HSV－2（单纯疱疹病毒2）两种类型。

目前生殖器疱疹的流行在性传播疾病中非常引人注意，它已成为欧美最常见的性病之一。如英国自 1971 年 4000 病例增至 1985 年 20000 病例；美国 1966～1984 年间增加了 15 倍，美国人群累计已超过 3000 万病例。该病在性传播疾病中居第 5 位（7.7%）。特别是近年由于性行为多样化，口腔性行为导致的生殖器从口腔感染生殖器疱疹者相对增多。

生殖器疱疹潜伏期 2～20 天。男性症状主要在龟头、阴茎冠状沟、尿道口、阴囊、大腿和臀部等处先有灼热感，随即发生成群丘疹，可为一簇或多簇，继之形成水疱。数日后演变为脓疱，破溃后形成糜烂或浅溃疡，自觉疼痛，最后结痂自愈。大多数男性患者伴有双侧腹股沟淋巴结肿大。整个病程持续 20 天左右。后期炎症波及尿道、膀胱时，会出现排尿困难、尿痛、尿频，严重者可发生尿潴留等现象。此外，还可能有其他症状同时出现，如发热、全身不适、头痛、颈项强直、脑膜炎和骶部神经系统功能不全。

女性症状多见于大小阴唇、阴蒂、阴阜、尿道口、子宫颈等处，往往伴有全身不适、低热、头痛等全身症状，局部淋巴结肿大。孕妇感染疱疹病毒，会由胎盘传染给胎儿，导致后代发生小头畸形，先天性心脏病，肢体缺损，小眼畸形等疾病。如果在分娩期传染给新生儿，婴儿多并发脑炎并经常复发。

男同性恋者可出现肛门直肠单纯疱疹病毒感染，症状为肛门直肠疼痛、便秘、分泌物增加，肛周有疱疹性溃疡。

生殖器疱疹的病因主要由单纯疱疹病毒 2（HSV－2）感染。由于单纯疱疹病毒无免疫，使成年人感染较多且反复感染。90% 生殖器疱疹病例是由 HSV－2 型引起，10% 由 HSV－1 型引起。这种病毒存在于皮肤和黏膜损害的渗出液、前列腺分泌液、阴道分泌液中，主要通过性交传染，引起原发性生殖器疱疹。原发性生殖器疱疹消退后，残存的病毒经周围神经沿神经轴长期潜伏于骶神经节，当机体抵抗力降低或某些激发因素如发热、受凉、感染、月经、胃肠功能紊乱、创伤等作用下，体内潜伏的病毒就会激活而复发疱疹。

人类是疱疹病毒的唯一宿主，病毒离开人体则不能生存，紫外线、乙醚及一般消毒剂可使之灭活。生殖器疱疹的传染源是患者及无症状的带病毒者，通过性接触而传染给性伴侣。有时在口腔或口腔周围患有疱疹的人，可通过口腔－生殖器性交，使对方感染生殖器疱疹。由于有传染性的病毒能在潮湿的环境中存活数小时，单纯疱疹也可通过污染物接触传播。生殖器疱疹在潜伏期也有传染性，会使人在不知不觉中成为疱疹的传播者和受害者。

生殖器疱疹的预防主要靠安全的性接触。医生建议，不管你的性伴侣是否安全，是否健康，都要使用安全套（阴茎套），且全程使用；最好避免复杂的性伴侣情形。对于生殖器疱疹患者，必要的忌口是防止复发的必要条件。如果常吃辛辣食物、抽烟饮酒，都对康复不利，特别是饮酒会加速复发、加重症状。多食富含维生素、蛋白质的食物，如新鲜蔬菜、水果及牛奶、鸡蛋等，有助于生殖器疱疹康复。

4.3 艾滋病及其预防

艾滋病，全称"获得性免疫缺陷综合症"（也叫"后天性免疫缺陷症候群"），英文为 Acquired Immune Deficiency Syndrome，缩写 AIDS，音译为"艾滋病"。1981 年在美国首次被确认。艾滋病是人体感染"人类免疫缺陷病毒"（Human Immunodeficiency Virus，缩写 HIV，又称艾滋病病毒）而导致的传染疾病，分为 HIV－1 型和 HIV－2 型两种类型。

艾滋病被发现 30 年来仍是"令人恐惧的医学之谜"。1981 年 6 月 5 日，美国"疾病控制和预防中心"发布了一份《发病率与病死率周报》的报告，称洛杉矶出现一种异常的肺炎。这一天后来被定为艾滋病发现日。1982 年 9 月美国疾病控制和预防中心首次正式命名这种罕见的疾病为"获得性免疫缺陷综合征"（简称 AIDS）。1983 年 5 月法国巴斯德研究所肿瘤病毒室、1984 年美国国家卫生研究院肿瘤研究所分别在《科学》杂志上宣布，发现一种人类逆转录病毒可能是导致艾滋病的病原体。1986 年这种病原体被命名为"人体免疫缺损病毒"（简称 HIV），以便更好地反映病毒导致免疫缺陷而不是导致癌症的特性。随后，科学家们发现 HIV 通过精液、阴道分泌物、乳汁和血液传播。

1996 年成立的联合国艾滋病规划署，最近一次发布全球艾滋病流行状况是《2008 艾滋病流行状况报告》。这份报告称，截至 2008 年，全世界共有约 3300 万艾滋病病毒感染者。2007 年全球新增艾滋病病毒感染者 270 万，比 2001 年下降 30 万；因艾滋病死亡的人数为 200 万，比 2001 年下降 20 万。目前，流行状况最为严重的仍是撒哈拉以南的非洲，其次是南亚与东南亚，涨幅最快的地区是东亚、东欧和中亚。

虽然各国在防治艾滋病方面正全力合作，并不断有新的实验和新的药物出现，如，有报道称，2011 年 5 月 12 日，艾滋病病毒预防试验网络试验成功一种可以阻止艾滋病病毒在人体内自我复制的药物。一位被称为"柏林病人"的携带 HIV 的白血病患者蒂莫西·雷·布朗在接受骨髓干细胞移植后，他体内的 HIV 完全不见了；但是，能够普遍治疗和预防艾滋病的医学成果尚未出现，艾滋病至今仍是无有效疗法的致命的传染病。

4.3.1 艾滋病在中国的流行情况

中国发现艾滋病病例是 1985 年。当时，一位到中国旅游的外籍青年患病住进北京协和医院后很快死亡，后被证实他是死于艾滋病，这是我国第一次发现艾滋病。2012 年 1 月，中国卫生部与联合国艾滋病规划署、世界卫生组织联合发布《2011 年中国艾滋病疫情估计》，报告了中国近 6 年来全国范围的艾滋病疫情。

艾滋病在中国呈逐年迅速上升趋势。报告显示，截至 2011 年年底，估计中国存活艾滋病病毒感染者和艾滋病患者 78 万人（女性占 28.6%）；艾滋病患者 15.4 万人；全人群感染率 0.058%。估计 2011 年当年，中国新发艾滋病病毒感染者 4.8 万人，2011 年艾滋病相关死亡 2.8 万人。根据这份评估报告，在估计存活的 78 万名感染者和艾滋病患者中，经异性传播的感染者占 46.5%，经同性传播的感染者占 17.4%，经注射吸毒传播的感染者占 28.4%，经既往有偿采供血、输血或使用血制品传播的感染者占 6.6%，经母婴传播的感染者占 1.1%。异性传播多分布在艾滋病流行较严重的省份，同性传播多分布在大、中城市及流动人口集中的地区。云南、新疆、广西、广东、四川、贵州 6 省（区）注射吸毒人群估计感染人数都在 1 万人以上，这个群体占全国注射吸毒人群估计感染数的 87.2%。在经既往有偿采供血、输血或使用血制品传播中，河南、安徽、湖北、山西 4 省估计感染数占全国该人群感染数的 92.7%。在估计 2011 年当年新发感染的约 4.8 万人中，异性传播占 52.2%，同性传播占 29.4%，注射吸毒传播占 18.0%，母婴传播占 0.4%。

　　艾滋病在中国的传播与世界各国一样以性传播为主要渠道。2011 年估计存活感染者和艾滋病经性传播者达 63.9%，比两年前增加了 4.9%；2011 年估计新发感染者，经性传播构成之比由 2009 年的 75.7% 上升为 81.6%。历年报告病例中同性和异性传播构成之比呈现逐年上升趋势，经性途径传播所占报告者的比例从 2006 年的 33.1% 上升到 2011 年 1～9 月的 75.2%，其中同性传播比例从 2006 年的 2.5% 上升到 2011 年 1～9 月的 13%。

　　艾滋病在中国的发病和死亡人数增加。2005～2011 年，中国存活艾滋病患者人数逐年增加，既往感染者陆续进入发病期，艾滋病发病和死亡人数增加。但是，截至 2011 年年底，我国全人群感染率为 0.058%，仍属于低流行国家。据 2005～2011 年每两年一次的评估，中国疫情估计艾滋病患者人数分别为 7.5 万、8.5 万、10.5 万和 15.4 万；艾滋病患者占存活感染者比例，2005 年为 11.5%，2011 年为 19.7%。艾滋病死亡人数也呈上升趋势，2005 年为 2.5 万，2011 年为 2.8 万。同时，我国每年新发现的艾滋病患者及由感染者转为艾滋病患者的数字也呈上升趋势。

　　边疆、沿海和内地均有艾滋病高发区域。这份评估报告显示，截至 2011 年 9 月底，中国全国各省、自治区、直辖市均有疫情报告，有 93% 的县（区）报告了感染者或艾滋病患者。累计报告感染者和艾滋病患者人数排前 6 位的省（区）依次是云南、广西、河南、四川、新疆、广东，报告人数占全国报告总数的 75.8%。累计报告感染者和艾滋病患者人数排前 20 位的县（区、市）都分布在云南、广西、新疆、河南和四川。

　　性传播依然是主要传播方式，注射吸毒是艾滋病传播感染率最高的方式。各类人群感染率差异较大，吸毒人群（特别是注射吸毒者）感染率最高，有明显的地域差异。感染水平较高的地区仍集中在云南、新疆、四川、广西、贵州、广东等省（区），如云南红河州、广西梧州市、新疆伊犁哈萨克自治州的吸毒者感染检出率超过 50%。大多数地区性工作人员的感染检出率处于较低水平，检出率超过 1% 的性工作人员地区集中在云南、新疆、广西、四川、贵州 5 省（区）吸毒严重的局部地区。在吸毒与性交易并存的性工作人群中，感染率相对更高。

　　尚有大量艾滋病病毒感染者未被检出。这份评估报告指出，2011 年疫情估计显示，中国全国现有 78 万名感染者和艾滋病患者存活，而截至 2011 年 9 月底累计报告存活感染者和患者约 34.3 万人，这之间的差距提醒人们，存在着大量尚未发现的艾滋病毒感染者及发病者没有在防治视线之内，存在着扩大传播的危险。同时，艾滋病流行的危险因素仍广泛存在：有 25% 的注射吸毒者仍在共用注射器；有 32% 的性工作者不能坚持每次使用安全套；有 87% 的男同性恋者最近 6 个月与多个同性性伙伴发生性行为，其中却只有 44% 的人在性行为时使用安全套。注射吸毒情况虽已有所遏制，但使用新型毒品现象愈显流行，多个性伴侣现象仍在蔓延。

中国艾滋病感染人群正在呈现多样化。病例报告显示，2000年1月至2011年9月底，50岁以上年龄组报告数增加明显，其中50～64岁年龄组人群报告数占总报告数构成之比在11年间增加了7.5倍，从1.6%升到13.6%；65岁以上年龄组人群报告数占总报告数的构成之比在11年间增加20倍，从0.34%升到7%。此外，2006年1月至2011年9月底，报告身份为学生的感染人数也呈逐年上升趋势，学生感染者和艾滋病患者报告数占当年报告总数比例，从2006年的0.96%上升到2011年的1.64%。随着流动人口不断增加，异地或异国婚姻造成的输入性感染者也在一些地区出现。据对山东、山西、吉林、安徽、江苏等省部分地区外来媳妇的调查，输入性艾滋病病例是造成配偶间性传播及母婴传播的主要方式（《健康报》2012年1月30日）。

4.3.2　艾滋病病毒及其致病过程

艾滋病病毒，正式名称是"人类免疫缺陷病毒"（Human Immunodeficiency Virus，HIV），顾名思义它会造成人类免疫系统的缺陷。这是一种感染人类免疫系统细胞的慢病毒（Lentivirus），属于反转录病毒的一种。反转录病毒的最基本特征，是在生命过程活动中有一个从RNA到DNA的复制过程（反转录过程），即病毒在反转录酶的作用下，以病毒RNA为模板，合成互补为负链DNA后，形成新的RNA-DNA中间体；中间体的RNA在DNA聚合酶的作用下，由DNA复制成双链DNA（图4-3）。HIV就是用这种复制模式进入人体免疫细胞，从而改变免疫细胞原有的免疫应答与免疫记忆功能，使免疫细胞失去原有的抵抗病原体的能力。人体在失去抗病能力后会出现多种感染，

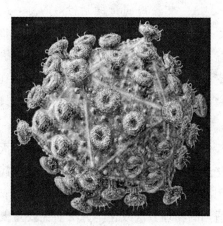

图4-3　艾滋病病毒

如带状疱疹、口腔霉菌感染、肺结核，特殊病原微生物引起的肠炎、肺炎、脑炎，念珠菌、肺囊虫等多种病原体引起的严重感染等。便溺病人在后期常常发生恶性肿瘤，直至因长期消耗，全身衰竭而死亡。

4.3.2.1　艾滋病病毒侵害人体过程

艾滋病病毒进入人体后，首先遭到巨噬细胞的吞噬，但艾滋病病毒很快改变了巨噬细胞内某些部位的酸性环境，创造了适合自身生存的条件，随即进入T淋巴细胞内大量繁殖，最终使T淋巴细胞免疫功能遭到完全破坏。

淋巴细胞是免疫系统的基本成分，T淋巴细胞全称为"胸腺依赖淋巴细胞"（Thymus Dependent Lymphocyte），简称T细胞，来源于骨髓的多能干细胞（胚胎期则来源于卵黄囊和肝脏）。目前认为，在人体胚胎期和初生期，骨髓中的一部分多能干细胞或前T细胞迁移到胸腺内，在胸腺激素的诱导下分化成熟，成为具有免疫活性的T细胞。艾滋病病毒一

旦侵入 T 淋巴细胞,会和细胞整合在一起而终生难以分开。艾滋病病毒基因随 T 细胞经血流分布进入感染者的血液、精液、阴道分泌物、唾液、尿液、乳汁、脑脊液、有神经症状的脑组织液,其中以血液、精液、阴道分泌物中浓度最高。被改变后的 T 细胞对外界环境失去了免疫应答和免疫记忆能力,免疫细胞会把艾滋病病毒忽略而不被免疫系统识别,使人体自身免疫系统无法清除这种病毒。

艾滋病病毒的基因组比目前已知的任何一种病毒基因都更复杂。长期以来,医学界在临床治疗中发现,所有接受过强化治疗的艾滋病病毒携带者,在停止治疗后,身体中很快会重新出现艾滋病病毒。由此可推断,在感染者的机体中不但存在艾滋病病毒的藏身之所,而且机体的免疫系统难以对其进行有效控制。

艾滋病病毒在人体内的潜伏期平均为 8~9 年,在发展成艾滋病患者之前,艾滋病病毒感染者外表看上去是正常的,他们可以没有任何症状地生活和工作很多年,直到其身体免疫系统遭到彻底破坏后被多种病原体感染。

4.3.2.2 艾滋病病毒的活性

A 艾滋病病毒的活性

艾滋病病毒在人体外生存能力极差,不耐高温,抵抗力较低,离开人体不易生存,常温下只能生存数小时至数天。它对热敏感,在温度 56℃ 条件下 30 分钟即失去活性,但在室温环境下保存 7 天,仍保持活性。在室温液体环境中的艾滋病病毒可存活 15 天,被艾滋病病毒污染的物品至少在 3 天内仍具有传染性。

B 灭活艾滋病病毒

国际卫生组织推荐对艾滋病病毒灭活须加热到 100℃ 并持续 20 分钟,效果比较理想。艾滋病病毒的消毒主要是针对被艾滋病病毒感染者和艾滋病患者的血液、体液污染的医疗用品、生活场所等,如辅料、纱布、衣物等。对艾滋病病毒的消毒可以根据消毒物品选择适当的物理方法或化学方法。需要重复使用的物品可用煮沸或高压蒸汽消毒,不宜煮沸的物品可用 2% 戊二醛、75% 酒精等进行消毒。

有研究证明,离体血液中艾滋病病毒的存活时间取决于离体血液中病毒的含量,病毒含量高的血液,在血液未干的情况下,即使在室温中放置 96 小时,病毒仍然具有活力。即使是针尖大小一滴血,如果遇到新鲜的淋巴细胞,艾滋病病毒仍可在其中不断自我复制,并能够传播。病毒含量低的血液,经过自然干涸 2 小时后,病毒的活力才丧失;而病毒含量高的血液,即使干涸 2~4 小时,一旦放入培养液中,遇到淋巴细胞,病毒仍然能够进入淋巴细胞,并继续自我复制。因此,含有艾滋病病毒的离体血液仍会造成艾滋病传染。艾滋病病毒也有弱点,它们只能在人、畜血液和体液的活细胞中生存,不能在空气中、水中和食物中存活,离开了血液和体液,这些病毒很快便死亡。

4.3.2.3 艾滋病病毒传播途径

一般的接触并不会传染艾滋病,如共同进餐、握手等都不会传染艾滋病,因此艾滋病患者在社会生活中不应受到歧视。艾滋病患者吃过的菜,喝过的汤里面也没有艾滋病病毒。艾滋病病毒非常脆弱,离开人体不易生存,它既不耐高温,也不适应干燥环境,暴露在空气中，几分钟后就会死亡。因而艾滋病不会通过我们日常的活动来传播，艾滋病不会因亲吻、握手、拥抱、共餐、共用办公用品、共用厕所和游泳池、共用电话等传染，甚至照料艾滋病病毒感染者或艾滋病患者都不会被直接传染。

当然，艾滋病病毒感染者是艾滋病传染源。但是病毒是通过血液、精液、唾液、尿液、阴道分泌液、眼泪、乳汁等体液传播的。因此，人类的以下活动是艾滋病传播方式。

首先，性传播——性接触感染。艾滋病病毒感染者的精液或阴道分泌物中有大量艾滋病病毒，在性活动（包括阴道性交、肛交和口交）时，由于性交部位的摩擦，很容易造成摩擦部位的黏膜有细微破损，病毒通过破损处进入血液而感染。如果性伙伴患有性传播疾病，如梅毒、淋病、尖锐湿疣等，或生殖器官有溃疡时，会增加感染艾滋病病毒的机会。口交传播的几率比较小，但如果健康一方的口腔内有伤口或破损处，哪怕破损很小，艾滋病病毒都会通过血液或精液进入伤口。一般来说，接受肛交的人被艾滋病病毒感染的机会非常大。这是因为肛门的内部结构比较薄弱，直肠的肠壁较阴道壁更容易破损，精液携带的艾滋病病毒很容易通过直肠内的小伤口，进入未感染者血液内繁殖。这就是男同性恋者比女同性恋者更容易感染艾滋病病毒的原因。

其次，血液传播——输血感染。如果医用血液中携带艾滋病病毒，即所采的血浆来源于艾滋病病毒携带者，是一件非常严重的事情，因为原本是治病救人而给患者输血，却将艾滋病病毒通过输血传播给了无辜者。携带艾滋病病毒的血液制品，也是传播艾滋病的渠道。那些需要注射血液生物制品的患者，会被制品中的艾滋病病毒感染。

再次，针具传播——使用不洁针具而感染。医院里重复使用的静脉注射器、肌肉注射器、针灸针、拔牙器具，以及手术器具等，如果未经严格而充分的消毒，很可能成为传播艾滋病病毒的工具，因此目前提倡使用一次性针具和一次性手术器具。一些吸毒者共用一个注射器，成为感染艾滋病病毒的重点人群。为了预防艾滋病，一些社会工作者给吸毒人员发放一次性注射器，是一种社会服务。

最后，母婴传播——分娩与母乳喂养感染。如果母亲是艾滋病病毒感染者，她就很可能通过怀孕、分娩以及母乳喂养的过程使她的孩子受到感染。当然，如果这样的母亲在怀孕期间，服用有关抗艾滋病药物，婴儿被感染艾滋病病毒的机会能够降低很多，甚至完全健康。尽管如此，有艾滋病病毒的母亲绝对不可以用自己的母乳喂养孩子。

为什么蚊虫不传播艾滋病病毒？蚊虫的叮咬能够传播一些热带疾病，如黄热病、疟疾等，但不会传播艾滋病病毒。蚊子传播疟疾是因为它叮咬疟疾患者后，疟原虫进入蚊子体内并大量繁殖，带有疟原虫的蚊子再叮咬其他人时，便将疟原虫注入另一个人体内，使被叮者感染。艾滋病病毒在昆虫体内只能生存很短时间，不会在昆虫体内繁殖，因而昆虫不会被感染艾滋病病毒。如果蚊虫叮咬了一位艾滋病病毒感染者后，它并不能将自己及被叮咬过的人的血液注入给下一位被叮咬者，它只会将自己的唾液注入以防止血液自然凝固。蚊虫的唾液中存活不了艾滋病病毒。

4.3.3 艾滋病症状

艾滋病病毒感染者从感染病毒到发病会有一个较长的过程，这个过程可以分为四个阶段：急性感染期，潜伏期，发病前期，发病典型期。每个阶段症状各不相同。

第一阶段：急性感染期。艾滋病病毒侵入人体后对身体的刺激会引起一些身体反应。被感染者会有一些类似感冒的症状，如发热、皮疹、淋巴结肿大，还会出现全身疲乏无力、出汗、恶心、呕吐、腹泻、食欲减退、咽炎、发热、体重减轻等。有的感染者会出现急性无菌性脑膜炎，表现为头痛、神经性症状和脑膜刺激症。这时就医做血样检查，白细胞总数呈现正常，有的人会出现淋巴细胞减少、单核细胞增加。在急性感染期，由于症状一般较轻微，容易和普通感冒相混淆而被忽略。当这种类似感冒的发热等周身不适症状出现大约 5 周之后，血液中的艾滋病病毒抗体就会呈现阳性反应。

在初期症状和检查出艾滋病病毒抗体阳性之间的这段时间，医学上叫做窗口期。这是指人体在被艾滋病病毒感染后，会因受到病毒刺激而产生相应的抗体，但是这个反应过程大约 6 周之后才会显现，医生正是通过检测血液中是否存在艾滋病病毒抗体来确诊患者是否被感染，但是在这大约 6 周的机体反应过程期间是检测不出来的，所以叫窗口期。初期的艾滋病病毒感染者很可能在窗口期被漏查。因此，当我们发生了有可能感染艾滋病病毒的高危性行为或接受可疑输血后，应立即就医做检查。医生一般会让患者间隔 6 周做两次血液检查才确诊是否感染。

第二阶段：潜伏期。在急性感染期之后，艾滋病病毒感染者会进入一个长短因人而异、相对健康、无症状的潜伏期。在这个阶段，感染者可以没有任何身体症状。也有感染者一直没有症状，直接进入潜伏期。但是潜伏期不是静止期，更不是安全期，病毒正在感染者体内持续繁殖，并对其机体产生着强烈的破坏作用。艾滋病的平均潜伏期，现在认为是 2～10 年。大约有 5%～15% 的感染者在 2～3 年内发病，称为快速进展者，另外有 5% 的感染者其免疫功能可以维持正常状态达 12 年以上才发病，称为长期不进展者。潜伏期给早期发现感染者并积极预防造成很大困难。

第三阶段：发病前期。这个时期，艾滋病病毒对感染者机体的破坏逐渐显露，但还没有到典型的艾滋病阶段。感染者在这个阶段已具备了艾滋病的最基本特点，即细胞免疫缺陷，只是症状较轻而已。主要表现有：

首先，淋巴结肿大。主要是浅表淋巴结肿大，发生部位多见于头颈部、腋窝、腹股沟、颈后、耳前、耳后、股淋巴结、颌下淋巴结等。一般至少有两处以上的部位，有的多达十几处。淋巴结肿大直径约 1 厘米，坚硬、不痛、可移动，持续时间超过三个月。肿大的淋巴结对一般治疗无反应，常持续肿大超过半年以上。大约30%的感染者只有浅表淋巴结肿大，而无其他全身症状。

其次，全身症状。感染者常有病毒性疾病的全身不适，如肌肉疼痛等症状。大约50%的感染者有疲倦无力和周期性低热，常持续数月。夜间盗汗，1 个月内多于 5 次。约 1/3 的感染者体重减轻 10% 以上，这种体重减轻不能单纯用发热解释，补充足够的热量也不能控制这种体重减轻。有的感染者头痛、抑郁或焦虑，有的出现感觉神经末梢病变，可能与病毒侵犯神经系统有关，有的甚至出现反应性精神紊乱，3/4 的感染者会出现脾脏肿大。

最后，各种感染。除浅表淋巴结肿大和全身症状外，感染者经常出现各种特殊而复发性的非致命性感染。反复感染会加速病情的发展，使疾病进入典型的艾滋病期。大约半数感染者出现比较严重的脚癣，通常是单侧，对局部治疗不发生有效反应，感染者的腋窝和腹股沟部位出现葡萄球菌感染的大疱性脓疱，感染者的肛周、生殖器、负重部位和口腔黏膜会发生尖锐湿疣和寻常疣的病毒感染。口唇单纯疱疹和胸部带状疱疹的发生率也比正常人群明显增加。口腔白色念珠菌也很常见，主要表现为口腔黏膜糜烂、充血、有乳酪状覆盖物。

其他常见的感染还有非链球菌性咽炎，急性或慢性鼻窦炎，肠道寄生虫感染。许多病人排便次数增多，便稀并有黏液，这可能和直肠炎及多种病原微生物对肠道的侵袭有关。此外，口腔还会出现毛状白斑。毛状白斑的存在是早期诊断艾滋病的重要依据。

第四阶段：发病典型期。这个阶段也被称为致死性艾滋病期，是艾滋病病毒感染的最终阶段。这时的艾滋病具有三个典型特征：严重的细胞免疫缺陷；出现各种致命的机会性感染；出现各种恶性肿瘤。在这个艾滋病的终结阶段，感染者机体的免疫功能全面崩溃，出现各种严重的综合病症，直至死亡。

艾滋病病毒感染在两性之间有所不同。美国疾病控制与防治中心的研究发现，当男性和女性性交次数和性伙伴范围近似的情况下，一般只有一种病毒感染男性，而会有数种病毒感染女性。但是女性艾滋病感染者携带的艾滋病病毒种类虽然多，但血液中病毒的总数量却比男性少将近60%。不过，感染艾滋病病毒后的人不分男女，死亡率总数差不多。这种奇怪的情况起初令研究人员疑惑不解，后来发现，原因是男女生理构造不同。美国国家癌症研究所研究人员对约500名艾滋病病毒感染者所做的研究表明，人体免疫系统中有一种称为"HLACLASSI"的遗传基因，它们可以确定哪些细胞被艾滋病病毒感染，并用信号分子给这些细胞作上标记，免疫系统中的T细胞会杀死被标记的细胞，从而阻止病毒的蔓延。作为反击，艾滋病病毒把T细胞作为主要打击对象。而女性先天带有比较多的T细胞，这使女性对艾滋病病毒特别敏感。结果，女性体内的一种艾滋病病毒不久就变异为数种，这种情况在感染后的第一年特别明显。因此女性患者携有的病毒总数量不多，但是危害丝毫不减。

4.3.4 艾滋病易感人群及其预防

2011年12月1日是第24个"世界艾滋病日"，欧盟及其成员国在当天发表声明，重申"抗艾"承诺，并在抑制艾滋病传播、死亡率以及相关治疗等方面提出多项目标。根据这份声明，欧盟将在2015年实现艾滋病病毒的性传播与药物注射传播减半、母婴传播全面消除、艾滋病相关产妇死亡率大幅下降等，并确保1500万艾滋病病毒感染者接受有效治疗。事实上，到目前为止人类还没有找到最终治愈艾滋病的有效方法，也没有预防艾滋病的有效疫苗，因此最重要的是采取预防措施，尽量减少艾滋病病毒的传播。

艾滋病病毒的易感染人群有以下几类：

（1）男-男性行为者。根据中国卫生部最新公布数据显示，中国大约有5%的男-男性行为者感染艾滋病病毒，这一数字比全国0.057%的艾滋病病毒感染率高出88倍。生活在大城市的男-男性行为者大约半数曾有与同性网友性伙伴性接触的经历，且偶遇式性行为的发生率高，表明互联网与男-男性行为者的艾滋病性病流行密切相关。中国四川省成都市政府官员日前针对男－男性行为者中快速攀升的艾滋病疫情召开研讨会，会上发布数据显示，中国大约每三例艾滋病新发感染中就有一例是男－男性行为者。艾滋病病毒在男－男性行为者中的感染率，在西南地区一些城市有近20%，而在这些地区能够得到艾滋病检测服务的男－男性行为者还不足一半，感染艾滋病病毒后需要治疗的男－男性行为者中正在接受治疗的比例低于15%。这都说明还有很多高危男－男性行为者未被统计在内。

（2）吸毒者。在全部艾滋病病例中，有15%～17%的人是由于静脉注射毒品而被感染。这部分人在吸毒过程中反复使用未经消毒或消毒不彻底的注射器和针头，那些被艾滋病病毒污染的注射器具造成了艾滋病在吸毒者中的流行与传播，使吸毒者成为第二大艾滋病易感人群。

滥用成瘾性药物和毒品是艾滋病多发和流行的一个重要原因。据美国国家毒品滥用问题研究所最近的调查报告指出，在美国2.4亿人口中，约有1亿人非法使用过毒品。其中，有3000～4000万人经常使用一种或多种毒品，另有200万人经常使用迷幻药，而迷幻药可直接抑制免疫系统的功能。在亚洲的泰国，估计有10万静脉注射吸毒者，其中75%在曼谷。有不少吸毒者同时又是同性恋者或其他性交往者，艾滋病在这些危险因素重叠者中发病更多。美国吸毒人群中艾滋病抗体阳性者约有40万人，男性是女性的2倍。此外，与男性吸毒者有过性接触的女性，艾滋病发病率比一般人群高30多倍，表明因吸毒而引起的艾滋病发病率居高不下。美国大部分艾滋病患者来自男同性恋者和双性恋者，而在欧洲，来自吸毒的艾滋病患者较多，如因注射毒品成瘾而被感染者在意大利特别多，在罗马、米兰等大城市中，估计约占全意大利被感染者的20%～70%。据1986年的资料，在意大利有51%的艾滋病患者属于注射吸毒者，在西班牙有48%的艾滋病患者属于吸毒者，瑞典有32%～42%，美国有17%。由于吸毒者使用未消毒的针头，还可染上其他传染病如乙型肝炎等。

（3）血友病患者。第三大易感人群是血友病患者，占所有艾滋病病毒感染者的1%左右。血友病（Hemophilia）是一组由于血液中某些凝血因子缺乏而导致患者产生严重凝血障碍的遗传性出血性疾病，男女均可发病，但绝大部分患者为男性。血友病在先天性出血性疾病中最常见，出血是该病的主要症状，如肌肉或关节出血、大块瘀血斑。血友病患者主要依靠外部输血来避免任何外部轻伤都可能流血不止的状况。含凝血因子的"冻干浓缩制剂"是他们使用的主要血液制品，而这种制剂暴露于传染性病原体的危险性较大，每一个批号浓缩剂须来自2000～5000个不同供血者的血浆。如果供血者是艾滋病病毒感染者而一旦被漏查，血液制品的安全性便失去。据统计，接受这种凝血因子制剂治疗的A型血的血友病人，血清艾滋病抗体阳性率高达60%～90%。在香港的一次调查中，有71.2%的艾滋病病毒感染者是血友病患者。另据对血友病的检测分析，普通血友病患者本身机体中淋巴细胞成分已有轻度失调，他们更容易被感染艾滋病病毒。

（4）接受输血和输入血液制品者。除了抗血友病制剂外，其他血液和血液制品（浓缩血细胞、血小板、冷冻新鲜血浆等）的输入也可能造成艾滋病病毒感染。有人调查并总结了美国18例与输血有关的艾滋病病例资料，发现这18例被感染者从接受输血到出现艾滋病前期症状的时间是10个月至43个月不等，平均24.5个月。这18例艾滋病感染者分别接受的是浓缩血细胞（16 例）、冷冻血浆（12 例）、全血（9 例）和血小板（8 例）。在调查中至少发现 8 名供血者属于艾滋病危险人群。在中国，据广州卫生检疫所于 1986 年 9 月至 1989 年期间所做 10 批中国进口的丙种球蛋白的艾滋病病毒检测，其中有 8 份（80%）呈现艾滋病抗体阳性，这表明使用进口丙种球蛋白者也可能成为艾滋病病毒易感对象。

（5）与高危人群有性关系者。与上述高危人群有性接触的人，也属于艾滋病易感人群。同性恋的易感性已如前述，那些与高危人群有异性性关系者同样存在艾滋病易感性。由于艾滋病病毒主要通过皮肤上细小破损进入血液和体液而生存繁殖，异性性行为所产生的皮肤破损和体液交换非常容易感染艾滋病病毒。

（6）其他高发人群。从理论上讲，艾滋病可能感染给任何人群，但真正的艾滋病易感人群主要是上面提到的五类人群；从年龄上讲，艾滋病可能发生于任何年龄段，但事实上被感染者 90% 以上发生于 50 岁以下人群，而其中又主要发生在两个年龄组：20～40 岁成人组和婴幼儿组。美国曾对 21726 例艾滋病患者进行分析，发病率以中青年为主，20～49 岁占 89%，其中 30～39 岁占 47%；最初发现的青年艾滋病患者大多为男性，随后女性患者增加，男女性别比例由 1985 年的 4∶1 改变为 1988 年的 3∶1；1987～1988 年期间女性患者增加了 80%。

青少年感染艾滋病的特点是：20 岁以下青少年艾滋病感染原因主要是接受输血和使用了带病毒的血制品。据报道，15～16 岁因接受输血或血制品患者的比例为 72%，但随着年龄增长，这个比例呈下降趋势，到 17～19 岁降为 20%；但是因性行为而染上艾滋病的则随年龄的增加而增加，从 13～14 岁的 9% 上升到 15～16 岁的 24% 和 17～18 岁的 69%。在 20～24 岁的男性患者中，90% 以上由于性接触而染上艾滋病，其中 36% 的患者是因同性性行为而感染，其中 7% 还伴有静脉注射毒品史。

女性感染艾滋病的特点是：在女性患者中，最常见的原因是异性性接触，占 44%；其次是静脉注射毒品成瘾者，占 28%。但在所有女性青年艾滋病患者中，有 28% 的人其性伴侣是男性静脉注射毒品成瘾者。

预防艾滋病是一件全人类共同努力的事情，但要从每个个体做起：

（1）避免不安全的性接触。中国是个严禁卖淫嫖娼的国家，但是依然存在非法性交易（地下性工作）。需要我们每个人予以警惕和自律，坚持不参与任何性交易活动。性接触一定要用安全套（阴茎套），这是性接触中预防感染艾滋病和性病唯一相对安全的方式。

（2）远离毒品。中国又是个严禁吸毒贩毒的国家，但是仍存在吸毒现象。对于戒毒失败的毒品依赖成瘾者，要做到不与他人共用注射器。

（3）不使用不安全的血液及其制品。要在医生指导下输血和使用血制品，避免不必要的输液和静脉注射，提倡使用一次性医疗器具。

（4）已感染艾滋病病毒的女性要避免怀孕、哺乳。

（5）避免接触艾滋病患者的血液、精液、乳汁和尿液。不与他人共用或向他人借用牙刷、剃须刀、刮脸刀等生活用品。

（6）尽早治疗、治愈性病，以减少感染艾滋病的机会。如果发现有关症状或性传播疾病症状，应马上就医做检查并治疗。

（7）医务人员和特种行业，如酒店、旅馆、洗浴店、理发店、美容院、足浴房、修脚店等，服务人员所用的刀、针和其他易刺破或擦伤皮肤的器具，必须有严格消毒。

（8）关心、帮助和不歧视艾滋病患者和艾滋病病毒感染者。因为他们是疾病的受害者，应当得到人道主义关怀与帮助，只有在与艾滋病患者和艾滋病病毒感染者的共同努力下，才有可能建立一个全面而安全的预防网络（《光明日报》1998 年 12 月 1 日）。

红丝带是抵御艾滋病的标志（图 4 - 4）。艾滋病被发现 30 年来，人类已经有超过 3000 万人因它而死亡，至今仍有 3300 万人处于被感染之中。为提高人们对艾滋病的认识，1988 年 1 月，世界卫生组织将每年 12 月 1 日定为"世界艾滋病日"，号召世界各国和国际组织在这一天举办相关活动，宣传和普及预防艾滋病的知识。在一次纪念活动中，美国艺术家用红丝带默默悼念身边死于艾滋病的人们。寓意红丝带是一条将世界人民紧紧联系在一起的纽带，象征人类对艾滋病病毒感染者和患者的关心与支持；

图 4 - 4　抵御艾滋病标志

象征人类对生命的热爱和对平等的渴望；象征人类要用"心"来参与预防艾滋病。中国也积极参加到全球抵御艾滋病的这场战争中，在 2011 年 12 月 1 日第 24 个"世界艾滋病日"，中国人口计划生育委员会发布了中国 2011 年世界艾滋病日宣传主题"行动起来，向'零'艾滋迈进"（Getting to Zero），副标题是"全面预防，积极治疗，消除歧视"。这表明，中国政府和中国人民已经最大限度地行动起来，争取终止艾滋病流行的胜利。

第二部分

心理的性

性心理，是指在性生理的基础上，与性征、性欲、性行为有关的心理特征和心理过程。一个人具有健康的性心理，对于我们享受高质量的性生活以及与性伴侣的愉悦交往非常重要。世界卫生组织对性心理健康做出这样的定义：通过丰富和完善人格、人际交往和爱情方式，达到性行为在肉体、感情、理智和社会诸方面的圆满和协调。

5 性的心理活动

人与动物的一个重要区别是人具有自我感知能力。人的自我意识，使人不仅对自己有一种自我察觉，而且能够自我评判和自我约束。人在性活动中也是这样，知道自己在做什么和要什么，也明白哪些是不愿做和不能要的。然而，关于人在性活动中的心理特征及其过程的原因究竟是什么，目前的研究还不能完全解释清楚。

5.1 性心理的理论解释

我们常常能够感受到，在很多活动中会有因人而异的心理差异，每个人的想法和感受很不一样，性活动也是如此。如男性和女性对性行为的要求和感受就存在很大区别，男性比较注重生理的高潮，女性则往往看重感情的缠绵；一次愉悦的性活动带给男性的是当时的快感，带给女性的则是能绵延几天的快乐。更有的人会有一些奇特的性感受或性要求，如在有关性的想象中获得性快感，有的人则喜欢收集异性用过的物品而得到性满足等，这些现象究竟为什么？对我们的生活又有怎样的影响？心理学家们有不同的解释。

5.1.1 心理动力理论

奥地利心理学家西格蒙德·弗洛伊德（Sigmund Freud，1856~1939，图5-1）的心理动力理论集中研究了人类心理的内在动力问题。弗洛伊德认为，性的动力来自"力比多"（libido）。"力比多"是个体的性渴望和性驱力，与性本能有联系，遵从快乐原则，带给个体以身体器官的快感。弗洛伊德在1905年《性学三论》一书中提出，力比多是一种与性本能有联系的潜在能量。他把性欲与自我保存本能做对比，用力比多一词指称性欲和性冲动，认为是一种与死的本能相反的生的本能的驱动力量。弗洛伊德认为力比多作为性欲、性本能，是人的一切心理活动和行为的动力源泉。性活动不等于生殖活动，"力比多"是性活动的真正动力。

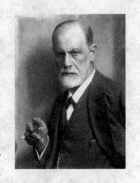

图5-1　奥地利心理学家西格蒙德·弗洛伊德

弗洛伊德认为，一个人的力比多（性的欲望）是有限的，如果他/她将力比多用在了一个人身上，那么用在另一个人身上的分量就会减少。这是力比多定理。治疗精神病的过程，就是要解放"力比多"，使人摆脱对先前的迷恋，而以自我为中心，从而消除不良症状。

弗洛伊德将力比多视为人格发展的动力，这种性的内驱力对人格发展具有重要作用。

婴儿期（0~1岁）处于口唇期，性能量集中在口腔。口腔部位的吸允、咀嚼、吞咽等活动使婴儿获得性快感。如果这个时期婴儿的口腔活动受到不当的限制，可能会留下不良影响。成年后的人会发展为口腔性格，表现出贪吃、酗酒、吸烟、咬指甲等，性格具有悲观、依赖、洁癖等特征。

幼儿期（1~3岁）处于肛门期，幼儿在接受卫生训练并学习控制排便时，获得排泄的快感，力比多转移到肛门。如果这个时期的幼儿被管制过严，可能留下的不良影响在成年后成为肛门性格，表现出混乱、不整洁，性格具有冷酷、顽固、刚愎、吝啬特征。

儿童期（3~6岁）处于性器期，性能量转向自己的性器官。幼儿开始注意自己的生殖器官，喜欢触摸自己的性器官，在性质上已算"手淫"的发端。他们开始意识到解剖学上的性别差异，并以父母中的异性者为"性爱"对象。甚至出现男童以父亲为竞争对手而爱恋母亲，称为恋母情结；女童以母亲为竞争对手而爱恋父亲，称为恋父情结。若不能顺利解决这种问题将导致成年后的亲密关系不利。

少年期（7岁至青春期）处于潜伏期，性能量进入休眠状态。儿童兴趣扩大，转向周围事物。男女儿童之间出现情感疏远，群体活动以男女分离为特点。

青年期（青春期以后）处于两性期，性的需求转向相似年龄的异性。两性差异的显现，使男女之间开始有两性生活的理想和婚姻家庭的意识，性心理走向成熟。

心理动力理论关于性能量的假设解释了人的性心理动力，这种能量在不同年龄阶段对个体有不同影响而推动人格发展的解释，也被后来很多学者进一步发挥。至于每个阶段的性趣味表现，则不被普遍认可。

5.1.2　条件反射与社会学习理论

条件反射理论和社会学习理论侧重研究的是后天学习对人的性行为的影响。基本认为性行为是习得的结果。

俄国心理学家巴甫洛夫·伊凡·彼德罗维奇（Иван Петрович Павлов，1849~1936，

图 5-2）的经典条件反射理论以动物行为习得模式来解释人的性行为心理机制。他认为人的性唤起是通过中枢神经系统对作用于感觉器官的外界刺激而发生的规律性反应。例如，当个体在性唤起时多次听到或看到一些性刺激词汇或图像后，会将这些刺激储存在记忆里，再次听到或看到这类刺激时，就会出现生理上的性唤起。

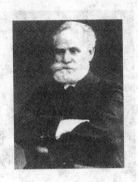 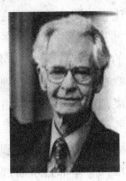

图 5-2　俄国心理学家巴甫洛夫·伊凡·
彼德罗维奇

图 5-3　美国心理学家 B. F. 斯金纳

美国心理学家 B. F. 斯金纳（Burrhus Frederic Skinner，1904～1990，图 5-3）的操作性条件反射理论将经典条件反射理论进一步发展为操作条件反射原理，认为当某种行为被强化时，其行为会因正向强化或负向强化而重复或消失。例如，如果个体的性行为得到愉快感受或鼓励，就会重复这种性行为；如果个体的性行为受到批评或打击，就会减少这种性行为。条件反射理论解释了那些性行为障碍的心理机制。斯金纳还用"迁移"、"泛化"概念说明了学习是形成联系、增强联系、调整联系，即学习是联系的获得与使用的过程。有效的学习需要有明显的准备，即学习的行为需要"塑造"；同时，在一种情境下习得的特定反应可以迁移、泛化到其他类似情境。例如，个体对女性乳房的性唤起所形成的条件反射，会迁移、泛化到女性的内衣、胸罩，以及女性其他身体部位的联想。这种基于经典条件反射而建立起来的对性的理解与偏好，会随着人的成长和所受教育，而得到自我控制。人们会根据社会要求和社会规范学会控制自己的性反应。

美国心理学家阿尔伯特·班杜拉（Albert Bandura，1925～，图 5-4）的社会学习理论在条件反射理论基础上进一步扩展，提出了观察和模仿在学习过程中的重要作用。他认为人类的行为是认知、行为、环境三因素交互作用的结果，也就是说，人总是生活在一定的社会条件下，自然的社会情境与情境中的人相互作用而形成人的特定行为。例如，儿童和少年往往通过观察和模仿电影中人物或他们认同的人的行为来初步建立自己的行为模式，在后来的成长中，这些初步习得的行为模式通过身边的人的强化反应而逐渐固定为他们自己特有的行为方式。因此，父母、朋辈及教师的行为示范在儿童和少年的行为养成中具有重要作用，性行为的成长也是如此。

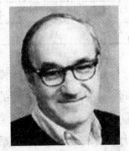

图 5-4　美国心理学家
阿尔伯特·班杜拉

条件反射理论和社会学习理论所解释的人的行为通过环境强化

而发生改变，对环境与人的交互作用作了强调，这推动了人们对成长环境的关注和重视。

5.1.3　心理－社会发展理论

美国心理学家埃里克·埃里克森（Erik H. Erikson，1902~1994，图5-5）的心理－社会发展理论，将研究重点放在社会因素对个体成长的影响方面，并提出了人格发展模型来解释个体成长在不同阶段的心理特点。

埃里克森在弗洛伊德的心理动力理论和皮亚杰的儿童认知发展理论基础上，提出个体在一生的发展中要经历的一些矛盾和危机，这是由个体所从属的社会在其成长不同阶段所提出的心理成长要求。在每个心理－社会阶段，个体都必须通过自我调整来适应心理冲突。埃里克森在青年时代接受过弗洛伊德的儿童精神分析方面的训练，因而他确信力比多是每个人体内的心理动力，这种心理动力推动着个体的成长，而在环境作用下，人的成长又受到环境的影响，由此形成

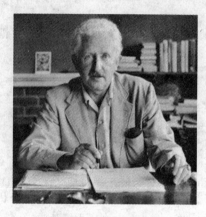

图5-5　美国心理学家
埃里克·埃里克森

发展过程中具有心理和社会双重特性的一些心理冲突，解决这些冲突是实现人格成长的重要任务。如果不能顺利解决这些冲突和危机，就会影响下一阶段的成长，个体就会出现心理问题。

埃里克森的心理－社会发展模型共分8个阶段，如表5-1所示。

表5-1　埃里克森心理－社会发展模型

阶段	年龄	重要事件	心理冲突
1	0~1.5岁	哺乳、饮食	获得对自我及环境的信任 vs 感到不信任、警惕他人
2	1.5~3岁	大、小便	获得自主感 vs 对自己的独立能力感到羞耻和怀疑
3	3~5.5岁	运动	学习如何建立自主感 vs 对自己的动机和需求感到内疚
4	5.5~12岁	上学	获得勤奋感和胜任感 vs 感到自卑和无能
5	青少年期	同伴关系	形成自我认同 vs 角色混乱和自我质疑
6	成年早期	爱恋	获得亲密感和与他人的联系 vs 孤独感和隔离感
7	成年中期	抚育、创造	获得创造感和积极人际关系 vs 停滞和缺乏成就感
8	成年晚期	反思、自我接受	获得自我整合并平和看待自己的一生 vs 绝望感和废弃感

根据心理－社会发展理论，个体在青少期和成年早期要完成的任务是，形成自我认同、获得与他人之间的亲密关系，这当中就包含了理解自己的性能力、形成健康的性与性别认同、学会在亲密关系中处理好性交往。如果无法完成这些任务，未能形成自己对性能力、性行为以及性关系的正确认识，不能与他人建立亲密关系，就会成为一个角色混乱而没有自信的人，包括性认同的模糊和性别角色的混乱，甚至造成一生的性功能障碍和性心理偏差。

埃里克森认为，青少年期的自我认同能否顺利实现，决定着一生是否幸福。"这种统一性的感觉也是一种不断增强的自信心，一种在过去的经历中形成的内在持续性和同一感（一个人心理上的自我）。如果这种自我感觉与一个人在他人心目中的感觉相称，很明显这将为一个人的生涯增添绚丽的色彩。"（扎斯特罗，2006）埃里克森把自我认同危机用于解释青少年对社会的不满以及犯罪等社会问题，认为：如果一个儿童感到他所处的环境剥夺了他在未来发展中获得自我同一性的种种可能性，他就将以令人吃惊的力量抵抗社会环境。在人类社会的丛林中，没有同一性的感觉，就没有自身的存在，所以，他宁做一个坏人，或干脆死人般地活着，也不愿做不伦不类的人，他自由地选择这一切。

埃里克森认为，那些具有牢固的自我认同感的青年人，才敢于冒与他人发生亲密关系的风险，因为与他人发生爱的关系，就是把自我认同与对他人的认同融合为一体。这里有自我牺牲或损失，但只有这样才能在恋爱中建立真正亲密无间的关系，从而获得亲密感，否则将产生孤独感。埃里克森把爱定义为"永远相互奉献"。

以上心理学理论基本是从人自身能力和环境影响两个方面及其相互作用解释心理现象，这些理论之间并不存在相互对立，而是互相补充、互相印证着人的心理现象的复杂性和个体性。每一种心理现象在每个人身上都会有不同表现，同时又与每个人的生理基础密切相关。也就是说，不存在统一的心理模式。因而当我们观察和分析一个人的性心理表现时，需要特别关注其性生理的特点，因为某种性心理表现与特殊的性生理状况密切相关；并且与这个人的性成长过程中的社会环境分不开。

5.2　性冲动和性幻想

发生在我们身上的很多性心理特征常常被贴上"正常"或"不正常"的标签，使我们无法判断自己关于性的一些感受和想法究竟是应该还是不应该。其实，在多样化的人类行为和心理现象中并不存在统一模式，每个人的性行为和性心理具有千变万化的形态。之所以会有正常和不正常的区分，是社会文化标准的影响。"大多数人"常被认为是一种标准，即一个人的行为若与大多数人不同，往往被视为不正常。社会学者常常根据这种"大多数"原则用概率统计来评判人的行为，这在研究中难以避免，但是作为一种生活准则就会有问题，因为大多数内部是不完全一致的，大多数也不能说明大多数以外就是不正确的。因此，当我们在讨论性心理现象时应当充分肯定个体的多样性和个性化。每个人的性取向、性偏好和性行为都有其成长中各种因素的作用，应当被尊重，这是了解和分析人的性心理的基本态度和价值观。这一节我们将讨论几种完全正常的性心理表现：性冲动、性梦、性幻想以及自恋。

5.2.1　性冲动

性冲动，是一种对性行为渴望而兴奋的情绪感受，它不仅有性器官的活跃表现，也伴有整个身体和心灵的亢奋现象。

关于性冲动的原始动力是什么，至今人们还不能找到生理变化与心理机制之间的联系的实证依据，学者只是根据现象做出假设进而验证其是否可靠。弗洛伊德精神分析理论用力比多概念表示人体内的性动力，一种与性本能有联系的潜在能量。弗洛伊德认为力比多就是性欲或性冲动，后来他又将力比多扩展为一种机体生存、寻求快乐和逃避痛苦的本能欲望，一种与死的本能相反的生的本能的原动力。弗洛伊德把它看作是人的一切心理活动和行为的动力源泉。尽管人们不能完全接受这种解说，但是，本能需要在人类行为中所具有的驱动作用，人们具有共识。

关于需要与动机，美国心理学家亚伯拉罕·马斯洛（Abraham Harold Maslow，1908～1970，图5-6）提出了一个需要层次模型。他把人的需要分为生理需要、安全需要、归属与爱的需要、尊重需要和自我实现需要五类（图5-7）。五类需要像阶梯一样从低到高，按层次逐级递升。这样的顺序并不完全固定，可以变化，也有各种例外情况。五类需要是每个人都有的，低一层次需要得到满足后，高一层次需要才会出现；多种需要未获满足之前，首先满足迫切需要。同一个时期，个体可能有几种需要，但每一个时期总有一种需要占支配地位，对行为起决定作用。任何一种需要都不会因为更高层次需要的发展而消失。各层次的需要相互依赖和重叠，高层次的需要发展后，低层次的需要仍然存在，只是对行为的影响程度减小。

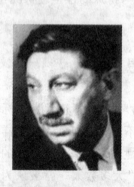

图5-6 美国心理学家
亚伯拉罕·马斯洛

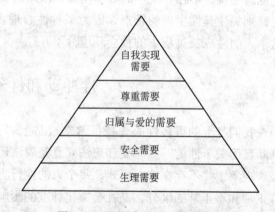

图5-7 马斯洛的需要层次模型

需要就是一种欲求不满而趋向于欲求对象的状态。在最基本的生理需要中包括空气、水、食物、睡眠和性。性的需要就是性生理上欲求未能满足而产生的趋向于性对象的状态，也就是通常所说的性欲状态，它构成个体性冲动的内在动机。

性冲动的构成除了内在性欲望外，还要在一定的外部刺激条件下才会发生。也就是说，人的自我意识和自我控制力使人不会完全按本能欲望行事，自我意识和意志力会将本能欲望压制在潜意识中。性冲动在日常生活中不会随意发生，只有在某些外部环境的性刺激下才会出现。例如，在与异性接触时，来自异性的气味会引起随意注意进而产生性冲动；对方的一些带有性意味的话语和动作也会引发性冲动。环境中的性刺激属于性冲动的诱因，如果是一个性发育尚未成熟或有性疾病的人，常常无力对外部性刺激做出反应，也就不会有性冲动出现。男性在性交之后的不应期，由于性需要已得到满足，也不会对外部性刺激做出性冲动反应。

比较容易性冲动的是处于青春期的青少年。由于这一时期第二性征的迅速发育，性腺激素分泌旺盛，其内在性需要处于未满足状态，对于来自异性的性气味比较敏感，加上性好奇心理，很容易出现性冲动。这是完全正常的生理心理现象。

两性对性刺激的敏感有所不同。男性的性冲动容易由视觉的性刺激唤起，如，裸体艺术品和裸体图片等。女性的性冲动虽然也能被各种带有"性"意味的视觉形象激发，但她们的性冲动更偏向于被触觉和听觉的性刺激所唤起，如，带有性内容的语言、声音，性爱的抚摸等。

性冲动是能够克制的。并不是所有的性冲动都需要克制，也不是所有的性冲动都可以随心所欲地释放，每个人都有必要学会自我克制性冲动。克制并不是压抑，正常的性冲动对身心健康很有意义，它能带给人美妙的感受和愉快的感觉。但由于并非任何场合都适合表达自己的性需要和满足自己的性冲动，为了避免引出尴尬局面，自我克制就很有必要。首先，要有良好的生活习惯。保持有规律的作息时间，睡眠不采取俯卧姿势，以免外生殖器官被压迫、被摩擦而引起生理性唤起。其次，树立积极的生活目标。一个有理想有追求的人，心理兴奋点往往在要做的事情上，不会轻易被外部性刺激干扰，出现干扰也能够理性地控制住性冲动。再次，保持健康的性欲望。鉴于人们认为女性的性欲较低的看法，美国心理学家曾对 2000 名女性进行"锻炼与性欲"关系的调查。结果显示，在积极锻炼的女性中，40% 的人认为体育锻炼有利于积极的性欲保持，31% 的人认为性欲望明显增加。另据美国哈佛大学学者研究认为，热爱游泳的女性，能够将性欲望保持到 40~50 岁仍和 20~30 岁时一样活跃，不运动的女性则只有 60% 能保持性欲。健康的性欲望是健康的性冲动的内在条件。

5.2.2 性幻想

性幻想，是人类最常见的性心理活动，俗称意淫。每一个心智健全的人都会有因人而异的性幻想。只是出现的频率、长短、内容、性质以及态度等存在很大差异。研究表明，性幻想的翔实生动程度与个体的性经历、想象力和所接受的媒体信息量成正比关系。据 1994 年美国全民健康和社会生活调查（NHSLS）发现，美国 19% 的女性和 54% 的男性每天至少性幻想一次（爱德华·劳曼、罗伯特·迈克尔，2011）。说明性幻想属于常见的性心理现象，是性心理个性的重要组成部分。有性幻想并不说明一个人必然有性行为，它或许只是一闪而过的念头、图像，或者是无聊时在心里编的一个故事。性幻想反映的是个体生活中的某种性欲望和性经历。

性幻想的内容一般是愉悦的性行为。有的人在性幻想中是旁观者，像看电影一样观看他人的性行为；有的人在性幻想中扮演性行为的角色，仿佛自己在参与一次性行为；还有的人则在性幻想中扮演多个性行为角色；也有少数人的性幻想是被强奸或性虐待的内容。性幻想一般在性活动过程中出现，特别是性高潮到来之前的"触发时刻"。在醒来和睡前的空闲时间、性活动之前或刚刚结束之后也常常出现性幻想。

性幻想存在性别差异。女性常会幻想以自己为主导的做爱方式，或是幻想和自己崇拜、欣赏的对象发生性行为。女性的性幻想大多有浪漫的剧情。男性的性幻想则更加主动而客观，常以视觉想象为主。男性通常以身边最吸引他的女性为性幻想对象，幻想与两个或多个女性性交、幻想观看别人性交、幻想自己在他人面前性交，其共同点是满足窥视的欲望。

关于性幻想的解释，精神分析理论认为是潜意识中的攻击本能与性幻想相结合的结果。如果指向性对象，则构成虐待性对象的幻想；如果指向自身，则构成接受性虐待的幻想。精神分析理论还认为，由于传统的性压抑影响，女性往往对性行为有羞耻感或罪恶感。如果在性幻想中想象自己主动追求性行为，会引起内疚或焦虑，这时往往会通过"反相形成"心理防卫机制，幻想成被强加于自己的"强奸"行为，从而原谅自己享受性快乐，这是关于性幻想中强奸内容的解释。心理学界的共识是，性幻想是大脑皮层活动的结果，介于意识和潜意识之间，是对现实生活中暂时不能实现的性愿望的精神满足。性幻想能够强化身体的性刺激感，加深性体验，从而获得更深层的性满足。

性幻想具有积极的作用。首先，性幻想是性行为中的必要因素。与性活动中的躯体刺激相结合，性幻想能够产生更强烈的性体验，使体内的性能量得到更充分的释放，促进性高潮的到来。其次，性幻想可以为婚姻中的性生活保鲜。婚姻中的性生活常会因体力、情绪、环境因素的影响变得麻木，每次性生活的主观满足程度不能达到满意结果。特别是那些性高潮有困难的女性，借助于性幻想能够自我调试而达到性高潮。最后，性幻想可以辅助治疗功能性性高潮障碍。性幻想是达到性刺激的最有利的一种途径，因而性治疗的医生常会鼓励相关患者调动他们内心积极的性记忆来改善状况。

性幻想是否会导致性犯罪？这是很多人对性幻想感到困惑之处。由于性幻想是介于意识和潜意识之间的一种意念，当个体离开性活动环境，意识会成为其行为的主宰，理性和道德感能够使人将性幻想和现实区分开来。一个意识正常、心理健康的人，一般不会混淆想象与现实的界限，不会将性幻想付诸实施。当然也存在一些自制力较弱的人，如青春期的少年，他们在性幻想中可能会流连忘返，以致干扰到自己的正常生活。如果是这种情况，需要成年人或医生的帮助。至于那些发展到"强迫性性幻症"的患者，则属于性心理偏差，需要就医治疗。

5.2.3　性梦

性梦，是指一个人在睡梦中与性对象谈情说爱或有性行为的性心理现象。这是一种普遍而正常的性心理表现，青春期比较多见。据某职业技术学院对该校学生性梦情况的调查显示，在所调查学生中，73.59%的男生有过性梦，26.51%的女生有过性梦，而且，性梦的发生随年龄增长而增加（静香芝、郑延芳，2008）。

性梦的内容各式各样。梦境中的性内容有多种，如看到裸体的性对象，与性对象接吻、拥抱，得到性对象的性爱抚或爱抚性对象、性交等。梦中的性对象形象有时清晰，有时模糊。有的梦是与明星亲热或当众性爱，有的梦是与人偷情或与多人亲密，有的梦是旧情复燃或寻找能够亲密的场所，还有的梦是与熟悉的同学、邻居、亲友在亲热或与完全陌生的人的性行为。有时，梦境中还会有和同性性接触的情节，而做这种梦的人，并没有可观察的同性恋倾向；有时，梦境中会有性侵犯的情节，而做这种梦的人也没有性侵犯的倾向。因此，性梦中出现的异常行为与现实中的行为没有关联。

性梦存在性别差异。男性性梦的内容与其他梦境一样，常常表现为支离破碎、事后难以清晰描述。没有性经验的人，其梦境行为只能达到他平时看到、想到、听到的性知识水平。有过性经历的人，可能重复过去经历的内容。男性的性梦常伴有射精，即梦遗。性梦对象多是不认识或仅仅见过面的性对象，但很少梦见自己所爱的人，梦中情景总有几分奇幻、几分恍惚，非一般语言能够形容。醒后往往回忆不起梦境的细节。女性的性梦则不同，多在醒后能将梦的详细内容回忆起来，并影响其情绪和行为。未婚女性的性梦往往错落零乱，变化无常，很难有清晰的性梦；已婚的女性则有清晰的性梦，并伴有阴道液的分泌，但起不到释放性欲的作用。性梦多见于未婚男女，尤其在求爱期间，性梦的次数比较频繁；一般在结婚后性梦会大大减少。

性梦在本质上是一种潜意识活动，是人类正常的性思维之一。性梦是不由人控制的，梦和现实的巨大差别，不代表个体的真正意愿。弗洛伊德认为，梦的功能是保护睡眠，当人们睡着时，自我警惕放松了，被压抑的愿望（经常是关于性的）冲进意识，打断睡眠，这些愿望被允许以梦这样的伪装形式来得到部分表达，这种将无意识的愿望转变成梦的想象过程被称为梦的工作。因此，性梦不过是潜意识中被压抑的性欲望冲动的自发暴露，是性心理、性生理正常的标志。性梦的自然宣泄，类似一种安全阀的作用，可以缓解身体内累积的性张力，有利于性器官功能的完善与成熟。

也有学者认为，性梦的发生与睡眠姿势以及膀胱中积尿的数量没有显著的关系，但在心理方面，与临睡时身体受到的刺激、心理的兴奋程度和情绪的激发水平有关系；在生理方面，男性主要和精囊中精液的充积量有关。

性梦对身体健康有积极意义。性梦是人体对各种器官及系统的自我检查和维护。睡梦中的性高潮不仅能使人摆脱白天的精神压力，还能成为对现实生活中没有得到性满足的一种补偿。性梦与人的道德没关系。性梦属于无意识行为，由于人的行为受意识这一"检察官"的监督和控制，不可能在清醒状态发生性梦中的种种行为。性梦既然是必然且对人体有好处的，那么人们可不可以自己设计一种美好的梦境呢？从做梦原理来看，梦是睡眠中，人在某一个阶段的意识状态下所产生的一种自发性的心理活动，因此，自行设计梦境是难以做到的。

5.3　性的行为偏离

性行为偏离是关于性心理障碍（psychosexual disoders）、性变态（sexual perversion）、性欲倒错（para-philias）、性歪曲（sexual deviation）等概念的比较温和的表达。在当今性价值观念开放、性行为个性化多样化的时代，尊重每个人的性行为选择是很必要的；同时，对于社会主流不能接受的一些性行为，在尊重的同时也需要给予当事人应有的帮助。基于这样的看法，这里使用比较中性的概念来表达有关性心理的问题更有积极意义。

性行为偏离，是指那些以不被社会主流接纳的性行为方式来满足个人性冲动的心理现象及其行为方式。也就是说，"偏离"仅仅是指与社会主流典型的性行为有区别的非典型、非常规的性兴趣。例如，露阴癖和窥阴癖在一定范围内被认为是很多人积极性生活的一个部分。因此，只有当这些性活动涉及强迫他人或有明显损害当事人身体或精神机能时，才需要专业治疗。

性行为偏离有各种各样的表现，大致可以归为三类：第一类，性交数量不同于常人。表现为"性亢进"或"性冷淡"，前一种表现为性欲非常亢进，甚至每天性交数次仍不能得到满足；而后一种则表现为完全没有性欲，甚至惧怕性行为。第二类，性对象不同于常人。一般情况下，性行为以他人（异性或同性）或自己为对象，而性偏离者则有的表现为恋物癖，以性对象的衣服，如胸罩、头巾、发夹、女性内裤等作为满足性欲的目标；有的表现为恋兽癖，以动物为性交对象；还有的表现为恋尸癖，以性对象尸体为获得性满足的目标。第三类，满足性要求的方式不同于常人。表现为许多非典型的性行为方式。如男性露阴癖在无侵害行为前提下，针对不认识的女性暴露阴茎而获得性满足；男性摩擦癖在拥挤的公共场所，用阴茎摩擦不认识的女性的身体以达到射精；男性窥阴癖在浴室或厕所或窗口等处窥视女性的裸体或他人性活动而获得性满足；男性淫语癖使用淫猥语言使不认识的女性窘迫而获得性满足；施虐狂和受虐狂则是通过暴力行为获得性满足，等等。

性行为偏离者并没有突出的人格障碍或人格缺陷，唯一特点是，他们达到性兴奋、性冲动及实施性行为的对象、方式与常人有区别。除了性亢进者，其他性行为偏离者多数性欲低下，对一般的性行为方式不感兴趣。有的人不结婚，有的人结了婚，夫妻性生活也极少或很勉强，常常选择逃避。他们对一般社会生活的适应是正常的，许多人在工作中尽职尽责，工作认真，常常受到周围人的好评；他们中的许多人性格内向、说话少、不善交际、害羞；他们的社会交往和其他人也没有区别，具有一般的道德伦理观念，人品方面一般没有问题，绝不是道德败坏、流氓成性，因此，他们对自己的性偏离行为常有自责感却又没办法，容易陷于痛苦之中。

性行为偏离的原因至今尚不清楚，可能的相关因素可以归为三个方面：第一，生理因素。性行为偏离与当事人的性腺活动阶段有关，一般在青春期开始明显表现，随年龄增长有所改变，到更年期，性偏离行为趋于缓解。第二，环境因素。儿童期的家庭影响和周围环境与当事人成长有一定关系。第三，性心理本质因素。有学者认为，性偏离行为是当事人幼年性经历的再现和延续。害羞、胆怯、拘谨以及缺少排解心理困境和应变能力的个性，以及创伤心理等都可能成为性行为偏离的心理诱因。

一般情况下，性行为偏离不需要治疗，只有在影响当事人生活质量的情况下才需要心理咨询或生理治疗。一般的心理调适方法是：精神分析法，即通过心理医生与当事人交流，通过认知改变达到心理疏导。行为训练法，即围绕性兴奋的轴心，运用变换刺激方式和强化训练方法重建性行为方式。生物反馈法，即通过生物反馈仪，帮助当事人学会自主控制和调整其体内生理机能，在全身松弛情况下，调整性器官兴奋度，从而减少直至消除性偏离行为的再发生。也有一些药物治疗方式，包括使用性激素、抗抑郁药物、抗焦虑药物等，帮助当事人消除某些抑郁、焦虑等不适症状，从而减少性偏离冲动的机会。

5.3.1　恋物癖

恋物癖，是指在衣服、饰物或特殊物质的质地这些实质上与性没有直接联系的物品中寻找性快感和性满足的行为。恋物癖几乎仅见于男性。

迷恋某些物品而达到性唤起和性满足，是恋物癖的典型特征。根据所迷恋性对象的不同，恋物癖可以分为狭义和广义两种。狭义恋物癖所迷恋对象主要是性对象的服装、饰品或一些特殊质地的物品。他们往往在强烈的性欲望和性兴奋驱使下，反复收集那些能够唤起性兴奋的东西，如内衣、内裤、丝袜、柔软丝质衣物、橡胶、皮革等。他们会抚摸嗅闻这类物品并伴以手淫；也有的人表现为性交时要求性伙伴或自己握持这类物品，由此引起性唤起。广义恋物癖所迷恋的对象不仅包括那些无生命物品，而且包括性对象身体的某一部分。他们通过接触性对象身体的某一部位引发性唤起。他们对性对象本身或对方的性器官没有兴趣，除了性对象使用的物品外，他们的性兴趣集中在性对象的头发、手、足、臀部等非性器官部位，通过对这些部位的抚摸、玩弄、吸吮、啮咬等方式引起性兴奋，并伴以手淫而获得性满足。需要说明的是，对刺激性器官的性器具爱好者不属于恋物癖。

恋物癖的内部心理机制还无法了解，他们共有的表现是，在他们生命中的某一段时间里（一般不是很长时间），会通过迷恋某些物品来体验性刺激，手淫过程中使用迷恋物的情况比较多。也有学者发现恋物癖者都存在一定程度的社交障碍，特别是与异性交往障碍。对异性的仰慕与暗恋无法通过社交来增进关系，便退而迷恋一些物品，这可能是一种原因。目前医学界的共识认为，恋物癖只是一类性偏好行为，不属于生理心理疾病，更与道德水平和意志力无关，可能与个人成长经历、家庭、社会文化环境、压力、性教育不当等有关。因此，中国武警广东总队医院心理科学科、青少年成瘾治疗中心主任何日辉医生建议不再使用"恋物癖"名称。他认为"癖"这个词包含有歧视，应该换为"成瘾"这个更中性的词，即"恋物成瘾"，以表明恋物行为与酒瘾、烟瘾、药瘾、毒瘾、网瘾、赌瘾等类似，只是一种成瘾行为。

恋物癖虽然不会对社会造成危害，但是常给当事人自己造成困惑和心理压力。例如，在主流社会还不能接受性行为偏离的环境下，一个恋物癖者一旦被他人发现后，往往会严重影响其个人声誉和职业，甚至有恋物癖者无法承受被发现后的巨大社会压力而走上绝路；也有恋物癖者因伴有过度手淫而影响到身体健康、伴有性格缺陷而影响到与异性正常交往，或者导致婚姻不幸。由于医学界尚无针对治疗恋物癖的特效药，目前国内一般采用单一药物治疗或单纯心理治疗，但是这两种方法效果都不明显。

青春期是一个人成长的关键期，也是性成熟和性心理成长的关键期。鉴于恋物癖的形成与个体成长经历有微妙联系，成瘾治疗专家何日辉医生认为，重视青春期少年的性教育对防治恋物癖可能有效果。第一，处理好恋母情结的转化。3～5岁是男孩子恋母情结的关键期，母亲既不能溺爱他们，也不能在孩子面前反复强化父亲的缺点，否则会阻碍男孩将对母亲的依恋转换为对父亲的认同。第二，避免不良性刺激。母亲在男孩3岁以后不宜与之同床共眠，也不宜在孩子面前穿着内衣，更不可玩弄男孩的性器官，夫妻性生活最好避免让小孩子看到。第三，适时开始正确的性教育。引导孩子正确认识两性间生理的和心理的差异，消除孩子对异性的过分神秘感。第四，培养孩子的良好性格。鼓励孩子努力学习，积极参加集体活动，培养开朗大方、勇敢自信的良好品质。第五，减轻孩子的压力。父母与孩子之间要形成亲密的亲子关系，要及时帮助孩子减轻各种压力。例如，不在学业方面给孩子过多压力，孩子在学校犯错误后不过分指责或打骂，要先安慰保护孩子，减轻压力后再了解情况并恰当处理。

5.3.2　露阴癖与窥阴癖

露阴癖，是指在不适当的环境下在陌生异性面前暴露自己的性器官，以引起对方紧张情绪而获得性快感的一种性偏离行为。

露阴癖以男性居多，他们的一般表现是：选择傍晚或夜间光线昏暗行人不多的地方，当异性走近时，突然暴露自己的性器官，引起对方的惊恐和厌恶，露阴癖者从对方的惊恐反应中获得性满足，然后迅速离去。男性露阴癖者一般暴露自己的阴茎，女性露阴癖者一般显露自己的乳房，也有少数露阴癖者暴露全身。他们一般不对被惊吓者有其他不轨行为。露阴癖者在暴露自己性器官时，意识是清醒的，被对方报警受处罚时是羞愧而后悔的，他们的理智没有问题，他们知道自己的行为与常规不符，只是在性冲动来临时无法自我克制。

露阴癖发生的原因究竟是什么，至今不清楚。有学者推测与幼年经历有关，一些露阴癖患者或有幼年与小伙伴互摸性器官、或有裸体、或有被成年人玩弄性器官、或有看异性成年人裸浴等经历。这些幼年性经历存留于潜意识，成年后遇到性压抑或重大精神创伤时，便不自觉地以幼年方式来宣泄压力。也有学者认为与性格缺陷有关，一些露阴癖者性格内向、孤僻、怕羞、少言寡语，见到自认为漂亮的异性会紧张而渴慕，由于缺乏必要的性知识，便采取儿童式性行为宣泄性欲。

裸露身体在某种程度上是很多人的癖好，如穿低领衫、紧身裤、比基尼、T字裤等都是为了暴露身体的特定部位，让自己表现出"性感"。美容业为满足女性的性感需要开设隆胸术；内衣业也专门制作有海绵垫的乳罩以满足喜欢垫高乳房女性的需要；也有男性特意在内裤里增加海绵以垫高生殖器部位。这些行为的目的都是为引起异性的注意。那么是否可以认为，露阴癖者只不过是采取了大众不接受的方式表达自己的性意向呢？正如上文所述，露阴癖者多是一些内向害羞的男性，他们常常不敢或不会表达自己的性意向，暴露性器官以及看到对方被惊吓的样子，通过获得情绪刺激而令他们感到自信和阳刚，是他们的行为特点。问题在于他们的行为使其他人受到惊吓，是对他人的一种情绪损害；在大庭广众之下暴露性器官也是现行社会有伤大雅的事情，为此才需要帮助露阴癖者改变他们的行为。

一般的改变方式是厌恶疗法和认知领悟疗法。

厌恶疗法的原理是建立负强化条件反射而减少直至消除不利行为。例如，让露阴癖者想象露阴行为的同时，用电流或橡皮圈等刺激其手腕、皮肤使其产生疼痛感，或者采用肌肉注射催吐剂使其呕吐，由此建立露阴癖的不愉快记忆，逐渐抑制暴露冲动直到消退露阴行为。

认知领悟疗法的原理是通过精神分析和认知改变，从而减少直至消除不利行为。首先，引导露阴癖者回忆幼年时的有关生活经历，寻找露阴癖产生的根源；然后，由浅入深地分析露阴行为的形成原因，令露阴癖者认识到此行为是儿童时期性游戏行为的再现，使露阴癖者认识到，成熟的性行为应有的方式，帮助露阴癖者完成性心理的成长与成熟。

窥阴癖，是通过在不被对方知晓情况下看性对象脱衣、裸体或性行为而从中获得性快感的性偏离行为。男性居多，年龄以 20~40 岁居多。观看色情音像而获得性满足不属于窥阴癖。

窥阴癖者与常人的观看不同，他们喜欢以隐蔽的方式、以想方设法的方式去偷偷观看他人的裸体。例如，在墙上挖一个小洞，或从门缝里，或在夜间站在高处（阳台、树枝上），或借助反光镜、望远镜，或装扮成异性潜入浴室、厕所，只为了能观看到性对象的性器官或裸体，由此获得性满足。他们没有进一步接触和侵害对方的企图和行为。窥阴癖者对性配偶的裸体和公开的、公众性的异性暴露没有兴趣。他们窥阴时有很大压力，但是他们的压力越大，越能产生性快感和性满足感。窥阴癖者的性格大多内向、孤僻，缺乏和异性交往的能力，也有的是婚姻失败者。他们的窥阴行为具有习惯性，一般能自己意识到其行为的不当和风险，但无法自我控制，常有欲罢不能、屡改屡犯的痛苦处境。

对异性性器官的好奇和观看异性性器官的兴趣，几乎是每个人的一种性心理需求，都属于正常健康心理。窥阴癖者的问题在于只对陌生性对象的性器官和裸体有兴趣，而且以冒险方式观看为刺激。这恰恰违背了一般人不愿意让性伴侣以外的人观看自己裸体和性器官的意愿，因而构成了对他人隐私权的一种侵害。虽然窥阴癖者一般不会暴露自己的存在，也不会进一步对被观看者有肢体接触，但这也就更加重了其行为的偷窥性质，带有一些欺骗的含义。

窥阴癖的原因尚不清楚。从精神分析学派观点来看，窥阴癖者一般有和异性交往困难或一般性行为有障碍的经历，他们不敢像其他人那样和异性交往，无法像其他人那样完成性行为，因而采取他们认为"安全"的偷窥方式获得性快感。从行为主义学派观点来看，窥阴癖者的性行为方式本质上是偶然窥视得到性兴奋所产生的条件性强化。例如，幼年时看到异性的裸体，或青春期见到异性裸体、情色图片，这类偶然的窥视与手淫相结合而得到性快感，以后经反复强化，最终形成固定的窥阴行为。

窥阴癖一般采用认知转换、行为疗法并配合少量药物的综合方式矫正。认知转换主要是帮助窥阴癖者认识这种行为的本质和对他人的不礼貌不尊重，从而建立改变窥阴行为的愿望和信心。行为疗法主要使用厌恶条件反射法，让窥阴癖者手持一张美貌女性照片，或女性性器官图片，在引起性感并伴有阴茎勃起的同时，给予厌恶性质的条件刺激，如电击或橡皮筋弹击手腕或注射催吐剂等方法，形成厌恶条件反射。药物使用主要针对窥阴癖者的强迫冲动，在医生指导下服用氯丙咪嗪，达到抗忧郁、抗焦虑、抑制强迫冲动的效果。应当指出，青少年期的性教育，对于预防窥阴癖具有一定积极作用。

5.3.3　施虐受虐狂

施虐受虐狂，是指在性行为过程中鞭打、捆绑、限制局部身体的方式以身体疼痛获得性快感的性偏离行为。施虐与受虐在实施时表现在或异性或同性的性伴侣之间，双方又互换施虐与受虐的角色。也就是说，在施虐受虐者的性行为活动中，既有施虐需要也有受虐需要，其角色扮演有时是施虐者有时是受虐者。

施虐受虐者的性行为表现是，在性行为过程中，施虐者是从承担支配角色中得到性快感的性伴侣，受虐者是通过扮演顺从和接受角色而获得性唤起的性伴侣。施虐者对受虐者使用捆绑、打屁股、鞭挞等虐待方式刺激对方的性欲望，以咬、打、撕、拧、辱骂等方式自己获得性快感。有的男性受虐狂在性活动过程中喜欢穿女性衣服扮装成女性；有的则希望把自己捆紧，在半缺氧状态（性窒息）中挣扎以激发性兴奋；还有的施虐受虐者在施虐受虐过程中，以性幻想加强身体的性感受。施虐受虐行为男女都有，男性较多。不同于其他性行为偏离者大多存在内向、孤僻的性格特征，施虐受虐者通常有良好的社会交往关系，他们在日常生活中很积极，他们似乎更倾向于灵活地扮演主动和被动角色来丰富自己的性活动。

施虐受虐狂的原因至今不清楚。但是在我们所处的社会与生活中，暴力行为和施虐行为并不罕见，因此才有警察维持社会秩序。有学者认为，暴力倾向有遗传特征，如果父辈性格鲁莽、脾气暴烈，其子女大多有同样秉性；另外，长期的精神压抑且宣泄不畅，也容易造成暴力和施虐倾向。但是这能否作为性行为中的施虐原因，尚无证据。

受虐行为的动机更令人不好理解。在常识看来，趋利避害是生物的本能。一个人除非必要，如为了治病而忍受治疗中的疼痛，此外，为什么愿意放弃自尊接受虐待呢？弗洛伊德曾研究过受虐者，他这样解释受虐的需要：假如一个人生活在一种无力改变的痛苦中，就会转而爱上这种痛苦，把它视为一种乐趣，以便自己好过一些。在弗洛伊德看来，各种性行为中都或多或少包含有受虐欲望的成分；不仅如此，人类很多痴迷行为都有受虐倾向，例如修士的禁欲、苦修、自我贬损、自我折磨，以致自我牺牲等，都有受虐欲望的特征。不同的是，性行为中的受虐者主要表现为性行为过程中的受虐，以疼痛来获得性刺激。在受虐者那里，受虐的角色可能代表着一个人摆脱了日常身份所承担的责任和负担，可以暂时免除掉平时必须保持的决策、控制、良好形象的焦虑感，可以不再因责任和负担承受压力。

不管怎样，施虐受虐过程中的暴力行为，如果在施虐者和受虐者之间缺少默契和协定，或者失去施虐受虐的边界，很容易发生意外。例如，有受虐者因自我捆绑过紧而窒息死亡，也有受虐者因接受过度暴力而造成伤病，为此，需要特别关注施虐受虐行为的后果，给予必要的帮助。

6 性心理的终生发展

我们每个人一生都在成长，性心理也随着这种成长而发展。正如埃里克森的心理－社会发展理论所认为的那样，一个人在自己生命的不同阶段会因处境的变化而有不同的心理发展主题和要完成的心理发展任务。人的一生是一个连续而渐进的过程，不会在某一天醒来突然变为一个成年人，但是，根据人们普遍表现的一些发展特征，还是可以把人的一生分出童年、少年、青年、中年和老年不同阶段。

当代人的寿命已远远超过以往，根据发展心理学（林崇德，2002）关于人类个体在生理、智力、个性、教育、生活各方面发展特点的综合划分，一般认为一个人以年龄划分的人生发展阶段如下：

婴儿期（0~2、3 岁），完全依赖他人生活；

幼儿期（2、3~7 岁），能够有部分自主行为；

儿童期（7~12 岁），全面学习并掌握自主行为；

少年期（12~18 岁），第二性征发育并加速成长；

青年期（18~50 岁），18~24 岁为青年前期，学习进入成人社会，25~35 岁为青年中期，开始独立生活并建立自己的家庭，36~50 岁为青年后期，养育后代并建立广泛社会联系；

中年期（50~65 岁），社会地位稳固并开始准备退出社会生活；

老年期（65 岁以上），65~74 岁为年轻的老年期，全面退出社会生活并学习回归家庭生活，75~84 岁为中年的老年期，完全回归家庭生活和维护身体健康，85 岁以上为高龄老年期，接受配偶死亡和保持身体健康。

下面根据不同时期个体交往活动中的主要性心理特征分出 4 个人生阶段：儿童期、青少年期、中青年期和老年期。

6.1 儿童期的性心理

婴儿和儿童期的性心理表现具有并非完全自觉到的、不完整的和短暂性的特征。并非完全自觉到，是指婴幼儿的自我意识还不够成熟，对于自己行为的自觉目的性还不明显，因而其性心理的表现也常常似乎是无意识的；不完整，是指婴幼儿的性心理表现一般是没有连续性的，这是因为他们的认知、情感等心理能力还未发育完全，使他们的性表示不够典型也不很明确；短暂性，是指婴幼儿的性心理常常不具有连续性，因为他们的记忆还不成熟，他们不会持续地表达一种性的意向。

影响婴幼儿心理发育和性心理成长的环境因素主要是成年人的照料。2 岁以前的婴幼儿十分柔弱，没有任何独立生存能力，完全依赖成人照顾。成人在这个时期给予婴儿的照顾护理方式以及赋予的情感，是婴幼儿身体成长和心理发育的最初条件。

埃里克森认为，2岁以前的婴幼儿最重要的是能否解决生存中信任与不信任的心理冲突。如果养育者能够以慈爱和常规的方式满足婴幼儿的需要，婴幼儿就能形成基本的信任感；如果他们的母亲或养育者拒绝满足婴幼儿的需要或以非常规的方式满足他们的需要，婴幼儿往往不能形成信任感。在周到细致的关爱照料下成长的婴幼儿会表现出平和而安静的性情，从这种安全感中能够发展出一种内在信念，即一种基本的自我同一意识。当他们形成的信任感超过不信任感时，基本信任对基本不信任的危机才得到解决。于是，婴幼儿的人格雏形中就形成了一种希望的美德。美德是某些能够为个体的自我意识增添力量的东西。也就是说，得到信任的婴幼儿敢于希望，这是一种能够注重未来的品质；而缺乏足够信任的婴幼儿不可能怀有希望，因为他们被当下的需要束缚着，必须为基本的需要能否满足而处于担忧之中。

具备希望品质的儿童在性的问题上会充满好奇，他们不必为自己的好奇而担心得不到满足，不会为自己的性的动作而担心受到指责或辱骂。因此，度过了婴幼儿期信任与不信任危机后的儿童，对性和性别具有好奇意向。性好奇成为儿童性心理最主要的表现。

6.1.1　儿童的性好奇

儿童的性好奇表现在两个方面，一是对性别和性器官好奇，他们会触摸自己的或别人的性器官；二是热衷于一些朦胧的性内容的游戏，并在性游戏中彼此允许进行身体探索。

2～5岁的儿童已经能够分清自己和他人的性别，虽然大多根据服装打扮来判断性别，他们已经能够从厕所的区别上分开性别；他们会向父母提出自己从哪里生出来、女孩子使用什么东西"尿尿"等问题；他们还会抚摸自己的或小朋友的生殖器官。美国学者的一项相关研究显示：2～5岁的男孩和女孩都有一些触摸性器官的经历，其中，触摸或试图触摸母亲或其他女性的乳房，男孩子的比例是42.4%，女孩子的比例是43.7%；在家中触摸自己的性部位，男孩子比例为60.2%，女孩子比例为43.8%（W N Friedrich et al，1998）。

儿童们经常在游戏中模仿成人活动，例如"过家家"游戏，男孩扮演爸爸，女孩扮演妈妈，在性别角色上不会发生错位；他们还会模仿影视中的画面或父母的亲昵，互相拥抱接吻，怀抱玩具娃娃喂奶，还会合盖一条被子，甚至互相观看生殖器等。"医生看病"游戏，扮演病人的孩子会脱下衣服让"医生"检查身体、在屁股上打针等。

儿童的性游戏，并非真正的性活动，只是儿童性好奇的一种表现。

好奇心是个体遇到新奇事物或新的环境条件时所产生的关注倾向。好奇心是个体学习的一种内在动机、是个体寻求知识的动力。每个年龄段的人都有好奇心，儿童的好奇心尤其突出。对于儿童来说，一旦遇见新奇的、神秘的事物，就会表现出三种形式的探究行为，即感官行为、动作行为和言语行为的探究。生殖器的不同是儿童最先看到的性别体征，他们会很奇怪两性间的不同，会好奇地观看、触摸、提问，这是他们最初的性的探究行为。他们的性游戏是在模仿成人生活而学习性、身体和两性关系。

儿童的性探究和性学习行为是个体成长中最初的性价值观形成过程。埃里克森认为在
2～4 岁儿童的成长中，自主与害羞、怀疑的冲突是他们的心理危机，如果儿童形成的自
主性超过羞怯和疑虑，就能形成意志的美德；如果危机不能成功解决，就会形成自我疑虑
的个性品质。4～7 岁儿童的心理危机是主动对内疚的冲突，如果这个阶段的危机成功解
决，就会形成方向和目标的美德；如果危机不能成功解决，就会形成自卑感。埃里克森认
为，这个阶段的儿童"一般对形状规格的差异，特别对性差异都产生一种毫不厌倦的好奇
心……"儿童经过前两个阶段的心理成长，懂得了自己的性别，在这个阶段，他们开始探
究自己属于哪一类人。如果父母鼓励儿童的探究，儿童会成长起一种健康的独创意识；如
果父母讥笑儿童的探究行为，儿童就会以缺乏自信心离开这个阶段。自主性的缺失，使儿
童很容易出现内疚感。如果儿童在这个阶段获得的自主性胜过内疚感，就会形成目标的美
德。当儿童获得了希望、意志和目标三种积极品格时，儿童就能够顺利进入下一个成
长期。

总之，父母的态度以及生活方式，是孩子形成性价值观的环境条件。如果父母负面强
化孩子对生殖器的探索以及带有性含义的游戏，孩子会认为自己的做法是坏行为而放弃探
索和游戏；如果父母把孩子的性探索和性游戏视为其成长中自然而积极的成分，主动帮助
孩子理解社会所允许的性行为方式及性行为边界，那么孩子性行为的社会化将能顺利
完成。

6.1.2　儿童的异性感情

情绪语言是婴儿最早学会使用的沟通方法。他们几乎从一出生就会用哭和笑来表达自
己的需要和感情，而且会控制不同的哭声及其声调来表达不同的感受，其明确的指向从来
不出错。同时，婴幼儿的肌肤非常敏感，他们会凭借肌肤对父母的抚摸和亲吻作出反应和
交流。这种非语言的亲密关系刺激着婴幼儿的大脑，促使他们的情感越来越丰富。在父母
的温柔爱抚和情感投入的精心呵护下，婴幼儿发育出与父母的亲密关系和感情，并且开始
出现初步的性觉醒。

7～12 岁的儿童已经发展出完整而清晰的感情体验及其表达，只不过还处于不太稳定
的过渡阶段。情绪情感的发育为儿童的性情感准备了必要的条件。

弗洛伊德认为 7～12 岁儿童处于性的潜伏期，即经过 3～5 岁女孩恋父、男孩恋母的
阶段之后的一个性能力的休眠期。这个时期的儿童很少对性器官和异性关系感兴趣，他们
更喜欢和同性伙伴一起玩耍，并且会把这种同性友谊延续到成年甚至终生。然而根据儿童
心理学家和性学家的研究，儿童在这个阶段依然保持着对性的好奇，并且情感的发育使他
们对异性关系具有自己的关注方式。这些异性感情不一定是"爱情"，但是具有一种对异
性依恋的表现。例如，对异性小伙伴的特别关心和好感；特别喜欢娱乐明星中的异性明
星。他们会把童话故事中的情节投射到自己和自己钟情的明星或"暗恋"的异性伙伴身
上，虽然没有性的身体表征，但有浪漫的情感体验。大多数情况下，儿童的浪漫"故事"
是单方面的，具有一定的幻想成分，而且比较短暂，持续一小段时间后很快会转换到其他
"故事"情境中去。

　　根据埃里克森的心理－社会理论，7~12岁儿童的心理任务是解决勤奋对自卑的冲突。如果这一阶段的危机能够成功度过，就会形成能力的美德；如果危机不能成功解决，就不会形成能力（自信）品格。这个时期是儿童进入学校接受初级教育的阶段，他们要学习一些基本知识，为以后更深入的学习和谋生做准备。他们不仅在学校里学习各种知识技巧，而且在家庭中学习更多的生活技能，在同伴间学习社会交往。这些学习活动不仅开启了儿童的智力，而且学习过程本身就是一种交流交往，是儿童形成社会经验、情感体验的过程。因此，正如埃里克森所说，儿童在学习过程中能够获得一种满怀信心地同别人一起追求知识和技能的勤奋感。如果儿童没有形成这种勤奋感，他们就会形成一种引起他们对成为社会有用成员的能力丧失信心的自卑感。自卑的儿童很可能会有一种"消极的同一性"，即自我认同的模糊，表现为很不自信。

　　埃里克森还认为，这个阶段的儿童如果过分看重在工作能力方面的地位，如学习成绩的排名，他们就看不到人类的其他品质而会成为学习成绩的奴仆，未来在工作中有可能成为毫无思想的工作狂。也就是说，在儿童的培养中不能只注意智商提高而忽视情商发展。这个时期的儿童对他们接触到的事情有着广泛的兴趣，对于爱和浪漫也有着自己的感受。如果过于强调智力提升而压抑了儿童的情感发育以及对性的认识，儿童很可能会在性和情感方面形成自卑和胆怯的性格。如果儿童获得的勤奋感胜过自卑感，他们就会具有能力的美德，其中包含丰富的情感能力。学习能力和情感能力，都是在爱的关注与鼓励下形成的；自卑感则是由于儿童生活中十分重要的人（父母、老师、同伴）对他/她嘲笑或漠不关心造就的。

6.2　青少年期的性成熟

　　青春期在生理含义上是指以生殖器官发育成熟、第二性征发育为标志的初次具有生殖能力的时期，女性以第一次月经来潮为标志，男性以第一次射精为标志，是人体继婴儿期之后迅速生长发育的第二个高峰期。

　　一般来说，女孩子的青春期比男孩子早，较早的女孩子大约从10~11岁开始，较早的男孩子则大约从12岁开始，一般把11~18岁这段时间称为青春期，在此期间个体迅速完成身体发育。人的一生会经历两次身体的迅速生长，第一次是出生前至出生后的最初半年，完成各个生理系统的基本生长；第二次是青春期。青春期的快速生长发育，始于性成熟之前或与性成熟同时开始，止于性成熟后的半年至一年。

　　女性身体及其机能的快速生长从10.5~14.5岁开始，在14.5~15.5岁左右达到高峰。身高、体重迅速增加；体内各脏器功能趋向成熟，神经系统结构已接近成年人，思维活跃，反应敏捷，分析能力和记忆力增强；内分泌系统发育成熟，肾上腺开始分泌雄激素刺激毛发生长，出现阴毛、腋毛。生殖系统下丘脑—垂体—卵巢轴系统发育成熟，卵巢开始分泌雌激素、孕激素及少量雄激素，刺激内、外生殖器官改变，出现第二性征：乳房隆起、皮下脂肪丰满、骨盆加宽、嗓音细高，最后是月经来潮。女性在月经及第二性征这些外部变化的同时，内部生殖器官及其机能也成熟起来：阴道内分泌物增多，子宫变大，卵巢皮质中的卵泡开始有不同阶段的发育变化。一切表明身体已经做好生育繁衍的准备。

男性身体及其机能的快速生长从 12～15 岁开始，在 16～17 岁左右达到高峰，以后逐渐减慢。到 18 岁左右时身高达到充分发育水平，体重、肌肉力量、肩宽、骨盆宽等也都快速增长。与此同时，性机能和第二性征发育成熟。睾丸和阴囊增大，阴囊变红，皮肤质地改变。12～13 岁时，阴茎变长，但是周径增大的速度较小，睾丸和阴囊仍在继续生长，出现阴毛，前列腺开始活动。14～15 岁，阴囊和阴茎继续增大，阴茎头、阴茎根充分发育，阴囊颜色加深，睾丸发育成熟，出现射精，一般在睡眠时出现，即梦遗。

女孩子月经初潮、男孩子首次射精的经历，使青少年开始自觉注意自己的性器官，重新理解性器官，并把生理变化整合进他们的性别意识，开始展开新的与性相关的活动。

青春期在心理含义上是指个体在社会化程度、情感水平、能力水平、意志力发展上从儿童走向成年人的过渡时期。青春期的个体抽象思维能力迅速提高，独立性和自我认同越来越成熟。性心理表现为性别认同、性认同、性爱体验、性取向都越来越明确起来。

埃里克森认为，青春期的心理发展转向自我认同与角色混乱的冲突。一方面青少年性本能冲动的高涨会带来新的欲求，另一方面青少年要应对新的社会要求（如学习更多的知识、完成社会化任务）而感到困扰和迷惑。少男少女们这时的主要任务是建立一种新的自我同一性（自我认同），以便确立自己在别人眼中的形象、在社会群体中应有的情感位置。他们必须一边抛弃各种孩子气、幼稚的思想观念和行为模式，一边建立起比较成熟的符合社会规范的思想观念和行为模式。他们在应付自己的反抗倾向的同时，还要极力维护和保持与社会的正常关系。当一个少年感到他所处的环境剥夺了他在未来发展中获得自我同一性的条件，他就会以惊人的力量抵抗社会环境，甚至扩大这种抵抗的范围，会有非理性的行为表现，因为他不能忍受没有认同的感觉、没有自我的状态。他宁愿做一个坏人，或死人般活着，也不愿做不伦不类、不清不楚的人。所以青春期的少年常常会有一些出人意料的举动，喜欢成群结队地聚在一起，这都是在寻找自我认同感。如果青春期青少年确立了自我认同，他们就能对个人价值等问题独立做出决定，能够理解自己是什么样的人，接受并欣赏自己；如果他们不能形成良好的自我认同，就会出现角色混乱。角色混乱表现为种种矛盾的行为，如，有独立意识却又依赖他人，自认为成熟而自作主张却又盲听盲从，渴求与异性交往却又压抑自己，能够遵守社会规则却又屡屡冲动行事。

青春期性心理发展的主要任务是形成成熟的性态度和性价值观。一个人的性态度体现着他/她在性方面的基本价值取向和道德判断。性态度往往直接制约着当事人如何具体对待和具体处理自己在性方面的各种关系和所遇到的情况。性态度的构成包括性意识、性情感、性适应三个部分。一个人的性意识取决于对性的认识水平，青少年面对自己身体上迅速出现的第二性征，使他必须学习性的知识，他们性意识的觉醒是与他们对性知识的了解程度联系在一起的。从相关研究可以得知，中国青少年与西方同龄人的很大区别在于文化影响，而这种影响主要来自家庭和学校。西方青少年在高中阶段已有一半甚至更多的人尝试过性行为，中国青少年则晚很多。据一些有关高中生性观念调查显示，中国高中生的性知识大多通过同性伙伴、色情资料以及互联网媒介获得，而很少从家庭和学校获得。但是这并没有影响青少年们对性知识的了解。调查认为，中国青少年的性意识基本正常，男孩比女孩知道略多一些性知识，可能与他们会在一起谈论有关。性意识的觉醒带来了性情感的萌动，青少年们对异性会产生强烈的好奇和被吸引，他们很想知道在自己身上发生的变化在异性身上有什么不同，异性们是不是和自己有同样的感受和渴望。他们对自己身体的变化一般都能适应得很好，能够愉快地接纳自身第二性征的出现。在家庭和学校的教育控制下，中国青少年大多能遵守传统规范，约束和调整自己的性欲望，发生性行为的情况比较少；在和异性的交往中也能够按照传统规范相处，与社会规范能够协调统一。在这样的基础上，中国大多数青少年能够自我约束性欲望，有些男孩能够有意地把性行为推延到结婚，因为他们认为在完成学业和进入社会更高阶层之前，有比交女朋友和性行为更重要的事情去做（魏克江，2007；林甲针，2011；骆一、郑勇，2006）。

总之，现代化社会中的青少年，一方面由于物质条件日益充裕而出现生理发育早熟，另一方面由于同样原因而出现心理发展晚熟。这使青春期青少年们在生理与心理的差距影响下显得要么不知所措，要么鲁莽行事。少女妈妈、意外怀孕等情况，是这个时期影响他们顺利成长为有能力、有担当、有责任感的成年人过程中的主要意外事件。因此，作为他们的父母、老师和成年朋友，还需要陪伴青春期青少年再走一程，给他们更多的生理心理关怀与帮助。

6.2.1　青春期异性亲密行为

青春期异性亲密行为，是指青春期异性青少年之间的性活动。中国常称之为"早恋"，带有否定性含义。事实上，无论中国还是外国，青春期（中学阶段）没有过亲密关系的人很少。据2007年一项上海市中学生的调查显示，"正在或谈过恋爱"的初中男女生合计有5.18%，高中男女生合计有21.58%，其中男生有25.62%；"与异性有过拥抱行为"的初中男生有6.56%，女生有6.03%，高中男生有26.98%，女生有13.28%；"与异性有过接吻行为"的高中男生有12.28%，女生有7.46%；"与异性有过爱抚行为"的高中男生有12.47%，女生有5.68%（涂晓雯等，2007）。另一项相关调查显示，在回答"有与异性交往的向往吗？"的问题时，61.4%高中男生、63.5%高中女生给出了肯定回答；在回答"高中生可以谈恋爱吗？"的问题时，51.1%高中男生、72.1%高中女生给出了肯定回答（朱红、李杰、刘安波，2008）。这足以说明青春期异性间亲密行为的实际发生并不令中国的长辈们和应试教育教师们满意。

青春期异性亲密行为主要表现为尝试性性行为，并非真正意义上的性交行为。相互有好感的青少年，最初的表现是主动相互接近，频繁交往，彼此倾心。这些好感，一般因仪表、专长、品行而产生吸引，或者出于好奇、模仿、从众或逆反等因素而走到一起，很少有深入了解和理性思考的因素。当两人有了信任之后，会有一些性的行为表现，大多是比较含蓄而浅层的亲密接触，如拥抱、接吻、隔着衣服互相抚摸、隔着衣服互相触碰性器官或隔着衣服贴紧身体等，大多是模仿影视媒体的动作。最后，需要很大的勇气，两人才会尝试性交行为。

性好奇和性学习是青少年异性亲密行为的主要动机。性好奇属于原始的性动机，性学习属于习得的性动机。儿童在4~5岁时已表现出明显的性好奇，只不过儿童时期的性好奇一般是不完全自觉的，青春期的性好奇伴随自我意识和性意识的觉醒，青少年能够自觉到内心的性好奇，他们往往不好意思向父母等成年人直接表达自己的好奇，而是更愿意在同龄人之间表达并尝试满足性好奇。正如 2008 年一项中学生调查显示，57.8% 高中生恋爱是为了"弥补内心空虚，寻求精神寄托"；20% 高中生"只是想玩玩，尝试恋爱滋味"（朱红、李杰、刘安波，2008）。同时，青少年的学习能力在这个阶段也已经得到迅速提升，他们能够自觉到性学习的需要和愿望。信息时代的信息海洋和互联网为青少年提供了丰富而便捷的信息环境，性信息也不例外。大部分青少年并非从学校的"青春期教育"课程上获得性信息，父母对青春期子女的性教育更是讳莫如深。青少年们主要通过互联网和其他媒体学习性知识、性方式、性规则等，他们也通过同伴了解性知识和性经验，他们也更确信来自同伴的性知识和性感受（李文虎等，2003）。性好奇与性学习动机构成青少年性意愿表达和性行为尝试的愿望和内驱力，促进了青春期的异性亲密行为和亲密交往（杨鹤鸣，2011）。因此，青少年们的亲密行为并非负面行为，而是性生理发育和性心理成长的自然历程。

青春期异性亲密行为是很多青少年性心理发展过程中重要的一步。中国保持传统思想的长辈和应试教育界一般认为，早于 16 岁的亲密关系都属于影响青少年心理成长与社会化发展的"早恋"，属于不当行为，应予以制止和管教（卢巧惠，2010；姜爱玲，2011）。这类观点视"早恋"为洪水猛兽，认为对于学习为最主要任务的青少年来说，"早恋"会分散他们学习注意力，导致学习成绩下降；对他们今后的前程可能造成严重后果，呼吁"社会、学校、家庭要多管齐下，密切配合，形成合力，形成三位一体的教育管理体系，共同担负起教育孩子的责任"（卢巧惠，2010）。这种观点是错误的。事实上，影响青少年们正常发育成长的并不是他们的异性亲密行为，而恰恰是家庭、学校和社会联合敌视"早恋"并严厉打压才造成青少年的身心压力。正如青少年们自己认为的那样，在"高中生谈恋爱会影响学习吗？"的问题上，15.9% 男生和 0.6% 女生认为"怎么会，是互相促进才对"；18.6% 男生和 7.7% 女生认为"基本不怎么影响"；44.7% 男生和 57.6% 女生认为"有一定影响，还可以应付"（朱红、李杰、刘安波，2008）。青春期的异性亲密关系是青少年性心理成长中的性探索，他们在出现性欲望和选择是否建立亲密关系的过程中，不仅需要学习如何建立异性亲密关系，而且需要学习如何克制性欲望及约束性行为。中国传统教育对青春期异性亲密行为的过度否定和压制，结果是青少年性心理的普遍晚熟和成年后的性行为偏差。

成年人对待青少年的性成长要始终持一种开放和帮助的态度和做法。首先，鼓励青少年进行广泛异性交往。越限制越造成神秘感，容易导致非正常的性交往。其次，传授给青少年正确的异性交往方式。这个年龄段的青少年很缺乏交往经验，尤其缺乏异性交往经验，他们需要长辈和老师传授经验，性交往的知识与经验同样是他们完成社会化的内容。再次，帮助青少年建立友谊与爱情的价值观。这是他们一生所需要的精神财富。最后，爱护那些已发生性关系的青少年。尊重并保护他们的隐私，和他们平等对话并开放交流，切忌训斥与疏远，那样很容易造成青少年的恐慌而导致极端行为。

6.2.2　青春期同性亲密行为

青春期同性亲密行为，是指青春期同性别青少年之间的性活动，即青少年同性恋。一般来讲，成人同性恋者很多是从青少年时代发现自己的同性性取向的。据我国一项以15～19岁青少年同性恋为对象的调查显示，青少年同性恋中，首次性行为（包括异性性行为）的平均年龄是16.69岁，首次同性性行为平均年龄是16.98岁；自我发现喜欢同性的年龄最小在5岁，最大在19岁；自我认同同性性取向的年龄平均是14.28岁，认同自己的同性性取向者占63.63%，以15～16岁居多（黄凤荣等，2010）。这说明，青少年同性亲密行为的大多数当事人具有同性恋自觉意识，而且有相当一部分人是从异性性行为发展而来的，这也印证了青少年异性亲密关系及性行为的存在。

青春期同性亲密行为分广义和狭义表现。广义来讲，包括同性青少年之间的亲热，如拥抱、亲吻、合盖同一条被子睡觉等。事实上这种情况在中国家庭中很普遍，但姐妹之间的这类行为不属于同性亲密行为。狭义来讲，只是指青少年同性恋行为，即有性器官接触的亲密行为。据上述同一份调查报告显示，52名被调查者中，有8人未发生过插入性或接受性性行为，有2人不愿意公开自己的隐私，其余42人全部发生过插入性或接受性性行为。

中国直到近几年才逐渐对同性恋有了宽容心态，但对于青少年同性恋依然讳莫如深，大多数人视为错误行为。这对青少年造成极大心理压力。他们本来对自己的性取向就很困惑，不敢完全承认自己是同性恋者，再加上长辈的指责，往往造成他们的心理负担。相关研究认为，在过去25年总自杀率降低的同时，15～24岁青少年自杀率上升了3倍，青少年同性恋者自杀已成为日益严重的社会问题（陈冬，2006）。这与社会和家庭对青少年同性亲密行为缺乏正确的认识、给青少年过多心理压力有直接相关。

一些青少年在青春期开始有同性性取向的亲密行为，这与他们成年后的同性性取向是一致的，是他们在性发育和性心理发展过程中的正常现象。人们还无法知道其中是否真的存在生理原因，但确实这只是他们的性取向不同而不是性异常表现，同性恋者在性取向之外其所有的心理和行为都与异性恋者没有显著差异。社会应当给予最大的宽容。尽管如此，对于一个家庭来说，得知孩子是同性恋者，总需要一段时间才能接受。作为同性恋青少年的家长，要尽可能平静而积极地面对孩子，接受孩子的性选择，不应当对孩子施加压力；同时，鼓励孩子无论性取向怎样都要成长为积极向上的优秀青年。

6.2.3　青春期手淫

青春期手淫，是指青少年寻求性愉悦的个人性行为，也叫青少年自慰，是专指为获得性愉悦对自身性器官（也包括身体其他部位）的有意的自我刺激。据一项中学生性行为调查显示，1/6学生报告有过手淫，其中，22.3%男生和5.4%女生自我报告有手淫（黄海、李文虎、赵萍，2005）。另一项性行为调查同样显示，28.2%男生和11.4%女生报告有过手淫；11.8%的初中生和20.1%的高中生有过手淫（霍金芝，2003）。再一项中学生性行为调查显示，20.7%男生和4.7%女生报告有过手淫；19.5%男生和8%女生认为手淫是正常行为，29.5%男生和27.6%女生认为手淫是不好行为（李文虎等，2003）。这些不同时间的中学生调查结果，共同的结论是中学生手淫并非罕见现象，而是青春期常见性行为，且男生多于女生。

青春期手淫表现和成年人手淫没有什么不同，或者说，成年后的手淫习惯是从青少年期延续下来的。女性手淫主要是摩擦阴蒂体或刺激整个阴阜部位，也会刺激小阴唇及其附近，但一般不会刺激阴蒂头部位。女性一般用手抚摸，也有其他方式的刺激，如，用枕头、裤子摩擦阴阜或外阴其他部位；有的女性交叉双腿，通过腿部肌肉的紧张和放松有节奏地刺激外阴部位；还有的女性同时抚摸自己的胸部和乳头增加快感。男性手淫则主要对阴茎进行不同方式的刺激，如，握住阴茎反复摩擦达到性高潮，接近性高潮时摩擦会加快，射精时会减慢或停止摩擦。很多男性单手手淫，也有的是另一只手抚摸阴囊和肛门部位，以增加刺激感。青少年手淫时也常伴有性幻想，性需求获得极大满足。手淫是非常个性化和私密的个人性行为，其自我刺激方式因人而异，很难获得第一手报告。

青春期手淫只是儿童期无意识玩弄生殖器官的一种延续。儿童在无意识偶尔玩弄生殖器官、穿紧身裤或做爬杆活动时，会因摩擦到生殖器官而引起快感，并不发生性高潮。进入青春期后，性激素的增加，出现性冲动和性欲望，对性充满好奇和幻想，偶然机会学会了自慰。由于手淫不存在影响他人的风险，渐渐地就成为青少年的习惯行为。

认为手淫有害健康是完全错误的说法。关于青少年手淫，传统观念并不完全反对，因为它毕竟在历史记载中已存在很久；一般人反对的是所谓"过度手淫"，即认为青少年手淫是生理需要，但不能太过频繁，所谓"一滴精液十滴血"之说，这也是不正确的。手淫，不仅青少年中存在，也不是单身的人才发生，很多人即便有性伴侣也会一生保持手淫的习惯。青春期手淫，是青少年学习性感受和性反应的有效渠道，也是释放性能量的积极方式，对青少年身体完全无害。根本不存在过度手淫危害健康的道理，频繁手淫并不导致生理疾病或性问题，反而是不手淫的人更可能出现性问题。从生理机制来看，性的欲望和饥渴欲望一样，具有自我节制功能。当一个人得到充分的性满足后，要相隔一段时间才会再对性欲产生兴趣，和吃饱后不再有食欲是一个道理。手淫的次数也不会造成身体虚弱、生理损耗的问题，因为人体能量不会因射精而耗尽，射精行为还会随着年龄的增长而更加活跃。当然，这并不是说每个人一定要学会手淫，手淫并不是身心健康必需的行为，手淫只是个体性行为后天习得的一种习惯方式，交互性行为同样是满足性欲望、获得性快感的行为方式。对于青少年来说，需要给予关注的是手淫中的卫生习惯，要学会保护阴部不被损伤、手与阴部接触过程中要保持清洁。

6.2.4 青春期性健康

青春期性健康，是指处于性成熟过程中的青少年个体在性生理、性心理、性交往方面的健康成长。青春期是一个人重要的性成熟时期，也是青少年心理发育时期，很多成长性问题需要他们去解决和面对，性健康也是他们需要学习的知识之一。

文化习俗在青少年性教育问题上依然存在保守性，对青少年的性健康重视、限制有加，尊重、帮助不够。成年人习惯于用一种对与错的态度去解答青少年提出的各种问题，试图给他们唯一正确的答案，希望青少年按照成年人的规划毫无疑问地成长。这不仅不切实际，反而贻害了青少年的正常发展。

青少年往往过高估计自己承担风险的能力，以为性伤害不会降临自己，沉浸于亲密行为带来的无比快乐与兴奋之中。据一项以 15～19 岁同性恋者为对象的预防艾滋病调查显示，67.31% 的人近 6 个月有过口交行为，而其中 85.71% 的口交者是无任何保护的口交，71.43% 的人最近一次口交没有使用安全套；65.38% 的人近 6 个月有过肛交行为，其中 47.06% 的人肛交使用了安全套，29.41% 的人最近一次肛交没有使用安全套。同时发现，其中 36.54% 和 26.92% 的青少年存在忧郁和焦虑症状（黄凤荣等，2010）。更有很多研究显示，艾滋病病毒感染者中将近一半是 15～24 岁青少年。这都说明在特殊青少年群体中开展性健康教育是很有必要的，青少年尤其是特殊青少年群体很需要了解安全性行为的边界在哪里，需要学会有效的自我保护。

由于生理结构不同，青春期两性的性保健存在很大差异。青春期女孩性保健主要包括乳房保健、月经期保健和外阴部保护。如，不束胸但要戴合适的胸罩、月经期当避免剧烈的体育运动和重体力劳动、养成清洁阴部的习惯等，这些保护措施都是为预防性器官疾病和被感染性传播疾病。青春期男孩的性保健除保护性器官不受损伤外，要养成良好的生活习惯。如，每次持续坐姿时间不超过 50 分钟、不穿紧身裤、坚持身体锻炼、单次骑自行车不超过 30 分钟、一天骑自行车累计不超过 100 分钟、养成多喝水不憋尿的习惯等。这些生活习惯都与男性前列腺健康、预防阴茎勃起功能障碍等男性疾病有关。

青春期性健康还表现为良好的性心理健康。青少年要能够理解自己的性别认同和性取向认同；能够与家人、与同伴有效地沟通各种信息，包括性的信息；能够建立互相尊重而恰当的异性或同性亲密关系；能够用适当的方式表达对他人的爱和亲密感；能够有自己的明确的性价值观，在做出性行为决定时知道自己的行为结果，并能够承担起与后果相关的责任。学习、尝试和体验这些性心理活动的过程，就是青少年走向人格成熟和性行为成熟的过程。

青春期性健康中非常重要的一项内容是避孕。无论出于什么原因的性行为，青少年都要采取有效的避孕措施（如使用阴茎套或其他更安全的避孕方法），以避免自己或性伙伴意外怀孕或感染性传播疾病。一旦发生意外怀孕或感染性传播疾病，青少年应当知道怎样求助成年人及社会救助系统。

6.3　中青年期的性关系

18～65 岁，是一个人生命中最长也最丰富的时期，在这个时期，个体要完成一生中最重要的一些事情，如婚姻、职业、社会责任等。这个时期也可以同老年期合而分为三个时期：18～25 岁为成年早期，25～65 岁为成年中期，65 岁以上为成年晚期。成年早期的任务是建立独立的生活方式、在社会上确立自己的位置；成年中期的任务是决定是否生养或领养后代、稳定已有的社会地位；成年后期的任务是接受衰老并回归家庭生活。在传统的一夫一妻制婚姻不再是唯一生活方式的今天，中青年期的性关系包括建立配偶关系或建立相对固定的非婚姻性伴侣关系，这个时期的中青年人还要学会妥善处理亲密关系的解体，如离婚或性伴侣关系结束。

6.3.1 性伴侣关系

埃里克森认为，18～25岁青年最主要的任务是顺利解决亲密与孤独的冲突而形成爱的美德，与他人的亲密关系是这个时期青年人要面对的发展任务。亲密关系是一种人和人之间互相关爱与分享的深层关系。这种相互关心的过程需要彼此真诚付出情感，是把自己的同一性与他人的同一性相互融合的过程。这意味着这种关系建立过程中的青年人要做出一定的自我牺牲和自我让步，需要青年人具有一定的勇气和向他人敞开心扉的能力。只有那些具有牢固的自我认同的青年人，才不担心自我同一性在与他人同一性融合时会失去自我，才有能力付出真诚情感，从而获得亲密感和爱的关系。缺乏自我认同的青年人难以跨过不自信而摆脱孤独感，于是难以建立真诚的亲密关系，难免陷入混乱的两性关系。

埃里克森的理论代表着主流社会的亲密关系观念。在他看来，亲密关系的要素包括：感情共鸣的情欲高潮，一个值得爱的伴侣、异性，能够并乐意彼此分享信任，能够并乐意遵守共同的工作、娱乐和生育的生活方式，使后代在所有发展阶段得到安全满意的成长。尽管埃里克森的理论具有主流社会的说教色彩，毕竟是大多数人在这个时期要完成的人生任务，只不过不同的人有不同的性伴侣选择。

现代社会已能够接受各种不同的性伴侣方式，如婚姻伴侣、非婚同居伴侣、同性恋伴侣等。无论哪一种伴侣关系都不会一帆风顺，都有来自自身、环境、习俗等因素的影响，使任何一种亲密关系的形成都会充满曲折和波澜。关于人与人之间是怎样形成相互吸引并最终走向性伴侣的亲密关系，有着五花八门的择偶理论，但目前还没有一种说法能完全解释清楚。

进化心理学是20世纪80年代以来解释性伴侣相互吸引问题的比较有影响的理论。这是一门现代心理学原理和进化生物学相结合的新学科，它试图用进化的观点对人的心理起源和本质以及一些社会现象进行深入的探讨和研究。

进化心理学从男女生理角度对男女择偶策略进行研究，认为年龄差异、繁殖力差异导致了两性择偶时对年龄偏好有各自的选择标准。由于男性在生殖上消耗的身体代价比较小，使他们更容易接受与性伴侣保持短期的性关系，这可以解释为什么男性有时会比女性有更多性伴侣。由于短期内有多个性伴侣，他们会希望对性伴侣的承诺尽量少。男性选择性伴侣，更倾向于年轻貌美、身材好的女性，是因为在男性看来这样的女性具有旺盛的生育能力和健康的身体条件。与男性不同，女性若发生异性性关系，就意味着怀孕和抚养后代，这使她们更忠实于长期的两性关系，倾向于选择有责任感并有能力对她们自身和后代负责任的性伴侣。这解释了为什么女性更看中男性的品质、在职业上获得成功的可能，以及是否有一份稳定的工作，目的在于为后代的成长准备良好的生活条件，并使后代的基因更加优良（黄洋子，2009）。

婚姻，是目前最普遍的法律认可的性伴侣共同生活方式。两性通过婚姻方式使自己的生活和后代成长得到稳定的物质和精神保障。人们普遍认为已婚者比未婚者更幸福，具有更长寿的可能。尽管如此，婚姻越来越不是唯一的性伴侣生活方式。个体的婚姻在最初几年是令人兴奋而有幸福感的，但是相处多年后，很少有夫妻能继续保持这种兴奋和幸福感，甚至有的婚姻寿命比恋爱寿命还要短。导致恋爱多年而一朝离婚的原因，主要是生活观念差异。恋爱的浪漫约会被家务琐事取代后，总会发生意想不到的分歧，最终可能因触及双方的忍耐底线，导致亲密关系破裂。希望维持健康而不断成长的婚姻，需要夫妻在他们的亲密关系中投入足够的精力和时间，并维持充分的交流和分享。只有双方能感受到平等、开放、愿意彼此付出情感和关怀并为之努力，婚姻中的亲密关系才可能保持长久。当然，性行为是婚姻的重要内容和保持婚姻的重要条件。夫妻间的性行为应具有更自由的特点，一对彼此默契的夫妻会尝试各种性行为方式，包括口交性行为和肛交性行为。夫妻性活动的最初阶段可能丈夫更有主导性，而在以后的婚姻生活中，可能妻子的主导性会上升。

同居，是不结婚但有爱情和性关系的性伴侣共同生活方式。无论异性还是同性同居的性伴侣之间，有的是双方均无婚姻配偶，也有的是一方或双方已有婚姻配偶。婚姻中的一方与他人同居并以夫妻名义共同生活，中国法律称之为"重婚"；不以夫妻名义而公开同居，中国法律称之为"姘居"。尽管法律和社会习俗不赞成同居，依然有越来越多的人选择这种生活方式。原因是同居有很多便利，如，可以随时按自己意愿解除同居关系而不承担法律规定的婚姻义务等。也有不少青年人出于对婚姻的担忧，采取婚前同居来"试婚"，试婚一段时间后或步入婚姻或分手。同居中的性行为与婚内性行为并无区别。由于选择了法律保障以外的生活方式，同居者必须承担更多的社会风险，如社会舆论、习俗观念以及来自身边一些非议的压力。这也使同居者会更加注重亲密关系的保持，采取更浪漫的性行为方式。但是，与婚姻一样，同居性伴侣之间也会遭遇情感退潮和生活琐事的冲击，在没有法律保护的情况下，同居者可能会面临更难解决的问题。

单身，是指一个人成年后保持独自生活而不要配偶的生活方式。单身者包括从未结婚、结婚离异和丧偶而选择独自生活的不同情况。单身并不意味着没有性生活，一些同居性伴侣就是单身者。他们比婚姻配偶有更多的灵活性，也就有可能有多个性伴侣，但是一般在一段时间里单身同居者会忠实于单一的性伴侣。

现代社会的开放使人们尤其是青年人有了更多的性伴侣生活方式的选择，无论选择婚姻、同居、单身任一种生活方式，社会都已有足够的容忍度。与此同时，性伴侣的忠诚问题也随之出现。

6.3.2　婚姻外性关系

中青年期的成年人，在性关系方面常常遭遇性伴侣不忠诚的问题，这给当事人带来心理创伤。有些婚姻因此而直接走向终结，有些婚姻继续维持却不再温馨，很少有夫妻能够在婚外情打击后依然浪漫如初。他们不结束婚姻很多情况下是出于利益或子女原因。

夫妻间有忠诚配偶的义务，这是中国法律对婚姻内性关系的保护，也是中国社会的普遍看法。然而，婚外性关系并未因此而消退，反而愈演愈烈；尽管社会舆论对此持否定态度，人们尤其是青年人对婚外性关系还是走向宽容（崔玉凤，2010；罗渝川、张进辅，

2001）。

进化心理学试图从生物学角度解释男性婚外性关系，认为男性需要多个配偶是为了把自己的精子尽可能多地交配给女性，得以繁衍更多后代，因为男性的夭折高于女性。但是，进化心理学却没有解释为什么女性也会有几乎差不多的婚外性关系数量。相关研究从交往心理角度认为，丈夫角色失败、婚姻内缺乏有效沟通等非生物性因素，才是女性婚外性关系发生的主要原因（张跃豪，2002）。无论怎样，实际生活中的性伴侣不忠诚，会给当事人及其婚姻带来心理阴影。有些人最终不能接受婚外恋情而选择结束婚姻。

6.3.3 离婚

离婚，就是解除法律婚烟关系。据中国民政部门统计显示，中国 2007 年登记离婚 320.4 万对，2008 年 356.1 万对，2009 年 404.7 万对，2010 年 451.6 万对。2003～2010 年 7 年连续上升，离婚率达 14.6%（我国离婚率连续 7 年递增，2011）。离婚年龄以 22～35 岁最多，35～50 岁比较低，50 岁以上更低。学历高低与离婚率成反比，学历越低离婚率越高，学历越高离婚率越低（楚齐，2011）。中国的离婚率逐年上升已是不争的事实，而且主要在中青年阶段。

离婚原因在中国因社会发展的不平衡而存在较大差距。据相关研究，中国西部内陆地区离婚原因主要有：异地工作造成的两地分居、家庭中长辈包办婚姻、生育观念的重男轻女、共同居住导致的婆媳不和、家庭成员出现经济地位差异，以及外出打工带来的见异思迁（王正勇，2010）。可以看出，中国西部欠发达地区的离婚因素与西部地区的经济变迁有关，大部分原因是变化性原因。也就是说，婚姻初期是和谐的，是夫妻双方自愿选择的结果，随着社会变迁出现的生活方式改变，导致了婚姻解体。中国南方沿海地区离婚原因则以一方过错因素居多，如婚外性关系。据一项 2005 年深圳市离婚原因调查显示，因一方婚外情而离婚的被访者占 62.8%，因性格不合而离婚的被访者占 20.7%；由女方首先提出离婚的被访者占 58.6%，由男方首先提出离婚的被访者占 41.4%（易松国，2005）。这表明，沿海地区的经济活跃使人们有了更多的交往机会与行为方式；而人们对婚姻忠诚的看法并没有随社会环境的改变而改变，当婚姻一方因对方发生婚外情时，另一方往往因无法接受对方的背叛而选择离婚。同时，也有婚外情一方因感觉对不起配偶而首先提出离婚的情况。这项调查还显示，有婚外情一方以男性居多，这或许证明了进化心理学关于男性需要多个短期性伴侣的观点。也有学者认为，离婚与婚姻质量有关，婚姻质量的好坏与个性偏见直接相关，即离婚原因中的所谓"性格不合"是重要因素。个性偏见一般是指偏执性格，表现为脾气暴躁、固执己见、喜怒无常以及沟通不畅（甄宏丽、胡佩诚，2010）。

离婚的后果并非如人们想象的那样是痛苦的解脱。中国西部内陆地区受到离婚影响最大的是子女。由于经济欠发达，离婚后的男女往往会将子女交给隔代人管理而自己外出打工或另组家庭；或者由女方单亲养育；或者在重组家庭由继父母养育。无论哪种情况，未成年子女都或多或少存在一定的心理缺失，造成成长中的阴影。这与缺少必要的社会援助和社会支持资源有很大关系，儿童在失去父母监护与照料后，情感需要和生活条件都出现空缺，阻碍着儿童的成长。离婚后的男女无论再婚或单身，在后来的婚姻生活道路上也难免新的风险。单身者，尤其是女性由于社会性别影响，往往陷入经济困境；再婚者因处理不好再婚家庭的复杂关系而再次离婚的情况不在少数。这些都与西部地区的经济不发达有关（王正勇，2010）。中国南方沿海地区的离婚女性，得到的负面影响大于正面影响。如深圳市调查显示，在与离婚前状况的 31 个方面的对比中，负面影响占 22 项，正面影响只占 9 项。也就是说，离婚后，女性生活受到很大负面影响，给她们带来不愉快感受的主要有：与前夫的关系、性生活、与前夫亲戚的交往、与前夫家人的交往、与前夫朋友的交往、与前夫同事的交往、家庭收入、家庭归属感、伤心痛苦、无助感等（易松国，2005）。这说明，离婚后的女性在重新开始生活时，必须首先处理与前夫及其社会关系的交往问题，而这些无疑会有很多障碍。其实对于离婚的男性来说存在同样的问题。与西部的经济影响相比，东部的离婚后果主要是情感与交往的负面影响。

离婚后的双方都存在一个从失败感到重新开始的心理过程。离婚对于每个人来说无论什么原因都会有或轻或重的失败感和悲伤感，但是，正如人的机体具有自我复原能力，我们的心理也具有自我恢复功能。离婚后最初一段时间，人们会处于愤怒和恼火状态，有强烈的被抛弃感，有的人甚至因此而病倒。接下来，人们会经历一个消沉阶段，惶恐、内疚、悲伤、抑郁、孤独，有的人会做噩梦、情绪脆弱而容易失控，甚至无法集中精神做事。经历过这个阶段后，人们会逐渐回到现实，努力面对生活困难并解决困难。在解决困难的过程中逐渐走出情绪低谷，新的生活希望开始增长。最后，失落的感觉消失，控制生活的感觉重又回来。重建的生活和以前不再一样，失落的记忆还在，但是新建的生活令人满意，一切重新开始。这个心理过程的长短因人而异，有的人需要很多年才能度过，有的人几个月就能恢复活力。

6.4　老年期的性需要

老年期，是指个体从 65 岁到生命结束的阶段，是人一生中生理发展和心理发展明显老化和衰退的时期。尽管很多人依然认为一个人随着年龄增长和身体衰老，性的能力和性的需要也逐渐衰退直至消失，但社会已经越来越承认老年人不仅保持着性欲，而且和青年人一样有能力享受性行为带来的快乐。事实上，老年人有时候确实因成熟的心理和丰富的人生经验而更会享受性与爱。

6.4.1　老年人的性心理及其调整

埃里克森的人生心理 - 社会模式认为，老年期要面对的心理冲突是自我调整与绝望感。如果自我调整超过绝望感，心理危机就能成功解决，由此而形成智慧的美德；如果绝望感超过自我调整，危机将转化为失望和人生无意义感。这是一个与自己较量智慧的过程。老年人的自我调整是指在回顾一生时，如果能感受到自己一生有建树、有幸福、有成就，就会产生成就感和满足感；在面对现实时，如果能以某种方式关心其他人和其他事，使自己顺应环境变化，就感到完整和满意。反之，老年人对人生和现实持一种悔恨和挑剔看法，就容易陷入失败感而整日郁郁寡欢，还会因此影响下一代成长。

老年人的性心理同样需要积极的自我调整。首先，家庭性别角色的调整。社会性别下的夫妻角色到老年期会发生反转，丈夫为主的家庭可能转变为妻子为主，需要老年夫妻能够相互适应和体贴。其次，性行为方式的调整。老年人往往保持着良好的性欲望，但性能力出现了一定的衰退，需要对性行为方式有调整，如，增加触摸的性行为、减少释放的性行为，增加轻柔而深情的性行为、减少强烈而刺激的性行为。再次，性活动障碍的清除。中国社会有尊老习俗，这本来是优良传统，但同时也把老年人推上了神圣的高台，似乎老年人要做道德楷模就必须压抑性的需要。不少老年人自己也这样认为而自觉压抑自己的性欲。老年人难免有一些器官或体力的衰退，社会习俗和老年人自己会把老年定位在养生方面而拒绝性欲满足，这是错误的。不影响性行为的疾病完全不必限制性行为，相反，积极而适当的性行为能够促进身体机能的活跃和健康。最后，单身老年人性生活的调整。丧偶或离异都会留下独居的老年人，而且由于男女寿命差异，高龄单身老年人以女性居多。这类老年人可以通过性回忆、性自慰来保持性欲和获得性满足，不应放弃性的兴趣而转向自我的性压抑。

同性恋老年人的晚年生活存在很多问题。有关同性恋老年人的调查与研究非常少，由于社会以年轻为时尚的风气，使人们对同性恋的认识停留在青年人身上，认为同性恋和双性恋是青年期现象，忽略了同性恋老年人的境遇和需要，以为他们的养老与异性恋老年人没有区别。事实上，同性恋者一般不会因为到老年就改变性取向，相反，他们由于青年期的同性恋处境使他们到了老年会遇到更多的问题，最主要的问题是极度孤独。他们在青年期为躲避社会歧视和排斥，不得不选择离群索居，只和自己的性伴侣一起生活。到了老年，性伴侣若过世，他们往往得不到亲属或社会福利的支持和照顾，因为很多社会政策只保障异性恋老年人的权利。例如，遗产继承法中没有关于同性恋伴侣的遗产继承规定，这使得同性恋老人不能继承性伴侣的遗产，而同性恋老人又没有子女的赡养，这造成了他们经济和养老的双重困境。同性恋老年人不仅要承受不敢公开自己性取向的心理压力，而且不得不承受无处不在的社会排斥。例如，在养老院里，他们无法和其他老年人分享自己的性伴侣生活，也无法与人交流自己没有子女的状况；他们若公开自己的性取向，还将受到养老院及其他老年人的排斥，甚至不会有同性老年人愿意与他们共住一室。而当今的中国没有任何为同性恋老年人服务的养老机构和养老服务。这使同性恋老人处于缺少认同、孤独寂寞的无助状态。这种情况亟待需要社会的关注与帮助。

6.4.2 老年人的婚恋

随着老龄化社会的到来，老年人的婚恋被认为是其生活质量的重要内容，人们对老年人再婚也越来越持开放态度。据一项老年人和中青年人对老年再婚的态度调查显示，54%老年人赞成老年再婚，29%反对；68%中青年人赞成老年再婚，15%反对（杜鹏、殷波，2004），似乎中青年人在老年再婚问题上比老年人更开放。更有观点认为，失偶老人再婚，对于改善其老年生活有很多好处，如保护弱势一方利益、摆脱失偶的悲伤、减少孤独感、保持性生理和性心理健康、互相照应避免意外、减轻子女负担等（杜遇春，2004）。然而，事实上的老年人再婚并非如人们想象的那样一帆风顺。据一项有关老年人婚恋状况调查显示，单身老人再婚率只有7%，其中，有幸福感的再婚老人只占10%，搭伙忍耐过日子的占35%，为了面子和没有退路而勉强维持的占25%，矛盾重重可能会分手的占15%，已经分手的占15%（王惠玲，2010）。另一项老人再婚又离婚的调查显示，老年人再婚后的离婚率是60%（李华伟，2007）。

关于再婚又离婚的原因，一般人认为主要源自老年人心理准备不足（马志国，2011；王振坤，2009）。事实上，除了财产和子女等外在因素影响到再婚质量外，老年人再婚又离婚的心理原因主要是双方的文化认同不够。再婚老年夫妻间常因小事发生意见冲突，背后的深层原因是缺乏共同的价值观、共同的生活经历及共同的生活习惯。老年人再婚动机往往与养老相关，希望再婚伴侣照顾自己多一些，而不大考虑自己如何照顾对方，这决定了他们不愿意改变自己习惯了的生活方式、不肯迁就对方要求。新的夫妻关系缺少积极建设，离婚也就成为无奈的结局（李华伟，2007）。

老年同居是避免老年再婚困境的理性选择。中国究竟有多少单身老年人以同居方式一起生活，还没有这方面的调查，但是单身老人"搭伴养老"确实已引起社会关注（姜向群，2004；李南海，2007；田丰，2008）。对于老年同居，人们一般持肯定态度。认为这不同于"非法同居"，因为老年同居的群体主要是单身老人而非婚外同居，同居的目的主要为了养老而非主要为性满足。显然，同居与再婚相比，减少了很多麻烦，也可以避免离婚的纠结。不仅如此，老年同居现象的上升，反映出中国社会养老保障制度和养老服务资源的不足，养老仍主要依靠家庭。而社会发展推动了传统大家庭模式的解体，核心家庭成为主流，空巢老人成为普遍现象。一旦空巢家庭中夫妻某一方去世，单身老人立刻陷入孤身境地。社会保障体系不能提供及时救助的情况下，老年人选择同性同居或异性同居，实际上已经超出性伴侣关系的含义，而是养老模式的问题。

6.4.3　老年人的性保健

老年人性保健，主要指老年人在性活动和身体健康两方面的积极保护。不可否认，进入老年期的个体，身体功能和心理能力日渐衰弱，性能力也不例外，处于逐渐衰退状态。老年人的性保健并不是要保持青年人的性活力，这是违反人体规律而不可能的事，而是指老年人要有适合年龄与身体状况的性活动，以延缓衰老。有研究者认为，保持性生活到60岁的人，可以延长寿命8~10年（张跃萍、朱旭红，2006）。虽然尚无有力根据证明这种说法，但是老年人由于性激素下降而导致的疾病增多的现象很明显。

性激素对人体的主要作用是促进性器官、性能力和生殖器官、生殖能力的发育成熟，性激素在人体整个生育年龄阶段具有举足轻重的作用；同时也使个体在整个生育能力存续期间具有很强的免疫力和身体承受力，骨骼和肌肉处于最好的状态。而当更年期来临及其过后，性激素处于急剧下降水平，人体各方面机能都开始下降。

雌激素不仅对女性的性欲望、性器官及整个生殖系统具有直接相关；而且，内分泌激素都有自己的靶细胞和靶器官，性激素除了性器官是其靶器官外，人体内还有很多器官组织都是性激素的靶器官，比如神经系统、心血管系统、骨骼、泌尿系统等，这些系统或组织器官内都有接受雌激素的靶细胞。据研究，女性体内有 400 多个部位含雌激素的靶细胞，主要分布在子宫、阴道、乳房、盆腔（韧带与结缔组织），以及皮肤、膀胱、尿道、骨骼和大脑。当女性体内雌激素大量减少后，这 400 多处靶细胞所在的组织、器官、系统都会发生改变。例如，子宫萎缩、外阴萎缩、阴道萎缩、盆腔内的脏器下垂、乳房萎缩、皮肤开始缺少弹性和光泽、各种色素沉着、毛发变干枯和灰白、冠心病发病率显著增高、骨质疏松、早老性痴呆（阿尔茨海默病）、牙齿脱落、白内障、视网膜黄斑变性、结肠肿瘤、声带受损声音变粗等老年疾病出现。

雄激素的主要作用是促进前列腺、精囊等性器官的生长并维持其功能，同时维持雄性副性征如男性的须发、喉结等生长。雄激素还具有促进全身合成代谢、加强氮的贮留等功能，对肝脏和肾脏的意义尤为明显。雄激素降低，会出现体毛减少、肌肉松弛、精力衰退、性欲和性功能下降，以及神经紧张、易怒、失眠、过度出汗等；此外，骨骼、肌肉、中枢神经系统也都与雄激素水平有关。

老年人的性激素水平下降不可避免，也就需要老年人以积极方式保持性健康。有规律的性生活不仅可以刺激性腺活跃而分泌性激素，而且对老年人保持丰富情感和敏捷思维也有积极作用。创造并积极尝试适合老年人身体条件的新的性行为方式，可以增强老年人的性行为活力以及愉快的体验。

如何在老年慢性疾病状况下保持安全的性行为？老年人难免遭遇一些老年疾病，这并不意味着老年人要放弃性行为，而是要适应新的身体状况保持性活动。有心脏病的老年人可能会很小心不做剧烈运动以避免增加心脏负担，这是正确的。性交活动所消耗的能量大约相当于步行上一层楼所消耗的能量，因此，患心脏病的老年人可以在充分了解自己心脏病的性质和程度的前提下，在自身心脏允许限度内，以不消耗过多体力的方式完成性行为。前列腺肥大是老年常见病，手术切除一部分前列腺是治疗前列腺增生的有效方法。前列腺局部切除后并不影响个体的性能力，可以照常有愉快的性生活，只是要注意手术后体力恢复程度而决定性行为方式。子宫切除手术也不会影响正常性生活，因为子宫本身不是性行为器官，切除子宫后只要恢复了体力，照常可以有愉快的性生活。对于老年人来说，身体抵抗力的下降，使身体处于免疫较弱状态，保持清洁卫生以预防疾病十分重要，性器官同样如此。女性要经常用温水冲洗外阴以保持外阴卫生、不洗坐浴以防细菌进入阴道，是预防阴道炎、尿道炎、宫颈炎等侵害性疾病的必要生活方式；男性经常用温水清洗并按摩外部性器官，可以保持性器官卫生并改善其功能。

7　爱和爱的理论

　　这里所说的爱，不是指博爱（如民族、族群之爱）或友爱（如朋友之爱），也不是指亲情（如母爱、手足之爱），而是指个体浪漫关系的一种深刻的情感体验和情感给予，即恋人之爱，是一定程度上与性欲望、性满足相关的情感。当一个人与另一个人相爱时，会感受到强烈的满足感和幸福感，是一种纯粹的兴高采烈和欢悦的情感体验，这使当事人处于一种自信、安详和愉悦的心理状态；同时，恋爱中的人还会有强烈的付出愿望，愿意为自己所爱的人和其他人奉献自己的感情和能力。对于爱情的生理心理机制究竟是什么，学者们提出了很多理论解释。

7.1　爱 情 与 性

　　爱情与性亲密关系是联系在一起的。恋爱中的人彼此会有性的吸引和要求，而且性欲望的满足会使彼此的爱情体验更加深刻而美好。

7.1.1　性爱与情爱

　　当人类个体的性吸引包含着情感体验和追求时，恋人之间的性就不仅仅是性而是性爱；当恋人之间的感情包含了性的吸引及其需要的时候，情感就升华为情爱了。因此，人类的爱，是连接人类性的需要和情感需要的重要内涵。爱情，同时包含着性爱和情爱的成分。

　　性爱，是区别于单纯性本能需要而包含着爱的情感的性行为。性本能需要及其满足在性伴侣之间也会存在，如以性行为作为媒介的性交易活动，在性交易双方之间一般没有情感和爱的成分；性犯罪更是以违背被侵害对象意愿的性行为。性爱则是在性伴侣之间具有爱慕、倾心、幸福感追求等情感体验和给予意愿的性行为。性爱的目的是表达和追求自我与对方既有情感又有肉体双重融合的深切感受与境界。据相关研究证实，性爱中的人具有忘却痛苦、免疫力提高的能力。

　　情爱，是恋人之间的理性情感。它不是单纯来自本能内驱力而自然选择的情感，而是人类个体理性思考而自觉选择的情感。情爱中包含着性需要和性吸引等性驱力，但是人类的性本能需要与人类更高层次的社会性需要结合在一起，构成理性情感的亲密关系；甚至有些恋人会自觉排除性的成分而追求纯粹的精神恋爱。个体对性伴侣的选择，往往加入自己的社会需要，如社会地位、文化涵养、个性品德、物质条件、志趣爱好等，使情爱具有比性爱更复杂更社会化的内涵。因此，情爱反映的是人类恋爱的社会性本质。

　　恋爱和人类其他情感体验一样，是一个从逐渐升温再到逐渐消退的抛物线过程，事实上，这也类似于家庭生命周期的过程。

第一阶段，恋人之间彼此产生好感，感觉对方在自己生命中具有不同寻常的意义，彼此会排除其他人而眼睛只看到对方。恋人之间会有一种视对方为与众不同的、最出色的心理倾向，对方任何微小的举止都是美好的。恋人会在一段时间里只看到对方的优点。

第二阶段，恋人之间会有强烈的希望朝夕相处的愿望，他们被强烈的愉悦感主宰，以至于感觉不到生理上的其他需要，他们不思饮食不休不眠地陶醉在爱恋中，恋人不在身边会令他们坐卧不安、焦虑万分，处于一种迷恋的状态。

第三阶段，恋人之间的性爱达到热烈程度，有强烈的融合感，彼此心甘情愿地要和对方融为一体。双方心中排除了其他人、其他事，一切都变得不重要，世界似乎只为他们存在。恋人间海誓山盟，承诺人生永不分开。这是热恋的状态。

第四阶段，恋人之间的情爱超过性爱，希望建立最亲密的情感关系，彼此愿意为对方付出，哪怕牺牲自己的利益。这时，愿意遵守传统生活方式的恋人会走向婚姻；选择反传统方式的恋人可能会选择同居。这是依恋的状态。

第五阶段，相爱的两个人会走到一起，重新安排生活、改变一个人时的生活方式，并憧憬两人的未来。这时，情爱成为主导他们生活的灯塔。这个阶段可以视为恋爱的顶峰时期。

第六阶段，生活在一起的两个人，有了更深度的融合，包括社会关系的加入。彼此的亲属、朋友成为双方共同的社会关系；同时，由于利益的共享，双方有了更强烈的排他性，视爱人为自己的所属，不愿意任何人与自己的爱人有深入交往，更不能容忍爱人与其他人发生性关系。然而，这种占有感的出现也就意味着爱情即将开始消退。

第七阶段，保持了很长一段时间的情感亢奋开始出现消退。爱人之间原来的强烈拥有感这时变得有点不能控制，彼此间时而会感到对方对自己有所忽略。原来的浪漫与美好感受不再强烈，生活归于平淡，性爱也变得千篇一律。

第八阶段，恋人之间的爱情这时开始变为一种生活习惯，恋爱激情让位于日常生活。这个阶段，大多数婚姻以子女为感情纽带维系亲密关系，借助子女和各自的亲属关系将爱情转为亲情。如果转化不顺利，爱情的消亡有可能导致亲密关系解体。

并非每一段爱情都会经历上述爱情抛物线的全过程，速度也并非一致。很多情况下，爱情过程会因进展速度或偶然因素而中断。例如，"一见钟情"的恋人往往起步很快，后面发展缓慢，最终停止交往；大龄恋人则可能起步较慢，但进展顺利，感情逐渐升温最终走到一起。这与恋人的个性和交往方式都有关系。

7.1.2　斯滕伯格的"爱情三角形"模型

爱情的历程在每个人身上都不相同。如何区分并认识爱情的复杂结构，社会心理学家们投入了很多精力进行测量。美国心理学家罗伯特·斯滕伯格的"爱情三角形"说，是具有较大影响的爱情理论模型。

美国心理学家罗伯特·斯滕伯格（Robert Jeffrey Sternberg，1949～），是美国奥克拉荷马州立大学教务长，曾担任美国塔夫斯大学艺术与科学学院院长、耶鲁大学心理学和教育学教授以及美国心理学会主席（2003）。斯滕伯格在心理计量学基础上研究了动态的爱情关系，构建起一个"爱情三角形"模型（图7-1），用以解释爱情结果和爱情类型。

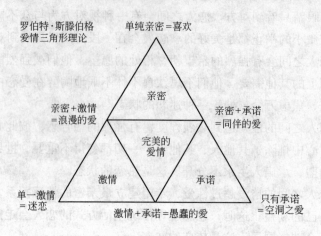

图7-1　"爱情三角形"模型

　　三角形代表爱情容量，三个角分别代表爱情构成的三种基本元素，三元素之间的不同水平关系组成8种爱情类型。

　　爱情的第一元素是"亲密"。这是恋人之间的亲近感、温馨感的一种情感体验。亲密包含10个要素：（1）渴望促进被爱者的幸福。恋爱一方主动照顾另一方并尽力促进其幸福，同时期待着对方的同样对待。（2）恋爱者喜欢与自己的情侣在一起，有幸福感。（3）当恋人一起做事时，彼此感到非常愉快，并留下美好记忆，这些美好记忆是艰难时刻的慰藉和力量；共同分享的美好记忆会流入亲密关系而使之更加美好。（4）互相尊重。恋人之间必须非常看重对方。在艰难时刻能够彼此依靠、彼此呼唤、同舟共济。（5）恋爱双方互相理解。他们知道各自的优缺点并能心领神会，懂得以相应的方式互相做出反应。（6）恋人之间分享自我及各自的物品。乐意彼此奉献自己的精力、时间、钱财和物品，最重要的是彼此分享自我。（7）彼此接受感情支持。彼此能够得到鼓舞和支持，感到精神焕发。（8）精神上息息相通，尤其身处逆境时始终站在一起。（9）彼此亲切沟通。能够进行深层次和坦诚的交流，推心置腹地分享内心深处的情感。（10）彼此珍重。能够充分感受到对方在共同生活中的重要性超过一切。

　　爱情的第二元素是"激情"。这是一种强烈渴望与对方融合的心理状态。性的需要是唤起激情的主导力量，自尊、照顾、归属、支配、服从也是唤醒激情体验的源泉。激情发展大致经历3个阶段：初级阶段，恋爱中的行为被情感控制，意志力减弱，身体的变化和表情动作由于高度紧张而出现紊乱。中级阶段，行为完全被情感控制，失去了意志的监督，出现不可控制的动作和失去理智的行为，这些行为事后想起可能会感到羞耻和后悔。高级阶段，出现在激情爆发之后，此时会出现平静和某种疲劳，严重时会精力衰竭，对一切事物都抱着不关心的态度，有时还会精神萎靡，即激情休克状态。激情分为积极的和消极的。积极的激情能激励人们克服艰险、攻克难关；消极的激情常常对正常活动具有抑制作用或引发冲动行为。

爱情的第三元素是"承诺"。承诺分为短期的和长期的，短期承诺表现为做出爱或不爱的决定；长期承诺表现为做出是否维护当下恋爱关系的决定，包括对爱情的忠诚和责任，是一种患难与共、至死不渝的承诺。长、短期承诺不一定同时做出，比如，决定爱一个人，可以承诺负责，也可以不承诺；或者决定一辈子爱一个人，但不一定说出来。

爱情三元素中，激情是爱情关系的性欲成分，是情绪上的着迷，表现为"热烈"；亲密是爱情关系的温情成分，表现为"温暖"；承诺是爱情关系的期许和担保成分，表现为"冷静"。这三种成分的不同比例构成了喜欢式爱情、迷恋式爱情、空洞式爱情、浪漫式爱情、伴侣式爱情、愚蠢式爱情、完美式爱情、无爱，共8种类型（李朝旭，1996；贾茹、吴任刚，2008）。

喜欢式爱情：有亲密，但没有激情和承诺。爱情双方在一起的感觉很舒服，但没有激情，也不一定愿意厮守终生。这类爱情近似友谊。

迷恋式爱情：有激情，但没有亲密和承诺。爱情双方彼此被对方深深吸引，有性的冲动，但是并不了解对方，也没有想到将来。初恋就属于这类爱情，初恋总是充满激情，而缺少成熟而理性的考虑，是属于性本能引导下的青涩爱情。

空洞式爱情：有承诺，但没有亲密和激情。爱情的一方会承诺对方需要的事物和条件，如钱财、社会关系、仪式、生育等，但是缺少情感的彼此吸引。这是一类单纯为了结婚的爱情。

浪漫式爱情：有亲密关系和激情体验，但没有承诺。爱情双方深深被对方吸引，性行为过程也非常和谐，但是双方不做任何决定与承诺。这类爱情崇尚爱的过程，不要求爱的结果。

伴侣式爱情：有亲密关系和承诺，但没有激情。爱情双方尊重对方、遵守承诺并在一起亲密生活，彼此分享一切资源，唯独没有爱的呼唤和性的吸引。四平八稳的婚姻属于这类爱情。

愚蠢式爱情：有激情和承诺，但没有亲密关系。爱情双方有性的吸引和性行为，也有各种理性的承诺，但缺少一起生活的亲密感，没有一家人的感觉。周末夫妻、异地爱情属于这类爱情。

完美式爱情：同时具备激情、承诺和亲密三元素。这是一种理想状态的爱情，一般来讲，爱情在初期、中期阶段属于这种类型。

如果激情、承诺、亲密三元素都不具备而两人之间发生性行为并一起生活，属于"无爱"状态，那些为某种社会的、家族的、经济的目的而结合的夫妻属于这种类型。

斯滕伯格的爱情三角形理论模型为人们理解爱情提供了简单明了的框架。有助于人们妥善处理自己的爱情关系，也为心理咨询师提供了一个判断基础。斯滕伯格的三元素是基于心理量化统计数据而提出来的，也就说，很多人的爱情经历包含着这三个基本因素。但是，世界上没有两片相同的树叶，每个人的每一段爱情各有风采，具有多样性和多变性，三元素不能涵盖丰富的爱情样式，因而不能简单套用这个框架去谈恋爱。斯滕伯格的模型只是帮助我们理解爱情基本形态的一个导引，真正的爱情需要每个人自己去创造。

7.1.3　建立亲密关系

亲密关系，是人与人之间一种特殊的亲近而紧密的关系，人的社会性往往体现在亲密关系中。亲密关系可以是指朋友之间的友谊、家庭成员间的亲情、各年龄段的多个人之间的情感，但最主要的含义是指情侣之间的爱情，无论是同性情侣还是异性情侣。多数学者认为，亲密关系至少表现出 6 个特点：情侣之间彼此了解、关心、信赖、互动、信任、承诺（罗兰·米勒、丹尼尔·珀尔曼，2011）。亲密关系者之间有时候是纯粹的爱和性，没有其他成分；但常常在有爱和性的同时还有利益关系，尤其是持续了一段时间的亲密关系，双方在一起分享各种资源和共同的感情，自然积累起一些共同的利益，情感本身也是一种利益，它是伴侣之间的共同精神财富，彼此为之有了承诺，需要一起维护共同的利益。

建立情侣间亲密关系的动机有性的需要、感情需要等内驱力，同时还有理性的考虑，这就会涉及到利益。有学者认为，人的交往行为都存在趋利避害双重动机，一方面需要自我保护，另一方面需要增进关系。当自我保护成为亲密关系的主要动机时，情侣会关注并维护自身利益，情感和行为都表现出独立和自主，如，独自做决定、独自承担压力、不向情侣倾诉想法、不向情侣寻求情感与呵护；当增进关系成为亲密关系主要动机时，情侣会关注对方感受及关系利益，主动牺牲自己，表现出依赖或对方化思考，如，向情侣倾诉、寻求情侣的陪伴与关注，并向对方付出陪伴与关注。在建立亲密关系的过程中，两种动机有时候会出现冲突，亲密关系双方需要调整两种动机之间的各自强度，如果自我牺牲过多，会有失落感；如果过于自我，有可能失去关系（池丽萍，2011）。亲密关系的动机研究提供了一种动机视角的框架，使人们看到在性与爱的内驱力之外，人类的亲密关系还有理性思考成分，使亲密关系有可能更长久地保持下去。

建立亲密关系最重要的是亲密双方间的彼此吸引。这与感官的感觉直接相关。2009 年12 月 22 日，全球发行量最大的科普杂志《科学美国人》（*Scientific American*）刊登哈佛大学心理学教授 Robert Epstein 的研究报告《科学教你如何步入爱河》（*How Science Can Help You Fall in Love*），称男女深情凝视两分钟能使彼此亲密感增加五成。Robert Epstein 教授认为，美国人的第一次婚姻有一半以离婚告终；第二次婚姻的离婚率是 2/3；而第三次婚姻的离婚率高达 3/4；大多数人的婚姻之所以以失败告终，是因为在建立婚姻关系时维护婚姻的能力很差，却同时抱有不切实际的高度期望。为了提高人们建立亲密关系的技巧，这位教授发明了一种"灵魂凝视法"，即在两个初步相识的人之间，专注地凝视对方眼睛2 ~ 5 分钟，可以拉近两人心理距离，彼此增加好感，89% 的被实验者表示这项练习确实增进了彼此间的亲密感（新华网浙江频道，2012）。这项实验说明，亲密感可以用很多非语言的方式来营造，如眼神的交流、真诚的微笑、热情的肢体动作、积极回应对方并保持与对方的同步等，都有助于传达信任感和尊重态度。

抚摸和放松是情侣亲密感的重要基础。婴儿时期的个体已经能够从父母的抚摸中感受到爱的情感，经常被抚摸的婴儿能够安静而健康地成长。情侣之间的抚摸是性唤起的必要前奏，因为皮肤的接触是人类以及其他生物表达与获得情感的方式。无论是用手抚摸对方、彼此面颊接触，还是身体拥抱，传达的都是爱和爱的需要。放松也是建立亲密关系不可缺少的因素。伴侣在一起，在轻松的气氛下彼此敞开心扉、开放情感、产生愉悦，能够增进彼此亲密感；相反，紧张、焦虑、担心、忐忑不安，很快会将同样的负面情绪传染给对方，导致不欢而散。

7.2　爱情的困惑

在文学和历史作品中，常常有关于爱情的讴歌，认为爱情是纯洁无瑕的，甚至没有性爱成分，似乎性爱会亵渎了爱的神圣与高尚。这或许和人们在爱的高峰体验下那种极度的愉悦感和付出感有关。然而现代社会的开放与大众化，使人们对爱情的理解宽容了许多，一般认为性爱与情爱是不可分离的，纯粹的情爱只能在特定条件下产生且不可能长时间存在。在相爱的伴侣之间，性爱与情爱同时存在被认为是正常的。然而，在爱情的亲密关系中，人们却不那么宽容了，妒忌与狭隘往往使爱情看上去不再那么美好。

7.2.1　嫉妒和占有

嫉妒，是由于别人胜过自己而引起心理抵触的负面情绪体验。爱情关系中的嫉妒是情侣一方与爱情关系外的潜在或显在竞争者比较后，发现对方在才能、名誉、地位或境遇等方面优于自己而产生的情绪。其中包含着对情侣的爱、对爱情关系前途的担心，也包含着憎恶与羡慕、愤怒与怨恨、猜嫌与失望、屈辱与虚荣，以及伤心与悲痛等多种情绪情感。日常生活很多情况下都会出现嫉妒，情侣之间更加常见。这种复杂的负面情绪，对当事人、对伴侣、对爱情关系都会造成一定的伤害。

爱情关系中的嫉妒，源于自尊感被破坏的感受和对爱情及恋人的占有欲。个体从幼儿时期成长起来的自我意识，是个体自我发展的重要心理动力。这种心理动力在个体后来的发展过程中得到各种正面强化而形成自尊感——一种自我形象的主观感觉，其中包含着安全感、归属感、成就感等，是个体人格特质的组成部分。每个人在自我发展中都有一种保持积极、健康的自我形象的需要，这种需要是抵御环境可能带来的压力与伤害的心理力量。因此，自尊感是保持一个人健康发展的重要心理动力。爱情关系给情侣带来性满足和情感满足的同时也带来自尊感的平衡（自尊需要和自我现状呈现一种令人满意的动态平衡），使情侣对自己的存在能力和存在价值充满自信和自我肯定。每个人都需要这种高自尊感，因为它代表着自己在生活和工作中具有他人及社会所期待的良好形象，因而个体会努力维护这种自尊感。当情侣一方感受到自己的自尊感因第三方出现而受到威胁和破坏的时候，基本的心理反应就是维护自己的自尊感而打击给自己造成威胁的第三方，嫉妒就是维护自尊感的正常心理反应。

占有欲，是情侣间对爱情关系及恋人的控制欲望。作为一种本能心理动力，个体在对一个事物、一种关系形成强烈认可后会出现使之不失去的控制和支配欲望。感情需要是人类高层次的基本需要，处于爱情关系中的个体在获得爱情后会有非常强烈的占有欲，不仅占有爱情关系，而且占有自己的恋人，甚至视之为自己生命的一部分。占有与权力有关，爱情关系中的恋人，在获得对方情感的同时，自己也为之付出了真挚而深刻的感情，这种付出使个体自然生成权力的意识，希望自己拥有付出了感情代价而获得的爱情关系及恋人。尤其是在爱情关系的中期阶段，双方海誓山盟，承诺彼此忠诚一生，使恋人有一种控制与被控制的感觉。在热恋阶段他们很享受这种感觉，愿意被对方占有自己也同样占有对方。当爱情关系出现第三方的时候，往往是在爱情关系后期阶段，热恋中的双方一般排斥外部一切人和事，看不见也听不到任何爱情关系以外的人和事，到爱情关系后期，双方经过热恋后进入降温阶段，开始回到日常生活轨道，外部的人和事开始影响爱情关系，有可能出现爱情第三方，这使情侣间感受到威胁的一方就会产生强烈的嫉妒感。

嫉妒感带给当事人负面的感受，对爱情关系及恋人也有可能造成伤害，消除嫉妒感有助于爱情保鲜也有助于恋人心理健康。如果能够改变环境就改变环境，不能改变环境就改变自己。确实存在第三方的情况下，需要和自己的恋人沟通，确认恋人与自己同样重视彼此的关系。有时候存在嫉妒一方捕风捉影的情况，由于担心而夸大了事实，这实际上是一种对爱情关系不自信的心理投射。这种情况下，需要改变的是嫉妒者自己。最好的办法是：自我评价优势，强固自信；自我宣泄，找个好朋友倾诉内心的不安，把负面情绪宣泄掉；转移注意力，关注更快乐更有趣的事情；积极建设爱情关系，让两个人更加珍惜爱与被爱的关系。

7.2.2　依恋理论视角下的爱情关系

依恋理论，是 20 世纪 80 年代中期发展起来的解释人际深度关系的心理学理论。最初研究的是婴儿与父母的依恋，近几年延伸到成年人之间的依恋，尤其是爱情关系中的依恋。

依恋，是个体寻求与某个特定的人之间的亲密、并当其在场时有安全感的心理现象。研究者发现，恋人之间的依恋与婴儿对父母的依恋表现出一些共同特点：第一，有肢体的亲密接触；第二，当依恋对象在身边或不远处，并关切着自己时，依恋者会有安全感；第三，当依恋对象难以接近时，依恋者会有不安全感；第四，会与依恋对象分享自己的新发现；第五，依恋者会对依恋对象的脸特别感兴趣，并把依恋对象放在最重要的位置，表现出对依恋对象的深深着迷。

依恋理论把爱情关系中依恋情感的互动分为 5 种主要类型：第一种是安全型依恋，以不断增长的自信心、自尊感及对爱情关系满意度为特点；第二种是焦虑型依恋，依恋者对他们的爱情关系非常焦虑和犹豫，感到模棱两可，对自己有消极看法，对伴侣则是积极看法，他们对自己依恋的伴侣极度地依赖；第三种是回避型依恋，依恋者以回避的方式应对被依恋者，他们控制着自己与对方的情感依恋的程度，往往隐藏起自己的脆弱一面，不使自己受到伤害，但最终可能造成对方的被伤害；第四种是鄙视－回避型依恋，依恋者认为自己比对方更积极也更有价值，有点忽视或贬低伴侣；第五种是害怕－回避型依恋，依恋者对自己和伴侣都有消极看法，对亲密关系似乎很害怕、很担忧，他们总是担心对方不像自己那样爱对方、关注对方，他们很希望对方同样爱自己、关注自己。

依恋理论认为爱情关系中的依恋最顺利的是安全型依恋，即恋爱者寻求长期的爱情关系时，把关注自己的、温暖的、敏感的这些回应性的照顾品质视为理想伴侣最吸引人的方面，也就是说，人们寻找伴侣更多的是在寻找自己的安全基地和避风港。安全型依恋的伴侣在遇到问题或困难时，比不安全型依恋伴侣更懂得怎样寻求支持，他们在自己的伴侣遇到压力或问题时也能够提供支持。依恋类型的稳定程度，与当事人早年与父母家人的依恋稳定程度相关，个体早期的依恋经验影响着成年后爱情关系的依恋类型，早年与家人的安全型依恋往往使当事人成年后的爱情关系也呈现出安全型依恋。

依恋理论认为，爱情关系的构成由照顾、性和依恋三个系统相互影响而组成，这与爱情三角形模型的亲密、激情和承诺三元素结构相吻合。情侣之间的照顾行为、性行为和依恋行为交互作用使爱情关系稳固并不断发展（肖君政、江光荣，2006）。

爱情关系中的不同依恋类型，影响着伴侣之间的矛盾解决方式。那些安全型依恋的伴侣比非安全型依恋伴侣会经历更少的争吵和冷战，他们对矛盾可能影响亲密关系的担心也更少；而鄙视－回避和害怕－回避两种类型的依恋伴侣，在遇到矛盾时更可能用回避方式面对矛盾，更可能导致矛盾的积累。

嫉妒是爱情关系中的常见现象，不同类型的依恋也会导致不同程度的嫉妒。安全型依恋也会有嫉妒，因为对伴侣的依恋其本身就是不愿意失去伴侣，伴侣不在身边时会有各种猜测和担心。但是安全型依恋的伴侣会把自己的猜测与担心告诉对方，另一方也会以理解和安慰来帮助伴侣消除嫉妒。焦虑型依恋的伴侣，发生嫉妒时会格外焦虑不安，他们一直对这份爱情把握不稳，怀疑对方在爱情关系之外发生不该发生的关系，他们对自己很不自信，又对伴侣高度崇拜且感情依赖，因而一旦发现某些可疑迹象，甚至仅仅是猜测，也会很快生成强烈的嫉妒；他们还会认为嫉妒是因为自己爱对方而自我强化嫉妒心理，使对方没有解释的余地。这种嫉妒往往导致负面结果，甚至走向伴侣关系不欢而散。

依恋理论对我们理解爱情关系中的情侣行为具有积极意义。尤其对于爱情关系中的矛盾解决，通过伴侣嫉妒的表现、伴侣对待矛盾的态度，可以认识伴侣之间是一种怎样的依恋。虽然有研究证明成年人的依恋方式与幼年的依恋类型有延续关系，但并不是说成年人的依恋完全不可改变。事实上，运用依恋理论的框架，在解决爱情关系中的矛盾时，主动建设安全型依恋，有助于推进爱情关系健康发展。

7.2.3 网络爱情

网络爱情，是指两个互不相识的个体通过计算机媒介交流（即互联网交流，简称网络交流）而建立的情爱关系和共享的网络性爱活动。计算机互联网已渗透到当代人生活各个方面，正影响着现实的亲密关系，特别是青少年沉迷网络行为的出现（称为"网瘾"），更引起社会舆论的担忧。然而同时，几乎所有有上网能力的人都已很难离开网络的生活，人们的情感在网络互动中得到一种与现实交流完全不同的满足，爱情和性也在情侣不见面情况下真实地发生。

网络爱情最主要的特点是亦虚亦实。一方面，网络恋爱的过程是彼此没有感官和身体接触（人们现已能通过网络视频技术彼此看见影像、听到声音），主要通过文字、影像而进行互动；另一方面，网络恋爱双方的情感和心中的感受是现实存在的，其爱的浪漫甚至比现实爱的浪漫更强烈，网络上的爱真实发生在当事人的生活里并影响其生活轨迹。

网络爱情确实影响着人们的生活，但是真实发生并最终走向现实爱情关系的情况，并不像人们想象的那样普遍。据一项大学生网恋调查报告显示，64.9%在校大学生称自己没有网恋朋友，35.1%称自己有网恋朋友1～4个不等（伍志燕，2011）。至于这些正在经历网络爱情的大学生最终有多少对能走向现实爱情关系，不能确定。尽管如此，网络爱情对人们的影响依然存在。

网络爱情具有现实交流难以达到的放松与真实。由于网络没有空间限制，交流者可以跨越现实空间更广泛地与不同的人交流情感，可以略去很多不必要的细节，简单而直接地表达感情；又由于网络没有时间限制，交流者可以随时随地交流而不必顾虑影响到对方的时间，增加了交流的密度，这对于增进感情具有正面作用。网络上的交流往往很见真情，现实中不好意思表达的看法在网络上可以无顾忌地发表意见，可以更快更深地形成亲密感。这些都是现实时空下的恋爱不大容易做到的。有些人因此把网络恋爱当做寻找伴侣的先期过程，然后再向现实爱情推进，婚恋网站的出现证实了这种需要的存在（高翠丽，2012）。

网络爱情也存在很大风险。很多网络爱情关系一旦进入现实阶段就会终结，这与网络恋爱过程中的隐匿和想象特点有关。并非网络恋人刻意隐瞒自己的缺点，他们只是很自然地希望给对方留下美好印象；同时，网络恋爱过程主要以文字和影像交流，现实的细节无法展开，对于网络恋人的印象在一定程度上是一种想象和自我爱情观的投射，这使网络印象与现实印象出现差距。还由于网络交流无时空限制，也可能发生恋爱者感情不专一。据一项大学生网络恋情调查显示，大学生对网络爱情的不专一程度达58.8%，高于现实爱情的不专一程度33.1%（伍志燕，2011）。感情不专一不一定是因为网络本身，现实中同样存在不专一现象，只是网络爱情的灵活性给感情关系增加了更多的不确定性。另一项大学生网恋调查显示，有或过有网恋大学生的心理问题检出率是71.4%，而无网恋大学生的心理问题检出率是46.2%（郑显亮、顾海根，2008）。说明网恋有可能与大学生心理问题相关。网络爱情的表达很真实，有些人在真实表达中投入很多真感情，而网络爱情的低成功率和不专一，必然使那些希望得到真情的恋爱者受伤。网络爱情由于双方关系进展较快，又少有顾忌，亲密关系很容易唤起性欲望，网络上的性分享很快会发展为现实的性要求。而走到这一步，网络爱情往往走向终结，因为缺乏足够的现实了解与信任是不可能走向现实性行为的，而不进入现实性行为，彼此的爱情关系只能结束。有人希望在网络上保持纯粹的精神恋爱，作为自己感情寄托之所，这种情况只能保持不太长的一段时间。

人们在网络上谈恋爱的动机在于非现实感情的需要。正如斯滕伯格的爱情三角形理论所言，爱情由亲密、激情和承诺组成。也就是说，现实中的爱情由亲密关系、性行为和责任组成，情侣要满足这三个要素才可能有完美而充分的爱情关系。网络爱情不见面可以免去责任的承诺，也可以避免性行为可能出现的各种风险，而亲密关系可以不影响原有的生活规律，这对于已婚者的婚外恋爱需要来说是再合适不过的选择。因此，真正想通过网络寻找现实爱情的参与者并不多，更多的是寻找不影响现实境况的感情寄托和感情释放（高翠丽，2012）。网络恋爱具有匿名的安全性、分享现实中不可能实现的性幻想和性行为，这是相当一部分人（很多是已婚者）参与网络爱情的动机。

精神上的自我满足也是网络爱情的动机之一。网络恋爱者所爱的，有时候并不是网络另一边的那个参与者，而是这一边的自己。有学者用精神分析学家雅克·拉康（Jacques Lacan，1901~1981）的镜像阶段理论解释网络爱情的实质。

拉康提出，在人类个体形成自我意识的过程中有一个镜像阶段：6~18个月大的幼儿站在镜子前，起初会把镜中的孩子指认为是另外一个孩子，这时的幼儿还无法辨识自己的镜中像；随着长大，幼儿认出了自己镜中的形象："那就是我！"这一刻，孩子心中充满了狂喜。在拉康看来，镜前的幼儿在认识自我的过程中，包含了双重错误识别：当他把自己的镜中像指认为另一个孩子时，是将"自我"指认为"他人"；当他把镜中像认作自己时，他又将光影的幻象当成了真实，即混淆了真实与虚幻，并由此开始了对自己的镜像的长久迷恋。拉康认为，形成"镜像阶段"的前提，是匮乏、对匮乏的想象性否认以及欲望。幼儿无法整体感知和自主控制自己的身体，与外界联系的唯一通道是视觉，当幼儿在镜子前举手投足"牵动"自己的镜中像时，获得了一种掌控自我和他人的幻觉，这对于一个行为尚无法自主的幼儿来说，是一份空前的权力。

用拉康的镜像阶段理论解释网络爱情，可以发现网络爱情的虚幻性。互联网就是处于人际关系疏离中的现代人面前的那面"镜子"。网络恋人对着这面镜子诉说自己的爱情，实际面对的是自己的镜像，是自己对爱情渴望的投射。他们以为网络中的爱情是真实的爱情，其实混淆了真实与幻象，网恋双方深深"爱"着的网络另一边的恋人，只不过是自己心中构建出来的理想情侣，他真实爱着的是他自己。所以当网络恋人一旦见面，很快会发现对方并不是"镜中"的那个"自己"。

网络爱情对于现代人来说，是情感交流的一种新变化，是一种新的生活方式，我们尽可以用宽容的态度对待它。毕竟通过互联网建立爱情关系，可以突破现实生活的狭窄交往圈，扩大伴侣选择范围；同时，由于网络社区的虚拟性和不确定性，认为可以通过网络找到爱情伴侣的想法，不是不可能，只是特别需要理性斟酌。

7.3 在爱情之外

当一对情侣坠入爱河的时候，他们的感觉会非常美好，很难预见到爱情关系还有潜在的风险。事实上，爱情关系的建立才只是爱的开始阶段，情侣还要面对很多与爱情关系有关的问题，如爱情关系之外的异性友谊、爱情关系之内的情侣不忠诚、曾经非常相爱的情侣却再也爱不起来，爱情无可救药地消亡了。要保持爱情关系的长久，情侣需要学习处理这些问题。

7.3.1 异性亲密关系

异性亲密关系在两个单身男女之间往往会有意想不到的功效。单身男女似乎更愿意向异性表达内心深处的真实想法，更容易成为知己。甚至有人认为除了异性之间，根本不存在真正深厚的友谊。这种观点虽然极端，但也说明亲密的友谊关系有时候难以和性完全区分开。在非爱情关系的异性亲密关系中，双方会产生一种特殊的吸引和激发，并能从中体验到难以言传的美好感受，通常对当事人的活动和学习起积极作用。异性友谊中，双方的角色会出现比较模糊而微妙的改变，甚至隐隐地包含着性的成分，双方的交往有性的吸引和性吸引带来的快乐感。异性亲密关系不一定都发展为爱情关系，只有一部分友谊会走向爱情。

当一对情侣确定爱情关系后，在最初阶段他们的视野里只有他们自己，全部注意力都在情侣身上；当他们的关系稳定下来，爱的感觉和对性的兴趣程度会随时间延长而发生改变。情侣会各自回到原来的社会关系和社会关注点，如他们会忙于工作，两人世界的生活重心由此发生转移。这个时候，新的异性友谊可能出现，考验爱情关系的时刻随之到来。如果主要的爱情关系很稳固，双方处于安全模式的依恋状态，情侣会在一起讨论主要爱情关系之外的异性友谊的应对，如果处于非安全模式下，情侣要学会拒绝异性亲密关系。任何异性亲密关系都可能导致爱情关系的解体。如果天真地以为自己已经有情侣，也不打算为别人牺牲自己的爱人，异性亲密关系不过是工作中的友谊、不过是和异性同事吃一次饭或出一趟差，不会影响自己与爱人的关系，那就错了。因为这种疏忽意味着将会有下一次、再下一次。爱情关系外的异性亲密关系，具有足够的杀伤力危胁到爱情关系。爱情的排他性，决定了不能试图同时保持爱情关系和另外的异性亲密关系。因为当爱情关系中的一方不能全神贯注于自己伴侣的时候，必定导致彼此关系的疏远，久而久之爱情关系名存实亡。

爱情关系确实很脆弱，婚姻也同样脆弱，一旦有亲密的异性友谊出现，爱情和婚姻都很难不受伤。网络爱情的非实体恋爱对个体性需要的唤起及其满足，已能说明异性亲密关系对一个人的情感和性的影响力。即便是在爱情关系之中寻找网络异性亲密关系，无论是否有性唤起也无论是否告知自己的伴侣，都会伤及爱情或婚姻伴侣的感情，对伴侣很不公平，一定会导致爱情关系或婚姻的损伤或解体。要保持已有的爱情关系和婚姻的持久，情侣任何一方都有必要拒绝爱情关系和婚姻之外的异性亲密关系，将爱情关系和婚姻外异性交往维持在一般的友谊状态。

7.3.2　爱情不忠诚

异性亲密关系如果不进行主动控制，很可能发展为爱情关系和婚姻伴侣间的不忠诚。忠诚是一种人格品质，是个体对人或事的真心诚意和尽心尽力的道德承诺及其行为，表现为处世为人的诚实、遵守信用和服从。婚姻关系中的忠诚已被写入《婚姻法》："夫妻应当相互忠实，互相尊重。"婚姻双方的相互忠诚其实是一种道德承诺。相反的事实是，爱情不忠诚现象经常发生，伤害着爱情关系和婚姻。

人需要爱情的唯一，却又为什么不能保持爱情的唯一呢？在爱情不忠诚问题上，男女是否存在差异？通常人们以为男性的生理特点决定男性更容易有外遇，事实上，女性在排卵期前后存在同样高几率的发生外遇的可能。是否保持感情专一，并不取决于生理基础，也不存在性别差异，最主要的决定因素是品质和个体对已有爱情关系的重视程度，即性价值观。

在高发生率的爱情不忠诚现象中，令人不解的是，人们常常希望并要求情侣或配偶对自己一定要忠诚，而并不要求自己一定要忠诚于情侣或配偶。一旦出现不忠诚事实，如果发生在对方那边，被伤害的一方会非常难以接受；如果发生在自己这边，伤害一方却往往会千方百计隐瞒并自我原谅。解释这种现象，可以适用归因理论。美国社会心理学家、社会心理学归因理论的创始人弗里茨·海德（Fritz Heider，1896～1988）于1958年，从通俗心理学角度提出归因理论，解释了人们对已发生事件原因的推论和理解。海德认为，人有两种强烈的动机：一是形成对周围环境一贯性理解的需要；二是控制环境的需要。这两种需要决定了人们在说明事件原委时有两种归因倾向：解释他人行为往往归因到他人本身的原因，如性格、品德使然；解释自己行为则往往归因到外部情景的原因，如自己是不得已而顺应处境。这种归因特点满足了归因者自我合理化的需要和控制环境的需要。而且，人们在归因一种现象时还遵循可得性启发法，即最先最容易进入头脑的信息会被利用，这使归因者会根据情况随机解释原因。如果自己是观察者（伴侣发生外遇），会倾向于个人归因，即解释为对方责任；如果自己是行动者（自己发生外遇），会倾向于情境归因，即解释为外部因素而非自己意愿。

归因理论解释了人们日常生活中说明原因时的规律，对于我们理解当爱情关系出现不忠诚事件时伴侣的不同归因具有启发意义。无论怎样归因，一旦发生爱情不忠诚事件，不忠诚一方都必然要承担不忠诚的后果。或许一时的归因可以使受伤害一方原谅出轨的一方，但事件本身仍会在爱情关系中留下伤痕和阴影。爱情关系以及婚姻的脆弱，需要情侣以忠诚的品质给予保护，也正因为这一点，爱情关系或婚姻的确立，不仅是性关系的确认，而且是理性选择下责任的承诺。一旦发生不忠诚事件，责任一方如果不希望失去爱情关系或婚姻，就必须勇敢地承担责任，坦诚地向伴侣道歉，而这也是安全型依恋关系中面对错误时常用的方式。

7.3.3 失去爱情

无论情侣间有过多少郑重的承诺，很多爱情关系仍不可避免地走向终结，这是一种很正常的现象。爱情终结及其处理可以大致分为四种情况：爱情继续、对方离开、自己离开、彻底分手。

第一种情况是爱情继续。一对情侣正当热恋时，双方会把全部注意力和情感投注到彼此身上，会不厌倦地重复爱的语言和行为；当走过这段短时间的热恋之后，双方的关注点都会出现变化，至少他们都还有各自的社会活动和家人等爱情之外的事情需要关注。这时两人的行为会发生一些改变，彼此也会发现一些过去不曾发现的问题，爱情关系在热烈度、亲密度、兴奋度、愉悦度上都随之有了变化。这时双方的感受常常不是向上发展，而是向下发展，即彼此看到对方缺点越来越多而不是优点越来越多，甚至有些在热恋时是表达爱情的亲昵行为也会变成令人厌倦和乏味的多余行为。这时并不一定是爱情终结的到来，而是爱情关系的转折点，提醒爱情伴侣需要对他们的关系再建设，或者说需要注入新的活力。如果任其乏味下去，爱情关系很可能在某些外部因素影响下，如出现新的异性亲密关系而走向终结。转折点上的爱情关系，需要情侣或夫妻认真面对并坦诚交流，一起探讨和学习怎样处理正在发生的改变，以及共同寻找新的交流方式以更新爱情关系。想要让爱情关系回到初恋的热烈状态是不可能的，但是提升为深沉的依恋和相互依赖不仅是可能而且是令人向往的。

第二种情况是爱情关系的一方决意离开，而这恰恰不是自己。随着爱情关系的延续，伴侣双方的了解越来越全面，各自的缺点展现出来，其中一方越来越无法容忍对方或自己的缺点，或许由于这种心态或许由于第三者出现，伴侣中这一方决定结束这段爱情关系或婚姻；但是另一方并不希望结束。两人想法的不同步，对于不愿意分手的一方来说会有很强的受伤感，会认为自己被欺骗了、被抛弃了，自己是失败者。日常生活中人们往往习惯于做选择而不是被选择，即便是有利的选择，若处于被选择位置，也会很不情愿。在爱情关系或婚姻中，分手本来就是一种非积极的选择，对于被选择一方来说，其痛苦的感受会更加深刻。对于无法挽回的爱情关系或婚姻，被分手一方的第一反应往往是惊愕和情绪激动，然后是竭力挽留和乞求，接下来是深深的沮丧和无奈的情绪低落。被分手的一方，处理情绪非常必要，长时间处于负面情绪状态对身体有害。要尽量使自己平静面对对方提出分手的要求，理性解决爱情的结束，积极面对以后的生活，这是一次新的学习经历。

第三种情况是自己决定离开伴侣。作为结束爱情关系的主动方其实也不会兴高采烈。虽然爱情已经冷却，双方的差异已经难以维持爱情继续，主动提出分手仍然需要很大的勇气，学会勇敢承担可能的外部批评和内心责备。主动分手一方的情绪过程，先是回避，尽量不和对方有亲密接触，然后是委婉试探对方态度，接下来是鼓足勇气提出分手。分手要求一当提出，会有一种如释重负的感觉，很快又陷入焦虑，希望对方不给自己制造麻烦。如果对方不同意，主动方会很烦躁，只求尽快解除爱情关系或婚姻。只要不是因为背叛或欺骗等过错，主动方完全有理由正面提出分手要求，应当心平气和但很清晰明确地提出自己的要求，不能让对方有误解。由于习俗对分手和离婚有一定成见，主动分手方需要足够的勇气和心理准备去面对来自外部的谴责，并给对方一定的安慰。在爱情关系和婚姻结束的事情上，任何一方提出分手都是正常的事情，重要的是要学习把分手造成的心理伤害降到最低。

第四种情况是爱情关系彻底解体。当爱情关系或婚姻的双方都已经没有意愿继续这段感情的时候，了结感情不失为一种明智而积极的选择，尤其是在双方已经形同陌路或充满激动情绪的情况下，解除爱情关系或婚姻确实对双方都是一种解脱。尽管如此，在关系结束后最初的一段时间，无论哪一方都会有明显的孤独感和悲伤感，他们会有一种一下子不知如何安排生活的茫然无措，会情绪低落、缺乏信心，甚至抑郁自卑。这时候，求助专业人士，如心理医生，或找朋友倾诉，排解掉心中的郁闷和不快很有必要。哭泣和愤怒都是分手初期的正常反应，有利于负面情绪宣泄。在分手一段时间后，当事人会逐渐恢复正常状态，开始尝试新的生活。也许有的人会为那段曾经美好的爱情关系难舍难分，但为之殉情实在很不值得，生活还要继续，走过一段感情之后的人会有一种积极的成长，学会自我成长将使人生变得更加丰富而美好。

第三部分

社 会 的 性

8　婚与非婚的性

人类性活动总是在特定社会环境下的活动，并受到社会环境的影响。性关系作为一种人际关系，具有社会属性，例如，要遵守社会伦理道德的规范、遵守法律约束。性关系不仅满足生理的和心理的需要，而且满足人的社会需要。因此，性，既是生理的和心理的存在，也是社会的存在。

8.1　性行为的社会学解释

大多数性行为需要两个人来完成，性伴侣之间的情感表达、性行为的默契，与他们关于性的理解、性的价值观以及社会观念对他们的影响直接相关。社会主流性观念认为异性性行为是正常的、婚内性行为是合道德的、生育是神圣的，但在这些主流观点之外，还可以看到因人而异的多样的性取向和性行为方式。在认识多样的性交往方式之前，需要先了解社会学家有关性的一些视角。

8.1.1　实证主义性价值观

实证主义，是一种将社会和人视为客观实在、具有自身本质、可以被称为事实的实在论观点。法国著名社会学家、实证学派代表埃米尔·迪尔凯姆（Eacutemile Durkheim，1858~1917）明确指出："把一切现象都当做是事物，是所有科学的出发点"（埃米尔·迪尔凯姆，1995）。社会学要成为科学，就必须有自己的独立研究对象。在迪尔凯姆看来，一切行为方式，无论它是固定的还是不固定的，凡是能从外部给个人以约束的，都叫社会事实；社会事实作为社会学的研究对象，具有制约性，即社会事实不仅存在于个人的意识之外，而且具有一种必须认同、服从、带有某种强制性的力量。这种强制性力量会强加于个人，而不管个人是否愿意接受；社会事实具有客观性，即它是实际存在的对象，不管人们是否意识到它存在；客观性不等于可见性或可触摸性，法律、道德、宗教、语言以及货币制度等都独立存在于个人意识之外；社会事实还具有普遍性，这是由于社会事实具有集体性而决定的。据此，解释社会事实的原则在于区分正常与非正常社会事实。迪尔凯姆认为："把社会现象当作物来研究，就是把社会现象作为构成社会学研究的出发点的实物论据来研究。"（埃米尔·迪尔凯姆，1995）因此，要证明自己的研究及其观点就必须借助经验材料，统计资料分析成为实证学派最主要的研究方法。这种方法强调资料的代表性、典型性和可重复性，因而实证主义也被称为科学主义。

实证主义深深地影响着社会学者们对各种社会现象的研究，也成为 20 世纪 60 ~ 70 年代性现象研究的主流思想。学者们认为，应当把人的性当做一种生理功能来理解，这一功能深深扎根在进化的必然性之中，之后被转换为社会制度和文化规范。性的实证主义观点属于占统治地位的思潮，这一观点强调，性具有生物属性；男女两性是人类唯一的两种性别，不存在第三种性别；性是生殖的一部分，不具有脱离生殖的性活动；性作为一种人类行为，具有可观察性；性行为的标准模式是阴茎插入阴道的异性性交。

实证主义的性观念，向人们解释了性的客观实在性，使关于性的研究具有经验性和科学性特征。但是，由于将性的存在及其方式过于生物化、可测量化，并将其绝对化，也就排斥了性的多样化存在，压制了性研究的更丰富的个性。尤其是性作为人的行为，它所具有的主体特征、创造特征以及文化含义，统统消失在生物特征面前，人的性行为由此便与动物的性行为失去了区别。当社会学研究发展到更加自由开放的阶段时，关于更多视角的性的社会学研究出现，建构主义观点是其中之一。

8.1.2　建构主义性价值观

20 世纪 60 年代以来，建构主义思潮悄悄颠覆着实证主义观点。建构主义的前提是以反实在论、反主客二元论、反科学至上论而质疑实证主义，以社会建构和主体建构表述自己的观点。

针对实证主义强调社会现象具有客观实在的属性，建构主义认为，性别、阶级、阶层等社会现象都是人们在社会生活中建构出来的，如，社会性别并不是一种现象实体，我们根本无法确定男性或女性的社会性别具有"真实"的本质，我们所得到的只不过是不同社会条件下的一个社会建构产品。对社会性别的分析不能把它当作实体去寻求其本质，而只能聚焦于它的表征，因此，研究的关注点应指向社会生活中人们关于社会性别的表述。

针对实证主义把知识理解为主体对客观实在的反应的观点，建构主义认为，并没有相应的证据可以支持主客二元世界的划分。知识、社会以及人类的活动，都不过是社会互动的结果。

针对实证主义把科学方法视为寻求真理的唯一的方法，建构主义认为，自我之外的世界和自我内在的精神之间并不存在真假之分，学术界的不同理论体系只是建构社会解释的不同方式，可以进行比较和讨论，但不能依照其经验的效度进行验证和评价。行为的科学理论和日常生活对行为的理解都是可供解读的"文本"，只能进行文本的"解构"和"释义"，无法进行真假的判断。经验实证方法只是多种可供选择的研究方法之一，并非唯一的方法，不应该有所谓科学方法的特权地位。

建构主义认为，人的认识是社会互动的结果，是人们在社会生活中建构出来的，不是所谓外界对象的反映，真理是"发明"的，而不是"发现"的。人们对世界的知识，对精神和行为的认识，既不是一种表征，也不是一种"发现"，只是一定社会历史条件下的"建构"。认识的过程是主动建构的过程，不是被动反映的过程；建构也不是个体内在水平的建构，而是社会人际互动、相互协商达成共识的过程，由此决定了知识的标准和知识生产的方式。因此，建构又是一种文化的建构，是特定历史文化条件的产物。这种强调社会历史作用的建构主义，也被称为社会建构主义，那些强调主体在知识建构过程作用的观点被称为主体建构主义。

在建构主义者看来，性活动并不仅仅是个体生理的、心理内驱力的作用结果，而是由具体历史条件和社会环境下的人建构出来的。社会文化的建构不仅影响着个体的性活动，每个人的性认同、性观念以及性行为也共同发明着特定时代的集体的性经验。性是一种千变万化的、充满想象力价值的自由创造过程。

在研究方法上，建构主义不强调代表性、典型性和可重复性，而是强调真实性、深入性和历史性，采用非实证量化的定性研究方法。这种方法不追求统计数据，而是以观察和当事人的叙述、回忆为主要资料，从中找出有意义的信息加以分析。

建构主义的性观念，颠覆了实证主义的统治地位，解构了所谓唯一真理的神话，为人们关于性的认识开辟了更广阔的领域，创造了多样化研究的、多元化性观念的、各种性行为的平等空间。正如建构主义自己所说的那样，没有唯一的真理。建构主义自身的缺陷也很明显，由于强调知识的不确定性和随机性，离开实证方法的性研究，比起经验的不可自证来，建构主义的性研究恐怕更加难以确认研究结果的可靠性。

8.1.3 社会生态系统视角

与实证主义和建构主义的价值观倾向相比，社会生态系统视角是一种具体而实用的分析方法。

美国著名心理学家布朗芬布伦纳（Urie Bronfenbrenner，1917～2005），根据系统论和生态学发展成果提出了用于分析人类行为的社会生态系统模型。由于容易理解且便于使用，该模型一经提出，很快被运用于分析各种人类行为。

生态系统模型是一套同心圆分层嵌套结构的图形，用来表示个体在发展中所处的各种环境系统及其关系。这些环境系统包括微观系统、内部系统、外部系统和宏观系统，个体处在从直接环境（如家庭）到间接环境（如社会文化）的多个环境系统中心，每个系统都与其他系统以及个体行为交互作用从而影响个体的发展。

微系统是环境层次的最里层，指个体活动和交往的直接环境，这个环境是不断变化和发展的，是影响个体成长的首要环境系统。对大多数人来说，微系统主要是家庭。随着个体的成长，活动范围逐渐扩展，外部各种因素接连进入个体的微系统。对学生来说，学校占掉其生活大量时间；对成年人来说，是工作机构，这是除家庭以外对个体影响最大的微系统。个体与微系统各种因素间的关系是双向的，系统中的他人影响着个体的反应，个体的生物 - 社会属性、人格和能力也影响着微系统中其他人的行为。当个体与他人之间的交互反应很好地建立并经常发生时，会对个体的发展产生持久作用；当他人与个体之间受到第三方因素影响时，例如家庭关系发生变化时，如果第三方因素的影响是积极的，他们之间的关系会更积极地发展；相反，个体与他人的关系会遭到破坏。

中间系统是第二个环境层次，指各微系统之间的联系或相互关系。布朗芬布伦纳认为，如果微系统之间有较强的积极联系，发展就可能实现最优化。相反，微系统间的非积极联系会产生消极后果。

外层系统是第三个环境层次，指那些个体并未直接参与但却对他们的发展产生影响的系统。如家庭其他成员所处的工作环境就属于外层系统影响因素，个体在家庭中的情感关系可能会受到其他成员对自己工作态度的影响。

宏观系统是第四个环境系统，指的是存在于以上三个系统中的文化、亚文化和社会大环境。宏观系统实际上是一个广阔的意识形态。它规定着个体的行为规范、道德规范、法律规范等。个体通过身边的人际关系及情境接受来自宏观系统中文化、习俗等因素的影响。

运用社会生态系统模型来分析人类性行为，是一种从儿童时期与父母亲的互动，到成长过程中学校环境、职业环境、社交范围、社会政治经济文化状况的影响，个体与各层次系统间的复杂互动而形成的具有个性的性行为方式。成长过程的曲折与多因素影响，个体与成长中各因素之间互动的复杂性，形成了个体在性认同、性观念、性行为方式等方面的极富个性的特点。如果说这里面包含有实证的含义，那就是个体与环境的区别是清晰而不容混淆的；如果说也包含有建构的含义，那就是个体性行为特点不是预设的，而是在成长中个体与环境互动的过程中形成的，个体对环境影响的建构是不可避免的。

布朗芬布伦纳的社会生态系统模型，不同于其他心理学家强调心理的主导作用，而是纳入社会环境对个体行为的作用，同时强调这种作用的交互性，即个体与多重环境、多重关系间的复杂往来影响，既有环境的影响也有个体的选择与积极反应而产生的对环境的影响。由于对环境层次的清晰区分，这一模型使研究者能够比较准确地找出个体与环境互动的复杂作用及其结果，具有较强的实践意义。

以上三种关于人类行为与环境关系的观点，是本书讨论人类性行为社会特征所使用的基本视角。可以表述为：人类性行为与生物基础分不开，但不仅仅是生物行为；人类性行为不存在异性的、交互的唯一性，同性或双性性行为、个人性行为都是正常合理的性行为，这与个体和社会之间的互动分不开；生殖只是性的一种表现和需要，性的表现和需要还包括各种性亲密行为和单纯情爱等非生殖需要；性行为不仅包括阴茎插入阴道的异性性行为，而且包括同性间性器官接触、感官与性器官接触、纯感官感受、性的想象等各种能够引起性快感的行为和想象；性行为的发生及其多样性是当事人社会化的产物，与当事人所处的社会情境和成长历程密切相关，要解释个体的具体性行为原因，应该到当事人与成长历程及其处境的互动关系中去分析。

8.2　婚姻性行为

一夫一妻制是现代社会的普遍婚姻制度。人们在选择配偶时不仅仅为性和生育的需要，而且希望通过婚姻在社会中确立自己的位置。因此人们倾向于挑选和自己有类似文化背景、家庭情况以及相同价值观的异性作配偶，在年龄和受教育程度上则受习俗影响倾向于选择男大女小、男高女低的配偶模式。甚至有的人还把婚姻作为改变命运的机会，以经济、地位等社会资源来换取未来的美满生活。长久以来，性作为生殖条件是人们缔结婚姻的重要目的，中国封建社会时期、欧洲中世纪时期都是如此，至今在一定程度上仍是婚姻的目的之一。一夫一妻制就是为保证所生子女是男性血缘后代而设的婚姻制度。

8.2.1 夫妻性关系

在男性为主导的社会中，夫妻性生活往往由丈夫的性需要及其满足为主导。丈夫是性行为的主导一方，妻子处于满足丈夫性需要的被动一方。性行为的时间和过程都由丈夫决定。

夫妻间不会因主流传统模式而风平浪静，夫妻间的争吵和冷战恐怕是所有人际关系中最频繁发生的现象，而夫妻冲突的深层原因，往往与夫妻间性欲望及性满足的差异相关。丈夫的性欲常常表现为生理上难以抑制的兴奋，具有一定程度的自发性，往往新婚之际就能满足；而妻子的性欲则要随着性生活和性体验的增加而逐渐觉醒、增强，有的人到中年才达到强烈水平。这样，丈夫在结婚初期常常因为妻子不愿配合而出现性欲不满足。

丈夫的性欲望带有强烈的冲动性、征服性和求异性特点，容易在婚后不久就对现有性生活感到厌倦，特别是妻子在容貌、服饰、言谈上很快失去风采之后，丈夫开始对性生活习以为常；而妻子的性欲望这时正开始高涨。于是夫妻性关系会出现中年妻子的性欲不满足。

在性欲方面，丈夫不论年龄多大也会被年轻女子的性魅力所吸引，而且选择性对象的标准并不严格，有时只要能解决性欲不满就可以。因此当丈夫对妻子有性厌倦时，会倾向于寻找婚外性关系。与此对应的是，年轻女性对各个年龄层的男性都会作出性反应，远比男性范围大得多。于是，丈夫的婚外性关系就有了成功的可能，将自己的配偶冷落在一边。当然，妻子也可能去寻找婚外性关系。可是，中年的妻子由于性魅力已下降，比丈夫面临更多的困难；同时，妻子倾向于只和有感情的男性发生性关系，挑选的余地较小，社会舆论往往对男性的婚外情相对宽容，而对女性的所谓不贞行为十分苛责，这也使妻子的婚外情较少实施并较少成功。这种情况下，妻子对丈夫的依赖大于丈夫对妻子的依赖，这使得妻子不得不紧紧看管住丈夫。丈夫或者迫于压力，勉强应付妻子的性要求，还经常感受到遗憾和性欲不满，导致因性而发的冲突；或者"暗度陈仓"，背着妻子接纳"第三者"。第三者的存在无论妻子是否知晓，都会淡化夫妻性关系，从而引发夫妻矛盾。

夫妻性关系的不协调除了夫妻间性差异之外，还与夫妻间缺少性的沟通有关。新婚夫妻处于感情和性行为的蜜月当中，性行为的新鲜感、频率、关注都处于热烈程度，两人的性爱和情爱都达到高水平交融状态。但是若干年后，尤其是孩子出生后，夫妻间要关注的事情越来越多，性生活也就变成例行公事，夫妻间性的关注和性的沟通越来越少，非性器官的性接触也很少发生，性行为每次直奔主题使性生活变得乏味而令人厌倦。这种情况下，调适性生活成为发展夫妻关系的重要内容。

尝试传统的生殖器官性行为之外的性行为方式对于改善夫妻性关系有积极作用。人类有很多非生殖器官的性行为方式，如，口唇刺激、性感部位刺激、口-生殖器官性交、口－肛门性交，以及性刺激工具的使用等。

口唇接吻。任何夫妻对于嘴唇接吻都不陌生，两性间的性亲密都是从接吻开始的。人类的嘴唇、舌头和口腔有很多神经末梢，使人能够品尝事物的味道，也能获得性的愉悦和性的快感。夫妻间嘴唇的长时间亲吻以及轻轻的摩擦，能够带给夫妻无限的柔情和亲密；将舌头探入对方口腔，舌与舌接吻，俗称"湿吻"，可以表达更深刻的性要求。夫妻间用口唇亲吻彼此的颈项、耳朵、胸部、腹部、生殖器官等身体部位，也能唤起性的热情。

性感部位触摸。人体很多部位都可以因触碰而有性唤起，但每个人的性感部位不尽相同，需要夫妻长时间的熟悉过程。最敏感的性感部位无疑是阴茎和阴蒂，其他还有肛门－会阴部位、大腿内侧、小腹部、臀部、胸部、耳部、颈部等。手的触摸和身体间的摩擦都可以达到性快感，夫妻间应当彼此熟悉对方的性敏感部位，以形成夫妻间独特的性行为方式，从而达到性关系和谐。

口－生殖器官性交和口－肛性交。夫妻间的口－生殖器官性交表现为：丈夫为妻子亲吻、舔舐、吮吸阴部，妻子为丈夫亲吻、舔舐、吮吸阴茎；或者夫妻彼此亲吻和舔舐肛门部位，俗称"口交"。在多年婚姻的夫妻之间，口交可能不被接受，但是这种性行为方式确实改变了传统的生殖器性交，对夫妻双方会有新的性刺激。需要注意的是口交的卫生，必须保持生殖器官和肛门的清洁，防止病从口入。使用安全套（阴茎套）和女用避孕膜是很好的预防疾病办法。

性器具辅助手段。夫妻间可以使用一些性刺激器具，如电动按摩棒、阴道润滑剂等，可以在夫妻性活动中增加快感和情趣。有的夫妻往往误认为性辅助器具对手淫的人才需要，其实夫妻性关系使用性器具很普遍，尤其是中老年夫妻。性幻想、性话题，也是增加性兴奋的辅助手段，有助于提高夫妻性生活质量。

8.2.2　生殖

生殖，是婚姻的重要内容之一，至今仍有这样的习俗，夫妻结婚往往怀有生养后代的愿望。

人类生殖的生物过程由受孕、胚胎发育、分娩三个主要环节组成。

受孕，是指精子细胞与卵子细胞结合成受精卵的过程。精子通过男性阴茎射入女性阴道后，穿过输卵管与卵子汇合。这时，精子的细胞外膜与卵子的细胞外膜紧紧结合，精子分泌出特殊的酶帮助它穿透卵子的外膜，使自己全部进入卵子中，卵子表层的蛋白质迅速变化包裹住精子。一般情况下当一个精子进入卵子之后，其他精子就被卵子表层的蛋白质挡在了外面。进入卵子的精子会把自身的染色体释放到卵子中，与卵子的染色体结合在一起形成一个受精卵细胞。

优生，是人类生殖的一种希望，每对夫妻都希望自己的后代健康、聪明、美丽。优生的时机可以选择 8～9 月夏末秋初季节，因为这时正是收获时节，各类新鲜蔬菜瓜果充足，可保证充分的食物营养。受孕年龄最好在夫妻生育能力最旺盛的妻子 25～29 岁、丈夫 26～30 岁期间，因为这时期的人体已完全发育成熟，激素分泌旺盛。妻子的卵子质量最高，产道弹性、子宫收缩力最好，可大大降低流产、早产、死胎或畸形儿的发生。最容易受孕的时间是妻子排卵期间。排卵期一般是在下一次月经来潮之前第 14 天左右。由于人类的性活动及受孕不受季节、时间限制，因而完全不必为自己没有在所谓最佳季节和时间受孕而懊恼。受孕是一件十分美好的事情，怀着轻松、愉快、感恩、憧憬的心情等待受孕的信号，是夫妻完成受孕的心理准备。

胚胎发育，是指从受精卵起到胎儿出生的过程。受精卵一旦形成，随即启动细胞分裂机制。在第 3～4 天时受精卵已分裂成大约 100 个细胞的细胞团——胚泡，并在输卵管蠕动作用下被送入子宫，通过表面黏性物，贴附于子宫内膜。靠近子宫内膜的细胞分泌出一种酶，将子宫内膜细胞裂解，形成一个小洞，整个胚泡埋入子宫内膜，在第 11～12 天完成植入。胚泡植入后，子宫内膜重新长好，胚泡表面的滋养层细胞不断分裂，长出绒毛状突起，这些绒毛伸入子宫内膜，吸收母体营养，胚泡由此开始胚胎成长历程。胚胎在子宫里经过 266 天（大约 9 个月）发育而成熟，离开母体降生。胎儿发育过程见表 8－1。

表 8－1　胎儿发育过程

孕　期	胎儿发育特征	母亲身体变化
1 个月	受精卵植入子宫内膜，经过 2～8 周，胚胎细胞分化出外胚层、中胚层、内胚层，神经系统开始发育。胚胎长 5 厘米	常有疲乏、恶心感，有的人有呕吐反应。乳房有刺痛、膨胀和瘙痒感
2 个月	心脏和血管开始出现并有微弱跳动，头部发育迅速，眼睛开始成型，内部器官开始生长，性器官发育，已可辨别性别。胚胎长 10 厘米	恶心，疲惫乏力，困倦，尿频，便秘，消化不良。乳房变柔软。体重略有增加
3 个月	先长出胳膊，再长出腿。头和尾屈成一团，头部有耳、鼻孔和下巴。手和脚开始出现。胚胎发育早期，所有器官原基基本形成。胚胎长 15 厘米	恶心，尿频，出汗。乳房更加柔软而沉重，乳晕变深。体重略有增加
4 个月	性器官成型，两眼转入脸的正面，前额突出，鼻孔张开，耳朵裂缝可见，四肢变长，手指可辨并有指（趾）甲。头颈能转动，会张嘴吞咽羊水。胎儿长 20 厘米	尿频减少，胃口大开，腹部逐渐隆起，并能感觉到轻微胎动。体重大幅增加
5 个月	皮肤出现胎毛和头发，肠道内有胎粪，能排尿，尿液排入羊水中，胎儿的四肢能活动，会吮吸拇指、打嗝、踢腿，胎儿长 25 厘米，重 250 克	胃口更好，走路略有气喘，骨盆关节变松。体重继续增加
6 个月	胎儿面貌可辨认，肺开始发育，头发增加，皮下有脂肪，皮肤有皱纹。听诊器可听到胎心每分钟 120～160 次。胎儿长 30 厘米，重 600～750 克	能明显感觉到胎儿的有规律活动，可能背部会疼痛。体重继续增加
7 个月	大脑已有沟回和皮层结构。内脏功能逐渐完善，能呼吸和啼哭。皮肤红色有许多皱纹。胎儿长 35 厘米，重 1000～1200 克	能感觉到胎儿频繁的活动，站立时间久了踝关节会肿大，背部会有疼痛。体重继续增加

续表 8 - 1

孕　期	胎儿发育特征	母亲身体变化
8个月	肌肉已发达，而且神经中枢之间相互联系使胎动有质的变化。此时不但会拳打脚踢，还会左右转动。眼睛能睁开，眼珠表面有薄膜保护。胎儿长40厘米，体重1000~2000克	偶尔有头疼、背疼、失眠。体重继续增加
9个月	皮下脂肪增加，皱褶逐渐消退，皮肤粉红色，胎毛消失。胎儿长45~47厘米，体重2000~2300克。这个月出生的胎儿成活率达95%	感到下腹部非常沉重，走路有气喘，踝关节肿胀。体重继续增加
10个月	皮下脂肪丰富，背部和关节有皮脂保护。头发粗直而光亮，指（趾）甲超过指（趾）端，脚掌有掌纹。胎儿身长50厘米，体重约3000克	开始出现分娩征兆

　　一般将怀孕称为"妊娠"，分为每三个月一个阶段：妊娠早期、妊娠中期、妊娠后期。妊娠早期的胚胎，从受精卵单细胞发育为2亿个细胞的成型人体，是生长最关键的时期。这时也是孕妇早孕反应时期，因为孕妇的身体要为胚胎生长做好全部准备。妊娠中期，胚胎已长成可以辨认的人形，称为胎儿，孕妇可以感觉到胎儿在腹中运动。孕妇的身体开始体重大增，充满活力。妊娠后期，胎儿的有规律活动，给孕妇带来生命孕育的美好感觉；同时也感到腰酸背疼，体重更增，行动有所不便。

　　分娩，是指胎儿脱离母体作为独自存在的个体的这段过程。这是一个人的人生开端，许多文化将这个时期视为个体年龄的起点。分娩的全过程可分三个产程阶段：第一产程，子宫口扩张期；第二产程，胎儿娩出期；第三产程，胎盘娩出期。

　　第一产程是从有规律的子宫收缩开始，到宫颈口完全扩张至10厘米，能使胎头娩出为止。初产妇的这个过程需要4~24小时。在此期间，产妇要保持乐观镇静的情绪，按时进食以补充足够营养，按时排尿，每2~4小时一次，使膀胱空虚以免阻碍胎头下降。

　　第二产程是从宫颈口完全扩张到胎儿娩出为止。初产妇需要0.5~2小时。这是分娩的高峰时刻，婴儿即将诞生。胎头移动到接近阴道口，外阴和肛门部位由于胎头压迫骨盆底而显得膨出。胎头随着每次宫缩向前移动，不久就能看见胎头。当胎头顶部可以看见时，助产士会告诉孕妇不要太用力，因为如果胎头娩出太快，孕妇会阴处的皮肤会有撕裂。如果有可能出现严重撕裂，或胎儿处于危难时，孕妇将接受会阴切开手术。当胎头扩张阴道口时，孕妇会有刺痛感，紧接着是麻木感，这是因为阴道组织扩张得很薄时，阻滞了神经的传导。胎儿头部娩出时，是面朝下的。助产士会检查脐带是否缠住胎儿的颈（当胎儿身体娩出时，脐带常会套在头部）。然后，助产士将胎儿头部转向一侧，使得头与两肩平行，并清洁胎儿的两眼、鼻、口，必要时还会吸出胎儿呼吸道内液体。紧接着的两次宫缩，胎儿整个身体滑出母体，婴儿诞生！助产士会将自己的手放在刚出生婴儿的腋窝将他/她扶出产妇腹部。初生的婴儿看上去有点儿发青，皮肤上覆盖着胎脂并有血液的条纹，会哭。

第三产程是从胎儿娩出后到胎盘娩出为止。初产妇需 10～90 分钟。胎儿娩出后，仍会有宫缩将胎盘娩出，这时的宫缩几乎已无疼痛感。随后，医生会替产妇收拾整洁，外阴有裂口时会做局部缝合。

分娩整个过程，大部分产妇会认为很痛苦，也有些产妇表示自己是无痛分娩。目前在一些大城市，有关于产前的课程帮助孕妇学习生产过程，也有一些医院允许丈夫、家人或朋友陪伴产妇分娩，以给产妇情感、精神的支持。

产后护理，是对生产后女性的照护过程，医学上称为"产褥期"。由于整个孕期和分娩对产妇来说是一次脱胎换骨式的生理心理变化，生产后的女性往往十分虚弱，伤口愈合、身体复原以及心理调整都需要亲人的照料。在医疗卫生条件不足的时代，产褥期死亡时有发生。在中国，产妇生产后的休养称为"坐月子"，有很多休养禁忌。在欧美地区，更重视的是预防产后心理疾病，如产后忧郁症。

产后抑郁症，是指女性在产后 3～4 天内，出现流泪、不安、伤感、心情抑郁、集中力低下、健忘等现象。大多数人 1～2 天后症状消失。虽然程度和症状有差别，但经历过产后抑郁症的女性非常多。产后抑郁症表现是：经历分娩疼痛后的女性会感到委屈，情绪脆弱，没有什么原因而容易难过并哭泣，她们可能发现自己不可能快乐起来；有些女性会非常焦虑和紧张，很小的问题就会令她郁闷烦恼、不知所措；还有的女性会觉得自己生病了，头及全身疼痛，却没有任何特别症状。对大多数人来说产后抑郁症只是一时的症状，相当多的人能够自愈而不必治疗。有的症状很轻微，未经察觉就结束了，据统计可占产后女性的 80%。

8.2.3　控制生育

控制生育，是指夫妻之间对是否生育孩子的选择。在中国，20 世纪 50 年代以来高涨的生育潮已使中国成为世界上人口最多的国家。不仅中国土地上的资源匮乏，而且全球都存在资源分布不平均问题，使得控制人口数量增长成为全世界的艰巨任务，毫无疑问，中国首当其冲。20 世纪 80 年代起，中国启动了"计划生育"国策，提倡每对夫妻只生育一个孩子。虽然这项国策在实施当中困难重重而且出现一些强迫行为，但还是使人口增长速度减缓下来。当然紧接着的问题就是老龄化时代的提前到来，绝大多数城市家庭的独生子女成年后要面对双倍的父母照料难题。尽管这样，降低人口出生率还是在无奈地坚持。

避孕和堕胎药物及技术，作为计划生育国策最直接的实施手段，在中国得到了最大规模的使用和推广。曾经以子孙满堂、多子多福为荣耀的家族文化传统，曾经以堕胎为耻辱的社会文化习俗，由于计划生育国策压倒一切的影响，变成了"要致富，少生孩子多种树"的口号和行动。避孕和堕胎已经成为医院里普通的门诊诊疗和门诊手术。但是无论怎样，对于一对夫妻，尤其是要为生育或不生育承担生理负担的妻子，避孕和堕胎都是一件不可轻视的重要事情，一对夫妻很可能因一次失败的堕胎手术而一生再没有机会生育孩子，或者因不当的避孕措施而使身体失去健康。是否生育，成为每一对夫妻缔结婚姻时就要认真考虑的事，也是意外怀孕后是否选择堕胎而需要慎重选择的事。而医院和社会，尊重当事人的想法并给予最人道的关怀和照料是起码的责任。

避孕，是使用现代科学手段不使女性怀孕的措施，是一种积极控制生育的途径。避孕原理主要是控制受孕过程的三个环节，也就是三类避孕途径：第一，抑制精子或卵子生产；第二，阻止精子与卵子结合；第三，使子宫环境不利于精子获得能力及生存，或者不适宜受精卵着床和发育。常见的避孕方法有：口服避孕、器具避孕、自控避孕和手术避孕。

手术避孕也称为"自愿手术避孕"，是一种永久性绝育方法，手术接受者将永远不能生育。因此，这项手术只适合于那些期望永久性不生育且无手术禁忌症的成年夫妻。如果只希望暂时性或可逆性避孕的夫妻不适用这项手术，必须充分帮助当事人认识手术结果并尊重当事人意愿。绝育手术分为输精管结扎和输卵管结扎，即切断男性输精管使精子无法输送，结扎女性输卵管使卵子不能通过。这是身体健康而要求绝育的夫妻才做的手术，那些因疾病而切除睾丸的男性或切除卵巢的女性同样会失去生育能力。

输卵管结扎手术，是将子宫与卵巢间的两根输卵管分别切除一小段，并将切口扎紧，达到阻断卵子通往子宫通道的目的。近年来，微创技术的普遍适用，使输卵管结扎可以使用腹腔镜进行手术，损伤小、安全、恢复快的特点使女性受到很小的创伤。输精管结扎手术是将两侧阴囊的两根输精管切断并扎紧，阻断精子从睾丸上行到输精管上部。输精管结扎对男性阴茎勃起和射精都没有影响。

器具避孕，是通过设置障碍阻断精子进入子宫而防止受孕的方法，包括避孕套、子宫帽避孕套、宫颈套、阴道套、宫内节育器等。

避孕套，是男性避孕器具，也叫男性避孕套、安全套、阴茎套，是性交时套在阴茎外面的橡胶套，当男性射精时，精液被收集在套内而不至怀孕。避孕套有的顶部有像奶嘴的空间用来收集精液，还有的包含润滑剂并含有杀精剂，可在射精后 1~2 分钟内杀死套内的精子，避孕效果更好。乳胶质的避孕套不能放在钱包或汽车工具箱内，因为温度过高会损坏乳胶材质而出现破裂。避孕套使用前一定要检查是否有破损、检查包装上面生产日期是否过期，要挤出避孕套顶部的空气，不能翻转过来使用。

子宫帽避孕套，是一个乳胶质的杯形物，边缘非常柔软可以变形，放置在女性阴道内覆盖宫颈口，以阻止精子进入。套内和边缘可以使用杀精剂凝胶，起杀精作用。初次使用需由医生教会女性如何放置，只要学会，这是很容易做到的事。放置子宫避孕套后应在 2 小时内结束性行为，否则杀精剂会失效。子宫避孕套在性交后可以在体内放置 6~8 小时（不必更长时间），之后取出清洗可重复使用多次。这种方法对于不能接受阴道内放入、取出器物的女性不适用。

阴道套也叫女用避孕套，是放置于阴道的润滑的聚亚氨酯套，形状类似男用避孕套，不同的是两端都是环形，一端是封闭的，用于阴道底部靠近子宫颈，和子宫帽一样放置在合适的位置，另一端环形有开口，留在阴道口外面。也就是说，女用避孕套是遮蔽住整个阴道以阻止精子进入。阴道套的优点是：导热性好有利于双方性交时的感觉；不容易破损；滑出几率不高；比男用阴茎套更不易接触到精液；还可以清洗后多次使用。需要注意的是，性交时不要把阴道套推进阴道里，这样容易造成精液从阴道套边缘渗漏。使用避孕器具似乎不是很方便，但是如果把套用性器具当做性行为的组成部分，在前戏时丈夫帮妻子将阴道套塞入阴道，妻子帮丈夫套上阴茎套，这不仅是负责的性行为，而且是决定暂时不要孩子又没有使用其他避孕措施而必须做的事情。

宫内节育器也叫避孕环、子宫环，是中国已婚女性使用最多的宫腔内避孕器具，由医生放置，放入后可以不取出而持续使用5～10年。避孕效果优于其他避孕器具。子宫环有圆形、宫腔形和T字形，医生根据子宫的情况选择适当的子宫环。目前T形环使用最多。T形环由塑料制成，尾部有一根细细的尼龙线，医生将子宫环放入子宫，让尼龙线留在阴道里，便于检查子宫环位置和取出。子宫环的作用，过去被认为是阻挡受精卵进入子宫着床，后来发现并非如此，而是阻止受精过程，因为子宫环释放到输卵管内的药剂可以改变精子的行进路线。植入子宫环初期，女性有感染盆腔炎的可能，但几率不高。

口服避孕药，是女性通过内服避孕药片改变月经周期阻断正常排卵和植入而达到避孕效果的避孕手段。避孕药主要成分是人工合成的雌激素和孕激素，根据避孕作用的时间长短不同又分为长效、短效和速效3种。长效避孕药是处方类药，初次服药是在月经来潮的第5天午饭后1片，间隔20天服第二次，以后以第二次服药日为每月服药日期，每月服一片，可长期避孕。短效避孕药一般在月经来潮第5天晚饭后睡觉前服用，每天一片，连服22天不间断，服药一个月，可以避孕一个月。速效避孕药也叫"探亲避孕药"，意思是分居的夫妻探亲相聚的10天时间里，可于性交后服用，不受月经周期限制。少数女性服用避孕药后会出现恶心、呕吐、头晕等反应，可以把短效避孕药放在晚饭后或临睡前服用，或长效避孕药放在午饭后服用，可减轻反应。服药期间如果出现阴道流血或3个月不来月经，应去医院检查原因。长效避孕药不能突然停药，要在停药后接着服用短效避孕药2～3个月作为过渡，以免发生不规则阴道流血。长期服用避孕药的女性应定期到医院做健康检查。决定生育时，应停药半年后再怀孕，在停药后的半年中最好采用避孕套避孕。

其他避孕方法还有注射避孕、皮下埋植避孕等，原理是向女性体内注入或缓慢释放孕激素而造成子宫形成不接纳受精卵着床的环境而避孕，但是存在一定的副作用。

自控避孕也叫安全期避孕法，是夫妻通过计算排卵日期使性行为避开排卵而避孕的方法。月经周期的前半期，是卵巢中卵子发育期，卵巢中分泌的雌激素使子宫内膜、宫颈及阴道增厚并乳房胀大，然后就排卵。卵巢中的卵泡释放出成熟的卵子时会出现体温升高和宫颈黏液改变。排卵期就是"能孕期"。如果卵子没有受精，孕激素就减少并使子宫内膜脱落而月经来潮。安全期避孕就是在每个月经周期中的"能孕期"内避免性生活，从而避免怀孕。但是，安全期并不安全，推算出的能孕期常常无法达到精确，因为女性排卵受生活环境、自身健康及情绪状态影响而有少许改变，甚至有时出现额外排卵——在能孕期之外排卵。这就使能孕期常出现不确定性，导致安全期避孕存在受孕风险。

比较上述几种避孕方式的避孕效果，其成功率分别是：手术结扎、口服短效避孕药、避孕针、皮下埋植药物避孕均可达99.9%，宫内节育器95%以上，男用避孕套80%～98%，安全期避孕70%～80%。尽管如此，没有哪一种避孕方法是万无一失的，任何一种方法都存在正反两面效果以及失效的情况，不少意外怀孕都是在使用某种避孕方法时出现的。这也就提醒人们更加要仔细选择并正确使用避孕措施。这里，特别提醒不满20岁的女性一些避孕常识：为了正在发育的身体，16岁以前不宜服用避孕药，最好使用男用避孕套；过了 16 岁的女性，不要服用长效避孕药而是服用短效避孕药；紧急避孕药每年服用不能超过三次，每月服用不能超过一次。

堕胎又叫中断怀孕或人工流产，是人为终止妊娠、取出胚胎或导致胎儿死亡的过程，和主动避孕相比，属于控制生育的补救措施。堕胎在西方文化背景下颇受争议。在中国，传统文化和习俗也不赞成堕胎，对选择堕胎的人存在鄙视，认为只有非正当性行为的人才会堕胎。但是 20 世纪 80 年代中期以来，由于计划生育国策的推行，中国社会已不再对堕胎有反对意见，在生育一胎制的背景下很多人自愿选择堕胎，或被政府有关部门强制堕胎。中国并没有关于堕胎的法律法规，但有一些地方政府管理条例，规定了不准堕胎和必须堕胎的界限。如贵州省的《贵阳市禁止选择性终止妊娠规定》中要求，除一些特殊情形外，禁止为怀孕 14 周以上的女性施行人工流产，否则最高可处违法并处月收入 6 倍以下或 3 万元以下罚款；凡计划外怀孕者（农村夫妇已育有一胎，未到第二胎时间的，一般须相隔 6 年；城市户口已有一胎者，禁止怀孕），政府可强制堕胎，且不管胎儿大小。

堕胎分为药物堕胎和手术堕胎。

药物堕胎，是在医生指导下口服或注射米芬普利斯顿（一种黄体酮抑制剂），导致胚胎从子宫内壁脱落，引发子宫收缩，排出胚胎组织。最佳时间是在女性最后一次月经后 7 周内使用。研究显示使用这种方法比手术堕胎造成的疼痛小、感染危险少。

手术堕胎分为怀孕早期、中期、晚期手术。早期手术是指怀孕头 12 周（3 个月）内使用真空刮宫方法（也叫真空吸引术），通过真空泵吸出子宫内膜、胚胎和胎盘组织。真空吸引过程大约 10~15 分钟。中期手术是指怀孕 13~16 周（4~6 个月）期间使用金属刮器把子宫内壁所有胚胎组织刮下来再全部吸出，叫扩张刮除术，是针对怀孕中期子宫膨大后子宫壁变薄、胚胎组织已牢固附着子宫壁的手术。晚期手术是指怀孕 16~24 周不得不做的堕胎手术，必须使胎儿死亡再从阴道引产，使用前列腺素或盐水引产。整个过程数个小时，类似生产过程，女性身体会感到极不舒服且心情十分痛苦，最终娩出一个完整的死胎。

堕胎，尤其是怀孕晚期堕胎对女性有很大影响。首先是身体影响。初次怀孕女性堕胎后很可能导致终生不孕或习惯性流产；手术堕胎则存在出血、感染、宫颈粘连等手术后遗症的风险。其次是心理影响。一般表现为情绪低落，有罪咎感、悲伤和懊悔、失落和无助感等。这些情绪反应经过一段时间后能够自愈，但是若接二连三地堕胎会使这些情绪加重，需要家人和专业人员帮助才能解决。

8.3　非婚性行为

非婚性行为，是指未缔结婚姻而有性行为并在一起生活的性伴侣关系，包括异性同居关系、同性恋和双性恋关系等。

8.3.1　非婚异性性关系

婚姻制度是社会稳定的基础，也是生育后代的保证。无论为了血缘的正统还是为了财产的承袭，人类用婚姻制度保证了这两方面价值的实现。然而，一方面，当这种价值观不再成为唯一价值观之后，人们不再需要通过保护财产来满足物质欲望；另一方面，人口膨胀引起的自然资源不足，使控制人口成为全世界的共识。这种情况下，血缘关系正统性和私有财产继承性的价值观受到挑战。与此同时，婚姻关系中矛盾与冲突的存在，也使很多人不愿意将生命浪费在无谓的争执和不愉快当中。所有这些条件，是促成婚外性关系增长的原因，同时也推动了社会文化习俗对婚外性关系的宽容和尊重。当然，如果性伴侣希望生育后代并得到法律保护和社会保障的话，婚姻仍是首选的性关系方式。

非婚异性性关系包括两类：一类是婚前性关系，即准备结婚的男女在办理结婚手续之前在一起居住并有性行为关系。另一类是婚外性关系，即有婚姻配偶的个体与婚姻外他人有性行为关系。不同的是，婚外性关系由于关系到婚姻内另一方权益，往往受到社会道德谴责，在法律上也需要承担过错责任。

非婚异性性关系，被人们关注得比较多的是婚外性关系，而且从道德和法律角度的关注更多一些。事实上，和婚姻性关系一样，非婚性伴侣之间也有生理需要和情感需要，而且他们的这些需要由于社会习俗的不接纳常常要背负沉重的压力。

8.3.2 同性和双性性关系

同性性关系和双性性关系，是指不同于异性性取向的性伴侣关系。

同性性关系也叫同性恋，是指性伴侣在性心理、性情感、性行为等方面以同性别为性取向的性关系。同性恋者有多种称谓：homosexual（同性恋），gay（感觉快乐的，特指男同性恋者），lesbian（特指女同性恋者），玻璃（Boy's Love 的字头 BL），T/P（T 是 tomboy字头，指女同性恋中充当男性角色的一方；P 是 pretty girl 字头，指女同性恋中充当女性角色的一方）；同志（也有人以方言发音而称"兔子"）。同性恋人数大约占世界人口比例的 5%。

男－男性关系以肛交、口－生殖器官性交、非性器官的性接触为获得性满足和性享受的主要形式。他们也会彼此抚摸生殖器或互相手淫，并伴随温和的亲密动作，如亲吻、拥抱、身体摩擦等。男同性性伴侣对性行为方式有自己的偏好，有的男－男性伴侣对口交和肛交没任何兴趣，有的男－男性伴侣则特别喜欢彼此抚摸或互相摩擦生殖器。女－女性伴侣更倾向于交互亲密性行为，如，彼此抚摸性器官、彼此将手指插入对方阴道、口交等。她们似乎比男同性恋做更长时间的抚摸、拥抱和非性器官刺激（如亲吻）。

同性恋者经历了十分艰难历程才被社会认可。西方社会，同性性行为曾被基督教教会谴责为罪恶，被定位为违法。直到 1973 年，美国权威心理学组织和精神病学组织才将同性恋行为从疾病分类系统中去除，将同性恋界定为"无论在性爱、心理、情感及社交上的兴趣，主要对象均为同性别的人，这样的兴趣并未从外显行为中表露出来"。中国在 1957年的相关司法解释中规定同性恋为流氓罪；1989 年，公安部以批复形式指出，在法律无明文规定下，对同性恋问题原则上不受理，也不以流氓行为给予治安处罚。1997 年颁布的新《刑法》中删除了同性性行为是"流氓罪"的条款；2001 年出版的《中国精神障碍分类与诊断标准》把"同性恋"从精神病名单中删除；2005 年中国政府首次向世界公布了中国男同性恋人数，这被认为是政府对同性恋群体的承认。尽管中国社会越来越开放和宽容，但是目前还没有任何允许同性恋者结婚或承认其同居生活的法律，相关社会保障也没有惠及这个群体；社会大众对这个群体也还持有不完全接受的态度。

很多研究证明，同性性行为只是人类性行为连续体的一种正常变化，它比异性性行为要少见，但是并不能说明就是异常、变态、病态、堕落；同性恋者除了性取向与异性恋者不同之外，其他所有心理指标和行为方式都与异性恋者没有显著差异。同性性伴侣之间也和异性性伴侣一样有性的欲望和满足，有性的情感和互动，同性性伴侣间的情爱同样刻骨铭心而充满甜蜜美好。所不同的是他们要承受异性性伴侣不会遇到的社会压力。

同性性行为的原因至今还未完全破解，研究者只是从各自研究领域给予解释。有学者尝试从生理层面找出同性性行为的基础，如，内分泌学推断：胎儿生长过程中大脑受何种性激素影响，决定了个体细胞未来的性取向。如果男性胎儿没有得到雄激素的影响，而是更多地受到母亲体内雌激素的影响，男性胎儿大脑会有女性化倾向；而女性胎儿如果受到雄激素的影响，大脑也会有雄性化倾向。行为遗传学的推断是：性取向与家族遗传有一定联系，男同性恋者有同性恋的兄弟、叔父、表兄弟的几率高于异性恋者。在领养兄弟与同卵双胞胎、异卵双胞胎的对比中，同卵双胞胎性取向的相同比率高于另外两组兄弟的性取向相同比率。尽管如此，是否存在同性恋的生理基础以及这种生理基础究竟是什么，目前还没有定论。

心理学的推测是：心理动力学认为同性性取向的人有童年心理冲突和问题对成长的影响，可能导致性取向障碍。一些行为疗法治疗师则倾向于对同性恋做行为矫正，但并没有成功成果的相关报道。

双性性关系也叫双性恋，是指对两种性别的人都会产生性吸引和性冲动的性取向的性关系。双性恋对两种性别的被吸引程度不一定相等，一个双性恋者可能同时保持与两种性别性伴侣的性关系，也可能对两种性别都有性需要但与其中一种性别保持性关系或偏爱其中一种性别。"双性"（bisexual）一词最早出现于植物学，用来描述那些同时具有雌雄两性性器官的植物。双性性取向的形成，被认为与暂时隔离或长途旅行而缺乏异性的同性环境有关。如，军队、监狱、矿区、施工队、寄宿学校、远洋船队，相对一段时间内的异性缺乏，使异性性取向的个体通过同性性行为释放性压抑。当离开这类环境后，他们又转向异性性取向。这种境遇性同性性行为，被称为"假性"同性恋或双性恋。但也有一生保持双性性取向的个案。其原因究竟是什么，尚不清楚。

双性性取向的存在，让人们知道，世界多样性在性别上并非只有男性和女性，在性取向方面也不是一个人不是异性恋就是同性恋，双性恋者也应当被认可，他们和其他人一样不应当被不公正对待。同样，还有无性恋性取向，即无性恋者，这个群体的个体有性欲望和性行为（手淫），但没有自己之外的性行为对象。

同性恋者对自己身份的认同往往要经历一个长时间过程。最初是同性性吸引或性兴趣，他们/她们会有性身份的困惑，企图否认自己是同性恋；接下来是同性恋身份的审视和比较，他们/她们开始不回避自身性取向，并设想这只是特殊情况下的暂时表现；紧接着是对同性恋身份的容忍与接纳，他们/她们开始和其他同性恋者接触并得到积极认可；最后是确认同性恋身份并愿意向他人公开这一身份（公开同性恋身份被称作"出柜"）。双性恋者的自我认同稍有不同，他们/她们会先转向同性恋身份再转向双性恋身份。

同性恋和双性恋组织是这两种性取向者的社会团体。这是由于同性恋者和双性恋者在性取向和性关系方面不遵循异性恋主流文化，在他们决定"出柜"时往往面临着极大的困难和挣扎，他们需要更多的心理支持和社会支持，为此他们组成了自己的组织并有他们自己的社区。西方多个国家有专门的同性恋或双性恋社区，建立了他们/她们自己的社区文化。在美国，同性恋者和双性恋者分别有自己的标志。双性恋团体的标志是"双性恋自豪"旗帜，上部红色和粉红色代表同性恋，中间紫色代表双性恋，底部蓝色代表异性恋，以此表达他们的性立场。同性恋团体的标志是六种颜色组成的"同性恋骄傲"彩虹旗，红色代表性爱（废除恶法，性权就是人权），橙色代表力量（集体展现，我们就是力量），黄色代表希望（勇往直前，打造希望种子），绿色代表自然（看见差异，自然展现本性），蓝色代表自由（自主多元，解放身体自由），紫色代表艺术（活出自我，创造缤纷艺术），六种颜色共同代表同性恋者的多元化主张。

中国最早的双性恋组织是成立于 2005 年的"博性艺术沙龙（BOSEXART）"，由当时活跃于北京 798 艺术区的艺术家们创立。这个组织经常举办一些双性恋沙龙聚会、以性为主题的展览、性美学讲座等，希望用艺术的高雅、感性方式来引导和拓展大众性审美和性多元化视野。

8.3.3 同性性关系合法化

同性恋性关系绝不仅仅是一种获得性满足的生理心理关系，而且包含着社会认可和社会生活多方面的社会关系，尤其在诸多生活保障由公共资源提供的现代社会，没有社会认可的生活很难得到社会的资源和支持。婚姻和养育后代就是同性恋者遇到的与异性恋者最不平等的现实问题。正是处于这一原因，同性恋者一直在为争取合法的性关系，即同性婚姻积极争取。这种情况在欧洲一些国家取得了成果。1988 年 12 月丹麦通过"同性恋婚姻法"，成为世界上第一个法律认可同性婚姻的国家。该法案规定：同性婚姻中的配偶双方在遗产、继承、住房津贴、退休和离婚方面，享有与异性婚姻相同的权利。此后，荷兰、瑞典、瑞士、比利时、奥地利、挪威以及美国一部分州相继承认同性婚姻。法国、意大利及西班牙部分地区出台了与同性婚姻相似意义的家庭伴侣法，法国 1999 年还通过《公民互助契约》，规定同性伴侣及各种非婚伴侣享有已婚家庭同等的权利。截止到 2010 年阿根廷参议院通过同性婚姻法案，20 年间已有 11 个国家确认同性婚姻合法性（陈哆，2011）。

同性恋家庭养育子女也随着婚姻的合法而成为被社会认可的行为。据 2010 年美国人口普查局公布，美国已有 64.64 万个同性恋家庭，其中婚姻同性恋家庭 13.17 万个，非婚姻同性伴侣家庭 51.47 万个。但研究者估计，这一数字可能只是实际同性恋家庭数量的 1/5，因为社会歧视依然使一些同性恋者不愿暴露身份。在公开的同性恋家庭中，有 20% 是女性家庭，有 20% 的同性恋家庭抚养着孩子（中国新闻网，2011）。在同性婚姻合法的国家，很多同性或双性家庭都有孩子。一些孩子是从异性婚姻家庭领养而来的，女同性恋家庭可以通过人工受孕方式自己生育孩子，男同性恋家庭则通过领养或代孕妈妈（代孕在中国属于违法）得到自己的孩子。据有关调查，同性恋家庭与异性恋家庭在养育子女方式上并没有显著差异，同样能够为孩子提供健康成长环境，而且，同性恋家庭子女并不比异性恋家庭子女更容易有同性性取向。

在中国，同性恋者还处于不再被判违法、不再被送入精神病院的水平，他们在异性性关系为主流的社会环境里，绝大多数人不得不隐藏自己的身份，悄悄与性伴侣交往。他们实现组成合法家庭、养育自己孩子的愿望还有很长的路要走，而他们养老问题的解决更是前景尚不明朗。

9 职场不恰当的性

人类进入文明社会后，性就成为了隐私的事情。一个人如果在公共场合向另一个人表达性的意愿，会被认为是反常和不礼貌的行为。但是在现实生活中，却总有这类事情发生，尤其在工作场所，以性为晋升的条件或诱惑，以性为职业等现象，每个社会都广泛存在着。由于这种或直截了当或间接暧昧的性表现不符合公共道德，对公共秩序有影响，不能被大多数人接受，因而统称之为非恰当的性。

9.1 性　骚　扰

性骚扰，是指人际交往中含有性内容而违反他人意愿的不受欢迎的行为。这类行为之所以构成骚扰主要因为行为者没有考虑对方的感受和意愿；同时这种行为尚未严重到性侵害、性强迫的程度；性骚扰者也没有性行为方面的特殊癖好，如裸露癖、摩擦癖、触摸癖等，他们主要通过语言或身体接触在对方并无性的交往意愿的情况下做出含有性内容的行为，因而往往给对方造成严重的困扰和心理紧张（图 9－1）。

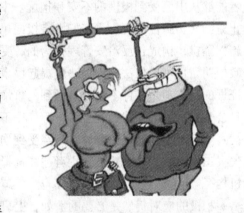

图 9－1　公车汽车上的性骚扰

9.1.1　职场性骚扰

职场性骚扰，是指同事、上下级或商业伙伴之间发生在工作地点的性骚扰现象。常表现为身居高位的骚扰者以获得、保持或停止某种工作中的好处为条件，向下级员工提出性要求；或者雇员之间以带有性含义的语言、非语言或肢体动作，使被骚扰者处于不安的、粗暴无礼的工作处境中而无法集中精力工作；还有一些是来自商业伙伴的性骚扰，以服务业居多，如发廊、酒吧、夜总会、录像厅、按摩房、洗脚房等，一些商业客户对服务者动手动脚，认为这是商业服务应有的内容，这对商业服务者是极大的羞辱。虽然职场性骚扰者以男性居多，但也有很多情况下由女性发起，如应聘某个职位时，应聘女性故意穿着暴露并做出性暧昧的表情和动作，以性挑逗方式影响招聘者，使其无法正常而理性地继续工作。

职场性骚扰的后果造成三种职场负面效应。第一，性骚扰鼓励了行贿受贿。以交易为目的的性骚扰总与一定的利益或权利有关，意味着性成为交换另一种东西的条件，这推动了行贿受贿。第二，性骚扰造成了有敌意的工作处境。由于被骚扰者并没有意愿和骚扰者进行性方面的交往，反复地被性暗示、被性示意会使被骚扰者很不舒服，使工作成为一种可怕的事情，严重妨碍被骚扰者的工作业绩。第三，性骚扰形成了不公正的工作环境。如果性骚扰得逞，被骚扰者处于利益或权利的考虑而接受了性与利益的交换，在职场中势必影响其他人的工作积极性，形成职场不良风气。

职场性骚扰的主要环境因素是：首先，职场存在性别的权力差距。社会性别对职场的影响往往表现为男性高于女性。这种情况下，一般处于职业场所高位的男性骚扰者，就会利用工作资源和权力，换取下属或同事的认可与服从，包括性要求的服从；一般处于较低位置的女性骚扰者，为了得到比别人更多的照顾和便利，便以性为资源换取更快的提升和业绩机会。其次，职场缺乏必要的道德规范。性需要是人的生理本能之一，人类的文明要求个体有荣辱心和羞耻感，职场需要道德文化氛围才能使从业者努力工作。最后，性别文化的惯性作用。职场在一定社会文化环境中，遵从特定的性别价值观。虽然女性参与社会事务和进入职场工作已有上百年历史，但是男权文化的惯性依然深刻影响着职场人际关系。两性之间讲一些性笑话、有一些性挑逗和性暗示行为成为职场习以为常的现象，这必然纵容了性骚扰的存在。工作环境的改善已引起很多学者的关注，并试图从法律责任角度给予督促（李妍，2011；徐金锋，2011；杨茂，2011）。

应对职场性骚扰，不是一件很容易的事情。其表现常常是隐蔽而暧昧的，只有被骚扰者能够从中感受到极度的不安和担忧。中国2005年修订的《妇女权益保障法》规定："禁止对妇女实施性骚扰。受害妇女有权向单位和有关机关投诉。""违反本法规定，对妇女实施性骚扰，构成违反治安管理行为的，受害人可以提请公安机关对违法行为人依法给予行政处罚，也可以依法向人民法院提起民事诉讼。"但是，将性骚扰诉诸法律是需要明确的证据的，这却是一件不太容易做到的事情；另外，传统习俗对女性的歧视，使一些女性一旦公开自己是性骚扰的受害者，不仅得不到周围人的同情，反而被怀疑是主动"勾引"骚扰者。面对不利的舆论环境，已经受到伤害的被骚扰者，还要面对舆论的压力，甚至存在失去工作的风险，多数被骚扰者往往选择沉默和躲避，实在不得已就只好离开不利的职业机构。

积极的应对仍然是必要的。如，上班穿职业正装，避免穿暴露过多的服装；不对同事或上司有暧昧表示以免误解；避免单独留在工作场所；单独与同事或上司谈话时保持开门状态并保持一定空间距离；被性骚扰时要尽力脱身，明确表态让对方知道其行为不受欢迎；一旦发生被性骚扰事件，要平复情绪、收集证据、寻求专业人士帮助，情节严重时应向公安机关报案，若不被受理时可向法院提起刑事诉讼。

9.1.2　校园性骚扰

校园性骚扰，是指发生在学校里的师生之间或学生之间或学生与校外人员之间的性骚扰现象，教师之间或职员之间的性骚扰属于职场性骚扰。据一项关于大学女生被性骚扰的调查显示，在被访女大学生中，称自己在校园里遭遇过性骚扰的女生占44.25%，称遭遇过两次以上性骚扰的女生占46.3%；认为大学校园里性骚扰情况严重的女生占60.4%，认为性骚扰情况很严重的女生占23%（蒋梅，2006）。由此可知，大学校园性骚扰具有广泛性。关于中、小学校园性骚扰的调查和报道非常少。

关于校园性骚扰方式的认知，该调查显示，认为讲"黄段子"（色情故事）的占60%，认为发色情短信的占72%，认为性言语和身体接触的占90%，认为电话里语言挑逗的占80%，认为看色情电影或图片的占90%（蒋梅，2006）。这说明大学校园的性骚扰方式与职场不同，表现为非接触性骚扰居多，使用语言和图片的性挑逗是主要方式。

关于校园性骚扰发动者，该项调查显示，陌生人对女生性骚扰的占55%，熟人、领导和朋友占30%。校园性骚扰主要发生在5种关系之间：教师对学生，学生对教师，学生对学生，学生对校外人员，校外人员对学生。其中，教师对学生性骚扰是最为严重的情况。虽然大学生已是成年人，但是属于刚成年而涉世不深，缺乏人际交往和社会参与经验；同时，他们在师生关系间明显处于弱势地位，一旦发生被骚扰事件，学生很难自我保护，而且对他们/她们今后的成长会留下不利影响。而作为教师，不仅是成年人，而且是为人师表的教师，社会对之有很高的道德期许，出现不道德行为将面临严厉的社会谴责，甚至影响学校和整个教育职业的声誉。学生对教师的性骚扰，也会受到社会习俗的刻板印象影响。如果是女教师被骚扰，人们往往会认为是这个女教师不好，勾引了学生，而不会认为学生有责任。这也是不公平的。学生之间发生的性骚扰事件，学校需要承担一定责任，因为学校是传播知识和塑造人格的地方，发生学生间性骚扰将使人们对教育的积极作用和正面形象产生怀疑。校园确实不是真空地带，但是学校所承担的社会道德责任似乎比其他社会组织更多，而性骚扰现象的存在，社会舆论一般难以接受。关于规范教师职业行为，有研究者对不可避免与学生有身体接触的体育教师的行为规范提出一些设想，其中包括学生运动损伤时的肢体接触，情绪、语言、视线、与异性学生单独谈话等情境下避免误解的行为方式（李建国，2010）。

关于性骚扰的原因，有过被骚扰经历的女生中，71%的人认为是被骚扰者外表漂亮，68%的人认为是被骚扰者衣着过于暴露，46.4%的人认为是被骚扰者举止不妥而被吸引，67%的人认为是被骚扰者自身原因。这些解释都是从被骚扰者寻找原因，在一定意义上不合乎情理。被骚扰者已经是受害者，却要认为是自己行为举止不当，等于说羊被狼吃是因为羊吸引了狼。从校园环境来说，发生性骚扰事件，学校和社会都有责任。由于中国教育制度的行政化特点，中国大学校园很难成为学生为主体的、学生自己的空间，学生在学校里必须接受学校的管理，不能决定自己的学习和生活方式。学生成为企业员工一样的被管理者而不是学习的主体和成长者。学生的被动地位，导致学生在校园里没有发言权，行为必须合乎学校要求。当性骚扰发生的时候，学生没有渠道向学校求助，只能默默忍受。社会的责任在于，把学校当做分数的工具，只期待学生有好的成绩而不关心学校除了传授知识之外还有育人的培养职责和传播文化、承担时代精神的社会责任。这些都助长了学校对学生的军事化管理而非成长式培育。因此，解决校园性骚扰问题，不是只要立法和惩治就能解决的问题，而是改革学校管理制度和教育方式的问题。只有学校为学生服务而不是只为学生纠错，才可能为被骚扰学生建立救助通道并提供救助资源。

在面对性骚扰的反应方面，认为必须严厉制止的女生占56%，认为只能沉默、躲避或逃跑的女生占50%，认为应当报告公安机关的占42.6%。一半的学生认为只能沉默，可能出于害怕被报复，只有勉强过一半的学生认为要制止，表明学生对于如何回应性骚扰不知所措。学校确实有责任让学生了解遇到性骚扰时应该怎样自我保护。不单独外出和不很晚回校园，是不给性骚扰者可乘之机；遇性骚扰，尤其是暴力性骚扰，要急中生智、机智周旋找机会脱身，不要刺激骚扰者以免其过激行为伤害到自己；遇严重情况应保留证据，并及时向有关部门求助和告发。这方面，台湾校园的《性别平等教育法》（2004 年）、《校园性侵害或性骚扰事件防治准则》（2005 年）和《性骚扰防治法》（2006 年）详尽规定了防治主体是机关、部队、学校和雇主。其中对校园性骚扰的调查原则与程序、事件处理与救济等都作了详细规定，具有借鉴意义（邱立伟，2008）。

9.1.3　特殊群体的性骚扰受害者

性骚扰不仅普遍发生在社会各个角落，而且特殊群体是性骚扰的严重受害者。中国这方面的研究集中在智力障碍女性和农村留守儿童两个群体，发生在这两个群体身上的性骚扰，非常令人愤怒而心痛！

智力障碍女性是那些精神发育迟滞或先天智力障碍（如唐氏综合症）的女性。由于缺乏自我保护能力和关于性的理解，一旦遭遇性骚扰，她们完全无力自卫而处于被伤害境地。据相关研究发现，绝大多数残障者都有过遭遇性骚扰甚至性侵害的经历，其中，女性智力障碍者遭受伤害的比例和危险程度最高。中国关于性自我防卫能力司法精神鉴定中，女性智力障碍者所占比例最高（王波，2011）。做"性自我防卫能力司法精神鉴定"，是指那些被伤害者事后去做精神鉴定，以求获得相应赔偿，可是，事后赔偿对于被伤害的智力障碍女性能否起到以后的防范作用，很难估计；这类数据还说明，未能提起诉讼做司法鉴定的智力障碍被伤害者事实上更多。

据两项来自中国南方的研究显示，遭受性骚扰伤害的女性智力障碍者与一般受伤害女性的不同在于，她们绝大多数文化程度低、农民或无业、年轻、未婚（宋红梅、崔明，2011；丁兆生，2010）。另一项来自中国北方的统计数据同样证实了这一点：在被伤害的女性智力障碍者中，年龄 13 ~ 25 岁的占 66.38%，未婚的占 50%，文盲和小学以下文化程度的占 94.34%，发生在农村的占 75.47%（孔永彪，2011）。

关于智力障碍与性自卫能力，该研究显示，这些被伤害的智力障碍女性，中度和轻度智力障碍者占 89.62%，重度智力障碍者占 9.43%；而具有一定性防卫能力者占 9.43%，较弱者占 71.7%，完全无性防卫能力者占 18.87%（孔永彪，2011）。另一项分析显示了更加严重的事实，无性防卫能力者占 94.3%，性防卫能力削弱者占 5.7%（宋红梅、崔明，2011）。可以看出，轻度和中度智力障碍者是受伤害者中的大多数，而有一定性防卫能力者却是极少数，这说明她们并非不能提高性防卫能力，而只是因为她们得不到提升能力的机会。

智力障碍不应当成为这个群体比其他人更可能遭受性骚扰的理由。之所以她们最容易遭受伤害，是她们得不到应有的特殊教育，得不到应有的社会保障与社会照顾。先天的智力障碍是她们自己和家人无法选择的，但是后天的社会保障与教育是可以在一定程度上帮助她们识别性骚扰者并具有一定自我保护能力的条件。问题在于中国社会很少关注到这个群体以及她们的处境，未能为她们提供必要而及时的救助与保障，她们的被伤害是由于社会没有尽到责任。她们不仅需要法律严惩性骚扰者并获得赔偿，而且更需要社会为她们提供必要的特殊教育和特别保障，改善她们的生活处境。

伤害智力障碍女性的性骚扰者主要是熟人甚至亲属。据中国北方的研究显示，农村性骚扰者和性侵害者中，同村人和邻居占 75.47%，亲属占 7.55%，陌生人占 16.98%；被伤害者与性骚扰者彼此相识的情况高达 83.02%；性骚扰发生在被伤害者家中的占 66.04%，发生在性骚扰者家中的占 16.87%，发生在其他地方的占 15.09% （孔永彪，2011）。这再次说明，这个群体被伤害是家人和社会没有给予她们应有的照顾，才使她们独自在家而被伤害。

中国另一个最易遭受性骚扰的群体是农村留守儿童。农村留守儿童是中国社会发展现阶段一个特殊群体，他们是那些因父母双方或一方离开原户籍所在地农村无法真正尽到养育责任而被留在户籍所在地农村的 18 岁以下未成年人。据 2008 年中华全国妇女联合会《全国农村留守儿童状况研究报告》显示，自允许人口流动以来，中国大陆地区已有 1.4 亿农村人口进入城市，但他们只是到城市打工，无法留在城市，因此他们将幼小的子女留在农村户籍所在地，形成了一个特殊而又庞大的儿童群体——农村留守儿童。以 2005 年全国 1% 人口抽样调查抽样数据为基础，确认 0～17 周岁农村留守儿童在中国大陆全部儿童中所占比例为 21.72%，据此推断，全国农村留守儿童约 5800 万人，其中 14 周岁以下农村留守儿童约 4000 多万。在全部农村儿童中，留守儿童比例达 28.29%，农村留守儿童已成为中国农村非常普遍现象（中国妇女网，2008）。这份报告虽然没有显示究竟有多少农村留守儿童遭遇过性骚扰及性侵害，但是明确提出了"大龄留守女童的性侵害问题值得关注"。据一项中国西南部留守儿童状况调查显示，青春期留守儿童是最容易遭遇性骚扰和性侵害的群体。其中，12% 留守儿童有过被强迫触摸身体隐私部位的经历，近 9% 留守儿童有过被迫发生性交的经历，实施者大多为成年人（王进鑫，2009）。该调查还显示，针对农村留守儿童的性骚扰方式，主要是看性读物及性内容影视，非自愿的接吻和触摸性器官。

农村留守儿童性骚扰的主要原因是监护照顾的缺位。首先，父母未能尽到监护责任。然而这又与社会体制原因分不开。户籍制为代表的城乡区隔，使城市没有为进城打工的农民工创造必要生存条件，他们难以将子女带在身边共同生活，他们自己也不得不在失去劳动能力后回农村养老。其次，社会未能给留守儿童提供必要的社会保护与照顾。据中华全国妇女联合会调查报告显示，15～17 岁农村留守儿童往往在初中毕业后就开始独立工作，比例占 12.53%，其中 83.15% 成为本地土地承包者从事农业劳动，其他从事个体工商业或在私营企业工作。这些尚在青春期便进入社会的未成年人，缺乏家庭与社会的保护，成为最容易遭受性骚扰和性侵害的群体。

解决农村留守儿童的性骚扰与性侵害问题，并不是单方面要求父母和监护人尽到监护责任的问题，也不是要求学校保护好学生免遭性骚扰就能解决的。最重要的事情是，一方面要建立城市接纳农民工在城市生活，为他们创造带着未成年子女一起生活的环境；另一方面要在农村建立有保障有安全的社会支持系统。这些也不是简单取消户籍制就能解决的，尊重农民及其子女，尊重他们的劳动，平等地对待他们，共同分享社会发展的成果，建立起这样的社会发展价值观，才有可能建立农村与城市共享的经济资源和社会资源。

9.2　性　工　作

性工作，是指以性为商品进行交易的职业。这种职业在中国现行制度下属于违法职业。尽管如此，中国依然存在着地下性工作者及其产业。

9.2.1　性交易产业

性交易产业，也叫性产业，是将性作为产品进行商品化生产经营并形成生产、销售、消费链条的行业。

性交易的产业化兴起与发展，与 20 世纪 60 年代美国的性革命分不开。性革命直接影响并形成了整个美国社会的性自由风气，进而推动了性产业。美国性产业至今已发展出成熟的三大类产业：性交易产业，即钱与性的身体交易，提供性的身体消费；性文化产业，即性表演、性书刊、性电视电影等非身体交易，提供性的精神消费；性用品，即各类男女性自慰、性助乐用品。美国的性商品和性服务被称作"成人文化"，具有合法性。由于性产业的社会基础是性愉悦感，那些没有固定性伴侣而需要性满足的人们、那些虽有性伴侣但渴望尝试更多性行为花样的人们，成为性产业的主要消费者。与此同时，美国通过法律和社会管理对性产业和性工作者进行限制，主要表现在将所有的成人性文化限制在 18 岁以上成年人，未满 18 岁者一概不准接触。如美国所有的公共电视都不设成人频道，家庭安装成人频道须单独申请，且必须保证不给未成年人观看，如果有家长或其他成年人没有控制好性文化和性产品而使未满 18 岁者接触到，一经举报，警察立即上门制裁，轻则罚款，重则坐牢。

中国属于不同社会制度国家，法律规定性交易及其产业均属违法。根据 1999 年《全国人民代表大会常务委员会关于严禁卖淫嫖娼的决定》规定："严禁卖淫、嫖娼，严惩组织、强迫、引诱、容留、介绍他人卖淫"，一切以性交易为内容的性工作及其产业都在公安部门打击之列。尽管如此，中国的性用品产业从 1993 年出现第一家性用品商店以来呈现飞速发展趋势。据 2003 年一项统计，当时中国大陆已有 3000 多家成人用品生产企业，销售网点 12 万个以上，商品已达 3000 多种，整个行业产值达 30～50 亿元（蔡诚，2003）。中国的性用品产业发展经历了两个阶段，20 世纪 80～90 年代为初期阶段，以生产和销售服务于计划生育的避孕用品为主；20 世纪 90 年代至今为成长阶段，已从单一生产销售避孕用品发展到生产各种性用品用具，而且有一部分为进口的性用品用具。尽管如此，目前的性用品产业仍属于小规模、非集团化生产方式。

中国的性服务与性文化产业在公安部门严厉打击下处于隐形状态（不合法的地下状态）。曾有学者做过地下性产业调查，认为中国的性交易产业在政府严厉打击下出现跨国境趋势，以及从业者的中年化、低阶层化趋势，行业价格下降并有一定萎缩（潘绥铭，1999）。

中国对性交易产业的禁止，主要原因是中国近代历史经历过一个积贫积弱时代，性交易产业是那个时代具有很大负面社会作用的产业。在中国从半殖民地半封建社会形态下走向现代社会形态的历史过程中，中国人普遍以卖淫嫖娼为耻，认为那是弱国的一个象征，形成了彻底禁除性产业（禁娼）的社会时代要求。20世纪50年代初，中国政府坚决而彻底地全面禁娼，封闭所有妓院、废除娼妓制度，使性产业在中国绝迹了30年。中国人普遍认为这次禁娼是符合民心的成功之举，标志着中国开始走向独立自主和社会进步。当20世纪80年代性交易产业再次出现时，人们普遍认为应当禁止。在这种背景下，1981年中国公安部发布《公安部关于坚决制止卖淫活动的通知》、1985年国务院发布《关于坚决取缔卖淫活动和制止性病蔓延的通知》、1991年卫生部、公安部联合发布《关于对卖淫嫖娼人员强制进行性病检查治疗有关问题的通知》，对性交易产业在中国的违法地位做出了坚决而明确的界定。对于禁而不止的地下性产业，一方面，政府一直在严厉打击；另一方面，出于预防性病和艾滋病的需要又不得不对性工作者给予救助和关怀，地方政府主动为性工作者发放安全套。这也引发了安全套发放是不是变相承认性交易产业合法化的争论，肯定方的意见认为，无论性工作者的行为是否违法，预防性病、艾滋病而发放安全套都是必要而正确的；否定方的意见认为，发放安全套等于鼓励性工作者从事性交易，变相承认了这个产业的合法性。两种意见至今仍在争论，但是安全套的发放也在继续且数量不断增加，毕竟预防艾滋病是全社会当务之急。

9.2.2　性工作者

性工作者，是指以性为商品进行交易的性交易产业的从业人员，两性都有，女性居多。由于性工作者在中国没有合法地位，关于从业者的确切数量尚缺乏准确统计。2001年起，世界卫生组织（WHO）与中国卫生部联合在中国开始启动"娱乐场所100%使用安全套"项目。在后来世界卫生组织举行的该项目研讨会上所提供的关于全球性工作者使用安全套情况报告，认为中国政府估计现有600万名性工作者，以女性为主。根据中国《国家计生委"九五"期间第一批人口与计划生育课题研究成果汇编》提供的中国人口数据（周也，2009），2000年中国劳动力人口为77510万，那么性工作者比例就是0.77%；2005年中国劳动力人口为82557万，那么性工作者比例就是0.73%。也就是说，在中国劳动力人口中大约每150人当中就有1个是性工作者。

中国性工作者的特点，主要表现为低阶层化。据一项性工作者状况调查显示，性工作者主要是20～30岁年龄段女性，平均年龄23.4岁；未婚者居多，占性工作者比例73.33%；初中受教育程度最多，占性工作者比例48.57%（胡晓云等，2011）。女性在这个年龄段正是工作能力最佳时期和婚恋最佳时期，却有这么多女性从事性交易职业，说明她们缺乏更多的其他工作机会，因为性交易常常在成为女性唯一生存机会时，她们才可能选择这一职业。

中国性交易地点主要是娱乐场所，如，夜总会、卡拉OK厅、KTV厅，洗浴场所，如，桑拿浴房、保健按摩中心、休闲城，以及宾馆饭店。据一家桑拿浴房的老板供述，其收入近50%直接来源于介绍和容留性交易，另20%～30%来自性交易的附加消费。也有一部分性工作者在街边发廊或固定街道路边等候性交易者光顾，俗称"站街"。这类分散的性工作者收入很低，但她们情愿这样，因为如果她们进入娱乐场所、洗浴场所、宾馆饭店等服务机构，就必须向机构缴纳一笔费用，甚至被恶意敲诈勒索。

中国性工作者是人权得不到安全保障的高风险人群。由于性交易在中国属非法行业，从事性交易工作属于违法行为，使性工作者处于隐形状态。据有关调查证实，性工作者有过被抢劫和被强奸经历的比例高达90%（何显兵，2004）。同时，性交易过程中因客人不愿意而不使用安全套的比例高达89.7%，因而他们又是性病、艾滋病高危险人群（孙玉萍，2007）。性工作者还是黑社会实施抢劫和伤害的主要对象。据揭露，中国性交易产业与黑社会的勾结源远流长。很多黑社会性质"公司"向性工作者每次性交易抽取的"保护费"高达这类"公司"总收入的30%～50%，或者直接扣押性工作者的身份证件，要求定期向固定账户缴纳费用；有的甚至要求上缴全部性交易所得，只给她们定额的饭费、化妆费；此外，用毒品控制性工作者是黑社会常用手段。而违法化、犯罪化的身份使性工作者寻求政府和社会救济的动力很弱，她们担心因性交易违法而被罚没或拘留，这也使她们受伤的可能性加重（麦圈、南方，2008）。那些被杀害的性工作者主要是分散的、单独从业的、频繁离开营业场所的、更多由客人指定性交易地点的、性交易时没有第三人在场的站街性工作者和发廊性工作者（赵军，2010）。

中国在救助性工作者方面目前尚处于艾滋病预防范畴，尚未展开对这个群体的全面救助。主要措施是发放安全套，尽可能让性工作者在性交易活动时使用安全套。而正如上文所说，很多性工作者由于性交易者不愿使用而不得不放弃安全套帮助。为此，做这项救助的社会工作者，竭尽各种办法帮助性工作者学会自我保护。相关研究显示，仅仅认识到性病、艾滋病严重性的女性性工作者并不会自觉使用安全套，她们更需要具体的控制因素的介入，如性交易产业老板的态度，以及同伴安全使用的行为，能够明显促进女性性工作者使用安全套；同时，她们需要的不是对性病艾滋病严重性的认识，而是需要具体的如何便捷使用安全套的行为技能训练和培训。尽管如此，性工作者在得到这些培训和老板的允许后，使用安全套的比例依然较低，占参与项目的女性性工作者的比例仅23.9%，还有76.1%的性工作者不愿或偶尔使用安全套。这个不使用或偶尔使用的高比例群体，主要是年龄大、受教育水平低、未婚、在新建地区（如开发区）及乡镇饭店工作的女性性工作者（赵然等，2006）。

由于男用安全套的使用受到性交易中性交易者不愿使用比例很高的限制，预防艾滋病社会工作者转向女用安全套的推广，希望向女性性工作者宣传并培训女用安全套来改善性工作者群体的预防艾滋病水平。一项在女性性工作者中推广使用女用安全套的项目调查显示，当社会工作者首次回访接受女用安全套培训后的女性性工作者时，表示已了解女用安全套作用者占94%，表示已掌握女用安全套使用方法者占84%；然而三个月后第二次回访，中国籍女性性工作者只有20%表示会继续使用，75%表示不确定今后会不会使用，10%表示不再使用；缅甸籍性工作者100%表示不再使用（陈桂兰等，2007）。尽管如此，社会工作者还是一如既往地坚持在这个群体中做预防艾滋病宣传和推广女用安全套，因为毕竟还有一些性工作者接受了使用安全套。这也让我们看到，坚持对中国性工作者的救助、培训和管理还需要社会及政府更多的投入。

9.2.3 男性性工作者

男性性工作者，是那些以性为商品进行交易的性交易产业中的男性从业人员，在美国叫"舞男"，在中国和日本叫"男公关"。关于这个群体的研究几乎没有实证性数据，因而关于这个群体的具体数量无从知晓。近年来有学者以质性研究方式深入男性性工作者场所，形成了一些研究成果，使我们能够得知这个群体的一些状况（方刚，2011）。男性性工作者主要在城市夜总会工作，当有客人时会带到相应的酒店宾馆进行性交易。与女性性工作者不同，他们几乎没有站街的单独从业者，甚至在成为专职性工作者后会被所属机构或包养者限制一定的社会交往。

中国男性性工作者的一般特点是：体格健壮、面貌英俊，进入性交易产业的年龄是20～24岁，初中文化程度为主，大部分来自农村或小城镇，缺少谋生技能，进入性交易产业前有工人、小区保安、酒店服务员等经历，大多希望有更多的经济收入而进入这一行业（张雄，2007）。

与女性性工作者不同的是，他们的收入高于一般底层服务业，更高于女性性工作者，月收入大约10000～50000元。这与他们的性生理特点有关。因为男性性反应比较快，而且存在性不应期，这使男性不能随时随地或多次性交。这影响到男性性工作者一个星期最多只能进行2～3次有性行为的性交易，其他时间只能陪客人聊天、唱歌。这一因素使他们的性交易价格远远高于女性性工作者，单次性交易最低价格1000～3000元（李佳原，2008）。

要求男性性服务交易者主要是中年女性，很少有30岁以下和60岁以上的女性。从研究者披露的事实来看，中国大陆需要男性性服务的主要是富有的中年女性，她们大多是企业主、经理人或"二奶"（婚外情妇）。

男性性工作者的从业动机完全出于高收入诱惑。他们在生理和心理上并没有局外人所以为的"又占便宜又挣钱"的愉悦感。当遇到完全无法唤起性兴奋的服务对象时，他们必须设法让自己兴奋起来；为了赚到更多的钱，他们还必须增加性交易次数。这使他们面临性行为障碍而不得不服用一些催性药物以保持体力和性行为能力，显然这对身体具有损害，因而从事这个职业的男性一般不可能做许多年（徐明、张运涛，2008）。

男性性工作者并非只为女性服务，他们也为同性服务。据一项关于男–男性接触者与异性性行为的调查显示，这些与异性有性行为的男性普遍存在多性伴、商业性性交易和非保护性性行为特点（刘刚、蔡文德，2010）。由此可知，在夜总会提供的男性性服务中，男–男性服务也是交易内容，这些服务提供者往往既提供异性性服务也提供同性性服务，因而也就成为艾滋病、性病的高危险人群。

男性性工作者生理上的特点使他们有可能需要更多的帮助和保护，然而由于这个群体及其职业的深度隐蔽性，社会真正能够向他们提供的救助非常有限。

10　性的违法犯罪

在人们的性交往中不可避免会发生一些违反当事人意愿的事情，因而每个社会都通过制订性交往的规范来阻止可能伤害到他人的性行为。本章就是在中国法律法规范畴内讨论性违法行为与性犯罪行为。

10.1　性法学概念

性法学是研究人类性关系和性活动之法律规范的法学学科。其意义在于保障和支持正当的性权利，使社会成员能够平等享受到性带给人的身心愉悦和后代繁衍。性法学的领域很宽泛，凡涉及人类性行为的法律问题都属于性法学领域。性法学的基本目的在于：保护和支持社会成员正当的性权利，限制和惩罚侵害其他社会成员性权利的违法犯罪行为。

10.1.1　性权利

权利，是个体在相应社会关系中合法应得到的价值回报。性权利就是人人享有的与性关系和性活动有关的合法价值回报。它属于最基本的人身权的组成部分，人身权还包括生命健康权、人身自由权、人格尊严权等。任何公民的人身权受到侵害都可以请求司法保护，即国家公权力的保护，其中就包括性关系和性活动的个人自由权。任何权利都与一定的义务相联系。义务是个体在相应社会关系（如婚姻关系）中合法应付出的价值给予。个体在性关系中的义务就是须合法承担必要的行为责任，例如承担尊重性伴侣的责任。

关于性权利的特征，有学者将其概括为四点：（1）独特性，性权利对象是性伴侣；（2）行使权利的限制性，年龄、性伴侣合法关系的有限性；（3）平等性，性关系双方是有自主意识且权利平等的个体；（4）行使权利的多样性，性权利不仅包括与生育有关的权利，而且包括与生育无关的各种性权利，如享受性愉悦、性文化的权利（王滨有，2011）。可以认为，性权利的本质在于，它是一种人的基本权利。人之为人，性是每个人及其人格不可分割的组成部分，有学者将性权利概括为"性权就是人之作为性存在的人权"，很有道理（赵合俊，2002）。

关于性权利的内容，根据 1999 年世界性学大会《性权宣言》（*Declaration of Sexual Rights*）中 11 条人类性权利的表述，可以概括为五种权利。

（1）性自由权。包括每个人的性意愿及其性表达权、性结合权、生育选择权。无论任何时间、任何地点、任何理由，任何人不得以任何方式对他人实施性强迫、性剥削、性辱虐等侵犯性自由权的行为。性意愿是指具有独立人格的个体有权根据自己的性需要，自主地选择性活动。在什么时间和地点、以什么具体方式、间隔频率、持续多长时间的性活动，不应被他人强迫。女性的性意愿无论婚内婚外都同样不可被强迫。女性具有与男性不同的性反应周期，女性不但需要并重视自己的性高潮，也需要并重视性交前的充分身心准备。性表达权是指每个人都有权表达自己的感情、爱和性欲望；同时，有义务尊重他人的性表达，只要不是伤害方式的性表达都应当被尊重。性结合权是指每个人有权选择结婚、离婚、不婚，以及其他负责任的性结合方式，他人不得干预。生育选择权是指无论性别的每个人都有权选择生育或不生育、有权获得节制生育措施及其辅导。

　　（2）性自主权。这是作为自然人的性行为的自我决定权，是一种独立的具体人格权，包括性行为决定权、避孕决定权、性行为方式选择权以及性快乐享受权等。每个人有权自主选择和决定性关系、性行为、性表达的方式；有权保持自己对性活动的理解与行为过程；有权自我保护或得到社会保护在性活动中的身体安全；有权拒绝他人的性要求，拒绝从事或进行某些性行为和性表现。性自主权涉及的是性人格的核心利益——性行为的自主决定，彻底否定了中国传统习俗中的贞操权。但是，性自主权在现实中的使用仍会受到不同社会法律规范和社会风俗的一定限制。

　　（3）性私权。每个人有权决定自己的性取向、性关系、性活动方式，只要不违反他人意志、不侵害他人性权益。性的私生活性质虽然受各国不同文化影响而有差别，但基本属于个人生活领域，他人或社会不可以随便干预和介入。在这一基础上，人们才可能享受到性活动的安全感、自由感和幸福感。

　　（4）性公平权。无论年龄、种族、阶级、宗教、生理性别、社会性别、性倾向，人人有权享受性活动的快乐和质量；人人在性活动中都应得到尊重，不应受到歧视。性平等权也包括性教育权的平等，每个人有权终生接受性教育。性平等权反对一切形式的性歧视。

　　（5）性保健权。每个人有权享有预防、治疗一切与性有关的疾病的社会服务，保护自身的性健康，如预防和治疗艾滋病、性病。毫无疑问，性给人们带来快乐，性快乐是生理、心理、精神的健康幸福之源泉。但是由于存在生理的、心理的障碍以及性传播疾病，使人们享受性快乐受到阻碍，为此，社会应当提供必要的预防、治疗、控制各种性传播疾病、艾滋病及各种传染病的医疗服务和社会服务，使人人有权并有机会享有身体和精神的健康。与此同时，性保健权还包括性完整和性身体安全权，这是指"掌握与享用我们的身体使之免于任何的虐待、伤残与暴力"的权利，这也包括性器官的身体完整权（赵合俊，2002）。

　　虽然《性权宣言》只是世界各国学者和普通人关于性权利的一种共识，但是由于它以人道主义为基础，且代表了当代人们对性权利的认识与追求，各国政府和国家机构在制订与性有关的法律法规时都会尊重这一共识（李爱君、李勇，2011）。

10.1.2　性罪错

　　性罪错，是指那些不符合特定社会规范的性关系和性活动。每个社会每个时代有其不同的性规范，用来约束社会成员的性活动，那些违反道德和法律的行为，就构成了性罪错，简单而言，性罪错就是对他人性权利造成的负面影响。按照影响的程度，性罪错分为三个等级：性越轨，即违反社会道德的性罪错；性违法，即违反法律规定的性罪错；性犯罪，即触犯刑律的性罪错。

性越轨行为，是指那些违反社会道德规范的性罪错行为。一般要受到社会道德的谴责，承担一定的道德责任。如，婚前性行为、婚外性行为，在西方国家属于不符合宗教道德的行为，也被看作不符合社会道德标准的行为；在中国社会，随着社会的开放与发展越来越宽容这类性行为，但是主流意识形态和主流道德标准不容忍这类行为，视为有伤社会风气的不良性行为，一般要受到主流观念的批判与反对。尽管如此，这类行为不需要承担法律责任。中国 2001 年颁布的《婚姻法》规定了夫妻有互相忠实的义务，但是如果没有主动起诉，婚外性行为并不构成违法。

性违法行为，是指那些违反法律规定的性行为。一般在起诉条件下会受到法律处罚，承担一定的法律责任。如，性交易行为、性文化产品传播行为，在西方国家属于合法行为，允许进行性交易和性文化产品传播，虽然西方宗教并不赞同；但在中国社会，除了性用品产业属于合法产业外，性交易产业及其行为、性文化产品产业及其行为都属于被法律禁止行为，称作"卖淫嫖娼"和"传播淫秽色情物"。中国公安部门每年的重点工作之一就是取缔和清理这两类性产业，称为"扫黄打非"。"扫黄"指扫除黄色书刊、黄色音像制品及歌舞娱乐场所、服务行业的色情服务；"打非"指打击破坏社会安定、危害国家安全、煽动民族分裂的出版物和侵权盗版的非法出版物。这类行为违反了中国法律，但尚不构成犯罪，并未触犯《刑法》，因此当事人承担的法律责任一般轻于犯罪行为责任。

性犯罪行为，是指那些触犯《刑法》的性行为，当事人必须承担刑法规定的刑事责任。如，强奸行为，严重违背受害人意愿，侵害了他人的性意愿权利，各国法律对这类行为都有很严厉的惩罚和制裁规定。

关于中国性罪错状况有很多研究，主要集中在罪错原因的分析。分为两种意见，一种意见认为主要原因是当事人自身素质较低而导致性罪错。一项针对已关押（被收容教养）的性罪错女性的调查显示，性罪错者存在明显的心理障碍，表现为抑郁、焦虑、精神病、恐惧、强迫等，这导致她们对自己和周围环境的歪曲认识，进而出现危害社会、危害自己的性罪错行为；同时，她们的心理应激因素突出，生活事件中的负面刺激量占总刺激量的86.7%，较强的心理应激反应导致不同程度的认知功能障碍而成为性罪错的导因；此外她们还存在社会支持度低的情况，使她们遇到性罪错事件时缺乏应对能力和外部支持资源而陷入罪错（郭利华、朱昌明，1996）。近年来的另一项同类研究支持了这一结论（尹俊、刘旭刚等，2008）。

另一种意见认为，主要原因是当事人所处环境引诱性罪错发生。一项同样针对已关押的性罪错女性的调查显示，被引诱、被欺骗、被家庭遗弃、被强奸几个条件下的比例分别是：22.8%，22.8%，9.35%，5.8%，其他情况占9.35%。在家庭影响因素中，26.9%被赶出家门，22.8%从小被溺爱，22.3%平时被歧视，12.2%放任自流，11.1%被严厉打骂。因此，由于金钱至上的社会风气影响，她们在"贪钱"动机支配下经不住引诱，导致了性罪错（蔡国珍，1994）。近年的另一项同类研究也支持了这一结论，认为环境中的腐朽思想泛滥、家庭教育不良、学校教育缺陷是女性性犯罪的主要原因（周桂琴，2005）。

10.1.3 与性有关的中国法律法规

由于各个民族发展历史作用下的各国文化习俗不同，决定了各国有不同的性的道德规范，其法律规定也各不相同。中国有关性关系、性行为的法律大致分为四类：婚姻类、生育类、疾病预防类和禁止类。

婚姻类法规主要有《中华人民共和国婚姻法》（2001 年）和《婚姻登记条例》（2003 年）。中国实行婚姻自由、一夫一妻、男女平等的婚姻制度。结婚条件为：男女双方完全自愿；结婚年龄不得低于男 22 周岁、女 20 周岁；结婚双方必须亲自到婚姻登记机关办理登记手续。中国目前尚不认可同性恋可以合法结婚。此外，婚姻法还规定了离婚条件及程序、家庭关系、婚姻救助与婚姻内法律责任。强调了对重婚、家庭暴力、虐待或遗弃家庭成员等行为的处罚。

生育类法规主要有《中华人民共和国人口与计划生育法》（2002 年）、《计划生育技术管理条例》（2004 年）、《中华人民共和国母婴保健法实施办法》（2001 年）、《中华人民共和国妇女权益保障法》（2005 年）、《人类辅助生殖技术管理办法》（2003 年）和《人类精子库管理办法》（2003 年）。由于中国是世界第一人口大国，因而有关生育的规定比较详细。中国实行计划生育国策，各级政府必须履行计划生育职责。鼓励公民晚婚晚育，提倡一对夫妻生育一个子女，符合法规条件的可以生育第二个子女；超生须缴纳社会抚养费。实行计划生育的育龄夫妻可免费享受有关的计划生育技术服务，包括避孕、节育、堕胎及相关的各种检查等。符合计划生育规定的母婴将得到法律保护，包括婚前保健、孕产期保健以及胎儿、新生儿保健。女性享有政治、文化教育、劳动与社会保障、财产、人身、婚姻家庭等方面与男性平等的权利。关于人类辅助生殖技术，只能由获得批准的医疗机构实施，禁止任何形式的与生殖相关的买卖行为，不允许代孕行为，任何医疗机构和医务人员不得实施任何形式的代孕技术。这一点与西方国家完全不同。中国法律允许精子捐献以治疗不育症及预防遗传疾病，但是不允许任何形式的精子或卵子的商业行为。

疾病预防类法规主要有《中华人民共和国传染病防治法》（2004 年）、《性病防治管理办法》（1991 年）和《艾滋病防治条例》（2006 年）。中国根据致病的传播方式、速度和对人类危害程度将传染病分为甲、乙、丙三个级别，艾滋病、性病属于乙类传染病，即非急性传染病。对经济困难的艾滋病病毒感染者和艾滋病患者提供药物治疗、预防咨询、筛查检测等方面的免费救助。对性病患者采取规范化治疗和保护性诊治。

禁止类法规主要有《中华人民共和国刑法修正案（八）》（2011 年）和《中华人民共和国治安处罚法》（2006 年）。中国法律有关性犯罪的罪名有：强奸罪，强制猥亵妇女罪、猥亵儿童罪，暴力干涉婚姻自由罪，重婚罪，破坏军婚罪，聚众淫乱罪、引诱未成年人聚众淫乱罪，组织卖淫罪、强迫卖淫罪、协助组织卖淫罪、引诱、容留、介绍卖淫罪、引诱幼女卖淫罪，传播性病罪、嫖宿幼女罪，制作、复制、出版、贩卖、传播淫秽物品牟利罪，组织淫秽表演罪。中国的刑罚种类有主刑和附加刑，主刑分为：管制，拘役，有期徒刑，无期徒刑和死刑；附加刑包括：罚金，剥夺政治权利，没收财产。附加刑可以独立适用，犯罪的外国人还可附加驱逐出境。

中国关于性关系和性交往的法律具有时代特点。一方面，法律修订及时。上述各法律法规出台后都有过多次修订修改，主要法律中除《性病防治管理办法》外，在进入 21 世纪以来都有新的修订。这些修订使原本空泛的法律条文具有了实施与可执行的价值。另一方面，关于性关系和性行为的法律依然表现出观念的保守。如，虽然出于预防艾滋病和性传播疾病的社会需要而取消了对同性恋和双性恋的歧视法规，但是对这个群体的认可并没有形成公正的评价，使这个群体的正当权益仍得不到保障，如，同性恋者养老问题。对于性交易产业和性文化产品传播产业的禁止依然十分严厉，这使得实际存在的性交易和性文化产品传播屡禁不止，而且性工作者的基本人权得不到应有保护。这些都是现行法律法规在有关人的性需要和性权利方面需要进一步提升的地方。

10.2 性 违 法

违法，是指公民个人或组织违反法律规定而危害社会的行为。表现为行为人不履行守法义务，超越法定行使权力的界限，对其他主体的合法权益造成破坏或侵害。社会危害性是一切违法行为的根本特征。

性违法，是指违反有关性行为和性关系的法律和法规的行为。根据犯罪情节分为构成犯罪、构成轻型犯罪、不构成犯罪。广义的性违法行为不仅包括不构成犯罪的性违法行为，也包括与性行为和性关系有关的犯罪行为。狭义性违法行为主要指构成轻型犯罪和不构成犯罪的针对他人的性侵害行为。

由于各国有关"性"的立法情况不同，在法律和法规中规定性违法行为的内容也有差别。在中国，有关狭义的性违法行为的主要法律依据是《中华人民共和国治安管理处罚条例》，此外还有全国人民代表大会常务委员会发布的有关决定，国务院发布的有关行政法规和国务院有关部委发布的行政规章、通知和批复等，如，《全国人民代表大会常务委员会关于惩治走私、制作、贩卖、传播淫秽物品的犯罪分子的决定》（1990 年 12 月 28 日）、《全国人民代表大会常务委员会关于严禁卖淫嫖娼的决定》（1991 年 9 月 4 日）；国务院发布的《关于严禁淫秽物品的规定》（1985 年 4 月 17 日）、《卖淫嫖娼人员收容教育办法》（1993 年 9 月 4 日）；公安部《关于如何对待异性按摩、博采等问题的批复》（1993 年 4 月 28 日）等。

根据中国法律法规，不构成犯罪的狭义的性违法行为包括：（1）卖淫行为。即为获得经济和其他方面利益而自愿与他人进行性交易的行为。（2）嫖娼行为。即以金钱和其他利益做交换而与他人发生性关系的行为。（3）制作、复制、出售、出租或传播淫书、淫画、淫秽录像等物品的行为。（4）侮辱女性的行为。（5）娱乐性营业场所的异性按摩行为。在中国，非典型的性行为，如露阴癖、窥阴癖等影响到他人的行为被称为"流氓行为"，被列入违法行为。此外，同性恋、异装癖、恋兽癖、未婚同居、未婚先孕、婚外性关系（通奸）等行为被认为违反性道德规范，属于性越轨行为，但法律法规并未明文规定禁止，不属于性违法行为。

法律法规对性违法行为的界定是判断某种性行为是否违法的依据。由于种类繁多，根据性权利观点，本书将对他人性权利造成侵害的性行为称为典型的性违法行为，主要分三种：猥亵、乱伦和性虐待。

10.2.1　猥亵

猥亵，是指以刺激或满足性欲为目的，使用性交以外方式的性侵犯行为。中国法律中有"强制猥亵、侮辱妇女罪"和"猥亵儿童罪"。现实中，强制猥亵是使用暴力强迫他人满足猥亵者性欲望，属于犯罪行为，会受到刑法惩罚；如果只是猥亵和侮辱则属于轻型犯罪的违法行为，一般给予行政处罚。

猥亵行为的判断与社会习俗有明显联系，不同社会的性行为道德标准与猥亵的程度，影响着法律上对猥亵的界定和处罚。英、美等国，对于在公共场所裸露性器官有轻微限制，但是中国习俗不能接受类似行为，因而对猥亵行为的认定更强调对社会风气和公共秩序的影响；同时也强调保护女性和儿童的性权利。中国刑法学将"猥亵妇女"界定为对女性的抠摸、舔舐、吸吮、亲吻、搂抱、手淫等行为；将"侮辱妇女"界定为用下流动作或淫秽语言调戏女性的行为，如，偷剪女性头发、衣服，追逐、堵截女性，向女性身上泼洒腐蚀物、涂抹污物等。事实上，猥亵可能发生在异性之间，也可能发生在同性之间，还可能发生女性对男性的猥亵，但是中国法律中没有关于猥亵男性的认定，只有猥亵女性和儿童才构成违法犯罪（杨巧云，2011）。

猥亵行为的危害在于侵害了被猥亵者的性的羞耻感和性的自决权。性的羞耻感是一个人在不情愿情况下性器官被迫暴露或被触摸而引起的心理不适等负面情绪感受。猥亵者以不当方式实施非性交的性行为，必然极大地伤到被侵害者的心理安全感，引起强烈的羞耻感与心理不安。猥亵行为侵害了被侵害者对自己身体的不受非法干预的权利，以及人格权和性私权，也对被侵害者的人格、心理、名誉等造成侵害和不良影响。

猥亵儿童，是指成年人对儿童进行性侵害的行为。恋童癖，是对儿童性侵害的一种病态的渴望及其行为。侵害人一般是成年男性，被侵害者是女孩或男孩，年龄多在10～17岁之间，也有小至3岁以下的情况。由于恋童癖的特殊行为表现，有医学心理学学者将其认定为心理疾病而非违法行为，但是，无论是家庭内或家庭外的恋童癖，一旦对儿童造成有害后果，仍属于违法行为。

恋童癖行为表现是以儿童为性欲满足的对象。他们常常通过窥视或玩弄儿童的性器官来达到性满足，性接触往往未达到性交就中止了。但随着时间的延长，这种接触的次数增多后，心理满足会演变成生理满足，继而出现与儿童性交的要求、玩弄儿童、折磨儿童等行为。这时就构成了对儿童性侵害的违法犯罪。此外，在恋童癖者中有同性恋倾向和异性恋倾向的差异。同性恋倾向的恋童癖者，大多已婚，而且他们一般针对年龄稍大一些的未成年人，如12～14岁的少年；异性恋倾向的恋童癖者一般以7～10岁的儿童为侵害对象，他们更倾向于通过看和触摸伴有手淫射精来达到性满足。

人们通常以为恋童癖者以陌生人为主，事实上相当一部分恋童癖受害者是被家庭成员或认识的人所侵害的（姜敏敏、张积家，2008）。有人把恋童癖者分为以下三种类型：

（1）固定型。这类恋童癖者对成年男女不感兴趣，只愿和儿童交往，并且只在和儿童交往时才感到安全。他们侵害的对象一般是熟悉的儿童，如邻居、朋友、亲戚的孩子。他们一般先与孩子玩耍，带他们看电影、逛公园、买东西给他们吃，获得孩子信任后便与孩子发生性的接触。

（2）回归型。这类恋童癖者表面与常人无异，能与他人建立良好的人际关系，有正常的异性恋史，甚至已结婚成家。但是，当家庭、学习、工作等出现压力或遇到挫折后，会以不成熟的性表达方式疏解自己的压力。他们侵害的对象一般是不熟悉的儿童，其行为带有冲动性，有时伴有酗酒。

（3）攻击型。这类恋童癖者以攻击方式侵害儿童，他们由于各种原因而心存一种攻击动机，妄想通过折磨儿童发泄出来。他们往往用各种残忍而险恶的手段摧残男童的性器官，强迫男童满足他们的各种性行为要求。这类恋童癖者与施虐狂相似，他们追求的不是正常的性感受，而是寻求畸形性行为的性刺激，对儿童有极大的伤害（德龙，2005）。

关于恋童癖行为的成因，相关研究认为与个人心理特性和经历相关。据一项对极端恋童癖系列杀害儿童案的研究显示，恋童癖者一般不存在先天心理缺陷，大多由后天心理发展异常造成。影响因素有：个性因素，如性格内向而懦弱，遭遇工作生活重大事件时缺乏应对能力，幻想退回童年；人格因素，缺乏罪恶感，实施犯罪时极度残忍；家庭因素，家庭关系不和睦，夫妻感情不好，因而对成年人的性生活失去兴趣；社会因素，由于社会人际关系的失败而厌倦与成人交往（郭伶俐等，2006）。

猥亵儿童所造成的危害非常严重。虽然关于儿童在短期内的被影响少有研究报告（可能出于避免对被猥亵儿童的二次伤害的原因），但是有关长期被影响的研究很多。一项关于儿童期遭受过性侵害的大学生调查报告显示，儿童期有被性侵害经历与成年后危险性行为有相关。男性在儿童期遭受家庭成员的性侵害，成年后更容易对性伴侣实施性暴力。其他的不良性嗜好（如阅读性内容书刊、观看性内容影视、发生未婚性行为等）也多于未遭受过性侵害的人（牛红峰、楼超华等，2010）。

毫无疑问，保护女性和儿童免遭性侵害是全社会的责任。保护女性儿童免遭性侵害最需要的是危机干预。他们需要一个安全的环境使侵害者无法再有机会与他们有任何联系，执法与司法部门应及时介入追查违法犯罪者。须特别指出的是，在关于儿童性侵害违法犯罪的法律中，存在着忽略男性（男童）性权利的问题，如刑法中规定了"嫖宿幼女罪"，但"不满14周岁的幼男"被排除在外（花岳亮，2011）。这很不利于对恋童癖受害者的保护。法律救助的同时，社会服务机构和社会工作者也应及时做好受害女性和儿童及其家人的抚慰，有必要安排专业治疗师对他们进行被侵害应激反应的及时治疗和心理调适。

对于恋童癖者存在的性心理问题，同样需要专业医生的有针对治疗。其中，厌恶疗法是常用的方法。当恋童癖者接触儿童或儿童模型时，给予能够造成身心痛苦的刺激反应，如电疗刺激、橡皮圈刺激、肌肉注射催吐针剂造成恶心反应等，在多次重复强化基础上改变其恋童的行为模式；对于有生理基础的恋童癖者还可以使用抗雄激素，达到限制其恋童性欲的目的。

10.2.2 性虐待

性虐待，是指以胁迫方式控制性对象的性侵害行为。不同于一般施虐与受虐双方的自愿性行为，性虐待是非自愿的性关系及其行为，即一方在未经对方同意或对方被迫同意情况下进行的虐待式性侵犯，其后果造成被虐待者的身体伤害和心理恐惧，因而大多数国家将其列为违法行为。

性虐待有很多案例发生在家庭关系中，如夫妻之间。一些性伴侣或夫妻在正常性生活时有时会有轻微的相互虐待表现，如，在性高潮时出现一些语言的性刺激、掐或咬的性举动，以及用性器具来增加性快感，这个过程中难免造成彼此肌肤伤痛，但这些属于正常性行为，因为双方自愿并从中获得性满足。如果性伴侣或夫妻之间一方在对方不情愿情况下强行要求对方满足自己的性要求，并使对方产生痛苦感受，就属于性虐待行为。

性伴侣或夫妻之间发生性虐待的另一种形式是所谓"性惩罚"，即性伴侣或夫妻之间由于产生矛盾，其中一方以拒绝对方性要求作为"惩罚"。中华全国妇女联合会相关统计数据显示，中国 100 对接受调查的夫妻中，有超过 70% 夫妻遭遇过配偶的性惩罚。其中夫妻双方实施性惩罚的比例，从过去以女方惩罚男方为主发展为双方各占一半，即男女都存在以拒绝性生活来惩罚对方的情况（张建西，2008）。性惩罚属于性关系中的一种冷暴力，无论由于什么原因导致矛盾，性伴侣之间以性关系疏远、性回应冷淡，甚至停止或敷衍性生活，以达到惩罚对方的目的，都属于以性为工具的精神虐待。严重情况可能导致离婚或诉诸法律。

儿童性虐待是性虐待中另一类性侵害现象。儿童性虐待是指成年人对儿童施加性刺激以满足自己性冲动的行为。包括接触性性虐待，如带有性刺激的亲吻、拥抱、触摸儿童性器官，甚至强迫性交；非接触性性虐待，如露阴、窥阴、观看性行为影视、目睹成年人手淫和性交等。儿童属于弱势群体，在没有成年人保护的情况下，他们很容易遭受各种侵害和虐待，性虐待是各种针对儿童的虐待中最严重的一种。

儿童性虐待对象男女童都有。一项关于男性儿童期性虐待回顾的调查显示，在 606 名男性自然样本基础上有过儿童期性虐待经历者的比例占 14%，被性虐待者的最小年龄是 6 岁（孙言平等，2004）。由同一课题组另一项关于女性儿童期性虐待回顾的调查显示，在 718 名女性自然样本基础上有过儿童期性虐待经历者的比例是 22.11%，最小年龄为 6 岁以下。这说明在儿童性虐待被侵害儿童中女童多于男童，她们成为更容易遭受侵害的群体。

儿童性虐待的侵害者主要是熟人。针对女童的施虐者 99.4% 和针对男童的施虐者 85.4% 为男性。绝大部分施虐者与被侵害者是熟人关系，主要是被侵害者所熟悉的亲戚、老师或邻居。他们利用儿童的信任、需要关怀和纯真，以诱骗方式实施性虐待，过后以恐吓使男童不敢反抗也不敢报告父母，致使性虐待多次发生（孙言平等，2004）。

儿童性虐待的后果很严重。短期后果表现为儿童生理创伤，如性器官和肛门损伤，性传播疾病感染；心理创伤，如悲伤、压抑、自尊心下降、恐惧、失眠、抑郁等负面情绪；长期后果则可能造成儿童终生的心理阴影。据两项针对儿童期遭受过性虐待的大学生调查显示，"调查的最近一年内曾认真考虑过自杀"和"调查的最近一年内曾酗酒"的比例均高于同龄大学生对照组；性交行为发生率也明显高于对照组（陈晶琦，2004；陈晶琦、韩萍，2004）。另一项样本更多的相关调查也证明了这一点（牛红峰等，2010）。此外，遭受过儿童性虐待的人成年后更容易出现性行为障碍，例如性欲缺乏、性回避、性退缩，甚至出现性犯罪；社会适应能力差，例如不能正常与人交往、孤僻、易怒、敌视他人，更严重情况是婚姻不幸（张淑彩、赵超英，2007）。一项关于精神分裂症患者与儿童性虐待经历相关性的调查显示，33.33%精神分裂症患者报告有过儿童期被性虐待经历，其中，女性为43.6%，男性为22.6%，证明儿童期遭受过性虐待与成年后患精神分裂症高度相关（徐汉明、李少文，2003）。

儿童性虐待发生的因素中，有学者认为家庭环境有重要作用。家庭贫困、父母酗酒、父亲与祖父母关系不和、单亲家庭、频繁搬家、缺少母爱等，更容易使儿童遭遇性虐待事件（连光利、陈晶琦，2006）。一项关于家庭环境与发生儿童性虐待的关系的调查显示，生活在重组家庭的儿童更容易遭受来自继父的性虐待；父母在家庭中经常使用暴力致使家庭关系紧张、有不良嗜好或者体弱多病，是儿童性虐待发生的危险因素（段亚平等，2006）。因此，易被性虐待伤害的儿童家庭可以概括为四类：再婚家庭、母亲缺位家庭、父亲服刑或父母有严重不良行为的家庭，以及收养家庭。

救助儿童性虐待受害者，有一定难度，因为侵害者往往以恐吓威胁方式使儿童不敢报告，尤其是那些发生在家庭内的性侵害。因此，社会对那些特殊家庭应给予特别关注和救助，预防儿童性虐待发生；同时，作为家长，要用心呵护未成年子女，尤其是那些农村留守儿童，父母应尽其所能将孩子带在身边。一旦发现儿童遭受性虐待，公共力量必须及时介入，保护儿童，惩治侵害儿童的违法犯罪人。

10.2.3　乱伦

乱伦，是指有近亲关系家庭成员间的性行为。人类早就发现乱伦有可能导致后代生理缺陷的事实，因而大多数社会都有对乱伦的文化禁忌，禁止近亲之间性交往。中国婚姻法规定了直系血亲和三代以内的旁系血亲之间禁止结婚。直系血亲，指父母与子女之间，祖父母、外祖父母与孙子女、外孙子女之间。"三代"指从当事人本身一代算起，向上推数三代和向下推数三代。即从本身向上推数到父母是第二代，祖父母和外祖父母是第三代，是上三代；从当事人本身向下推数到子女、孙子女和外孙子女是下三代。所谓三代以内的旁系血亲，是指祖父母和外祖父母以下同源于父母的兄弟姊妹（含同父异母、同母异父的兄弟姊妹）；不同辈的叔、伯、姑、舅、姨及侄（女）、甥（女）。血亲首先指自然血缘亲属，即出于同一祖先的亲属；其次指法律拟制的血亲，即虽无血缘联系，但法律确认其与自然血亲有同等权利义务的亲属，如养父母与养子女，继父母与受其抚养教育的继子女。如果这些血亲关系之间发生性行为都属于乱伦。

乱伦行为分身体接触和非身体接触两类方式。大多数乱伦行为属于身体接触方式，包括亲吻、抚摸、触摸性器官和性交等；非身体接触方式包括露阴、窥阴、性语言刺激和让儿童旁观以及各种"性游戏"等。一般来说，大多数乱伦侵害者是中年人或老年人，乱伦侵害对象是未成年人。乱伦侵害者大多采用抚摸来达到性满足，开始可能只是一般的身体接触，以后会逐渐集中于性器官触摸，直至某种形式的性交。年轻的乱伦侵害者常倾向于使用暴力性行为，有的乱伦行为实际上已演变为虐待狂式的性行为。

乱伦受害者的被侵害征象有身体、行为和情绪等方面。身体征象包括阴部血肿、撕裂、发炎、触痛或擦伤，处女膜破裂，排尿困难，感染性病，甚至怀孕。行为征象包括离家出走，酗酒或吸毒，举止轻佻或行为放荡，喜欢单独活动或拒绝交友，在家中多个兄弟姐妹中寻求特殊优待等。情绪征象包括经常做噩梦，有意无意流露出对家庭或家长或某个家庭成员的特别怨恨或惧怕。

乱伦的危害有情感伤害和遗传伤害两方面。情感伤害主要是给家庭成员带来沉重的羞耻感。遗传伤害，一般认为近亲结合的后代会比非近亲结合的后代有更大可能患遗传性疾病，因为近亲间等位基因相同的概率更高，导致近亲结合的后代更可能获得成对的隐性有害基因而表现出遗传疾病。乱伦也成为女性犯罪的原因之一，一些女性由于乱伦所带给她们的无力感和内疚感，会使她们试图杀死强迫她们乱伦的性侵害者（如父亲或其他亲属），或试图自伤自残，还有的女性则以酗酒或吸毒来寻求解脱。

乱伦的受侵害者主要是未成年人。他们处于家庭关系的弱势地位，无论身体能力还是经济能力都尚未成熟独立，需要被家庭其他成员抚养扶助。一旦发生乱伦，他们往往不敢反抗也不敢声张，只能默默忍受，这对他们后天的发育成长都造成很大负面影响。在成年人的儿童性侵害回顾中，有相当一部分是被童年乱伦性侵害。有些乱伦是侵害型的，被动一方并不情愿；也有一些情况下的乱伦并非暴力与威胁的结果，而是亲密型的、双方自愿。但是无论当时自愿与否，其后果都是负面的，尤其对子女来说，很容易造成他们后来成长中的阴影。

不健康的家庭关系是乱伦发生的基础。以父女乱伦为例，首先是父亲角色的混乱。一个家庭中的父亲由于缺乏责任意识，在家庭中专横跋扈，习惯于虐待妻子儿女，在酗酒情况下，很可能使这位责任意识薄弱的父亲以女儿为性欲发泄对象。其次是母亲角色的模糊。如果一个家庭中的母亲未能担当起母亲和妻子的责任也有可能造成乱伦的条件。这类女性往往性格过于软弱和被动，既不能满足丈夫的需要，也无力自我保护和保护平日受丈夫虐待的子女。这种母亲有可能自己在童年时缺失母爱，因而不懂得自己在性关系中的地位，无法担当起母亲和妻子的家庭责任，从这两个位置退缩的结果，就是默默地让女儿来取代自己。再次是女儿角色的错位。女儿可能由于年龄小尚不能操持家务，但是由于母亲的懦弱，她有可能在父亲面前取代母亲的角色，表现出与父亲非常亲密。这种女儿往往性格温驯，从不违抗父亲的要求，并且常有和父亲亲昵的表示，因而当父亲由于种种原因压抑而需要性欲释放时，女儿就成为发泄对象。可以认为，家庭关系紧张、家庭成员彼此代际边界模糊，往往造成乱伦的温床。父母关系疏远且时常争吵的家庭、女儿承担过多家务的家庭，更容易造成父女乱伦的条件；父亲深度压抑并有酒精依赖、婚姻关系不好的家庭，更容易造成父子乱伦的条件；母亲对儿子有过度情感依赖的家庭，更容易造成母子乱伦的环境。

乱伦受害者需要外界帮助才可能走出混乱的家庭关系。显然，存在乱伦的家庭常常会隐藏他们的秘密，受害者处于弱势也不敢向外报告自己的遭遇，他们常常对自身境遇的改变没有信心，因为他们不知道怎样反抗家长或亲属，久而久之，他们甚至会习惯于容忍乱伦并心甘情愿为乱伦做出牺牲而换取家庭的安宁。这样做的结果，表面上风平浪静，性侵害者也不一定以暴力方式侵害其他家庭成员，但是在受害人后天的成长中，乱伦的经历会成为永远的烙印而影响他们形成自己的健康性关系。因此，救助乱伦受害者首先要帮助他们明白离开乱伦关系的必要与可能，帮助他们建立对自己未来的信心，让他们明白他们不会因为有乱伦经历而遭受责备和歧视，乱伦不是他们的过错。同时，需要为这类家庭做每一位家庭成员的心理与关系的治疗，避免受侵害家庭成员在抚养自己子女时出现继承性的乱伦。

10.3　性　犯　罪

犯罪，是指违反国家法律、给社会造成一定危害、并根据法律必须受到刑罚的行为。根据中国刑法关于犯罪概念的界定，犯罪行为有三个基本特征：第一，具有社会危害性，即行为人通过作为或不作为对社会造成一定危害，这是构成犯罪最本质且最基本的特征。第二，具有刑事违法性，即犯罪行为应当是刑法中禁止的行为。犯罪具有危害性，但危害社会的行为多种多样，危害程度也有不同，因而不是所有危害社会的行为都是犯罪行为，刑法禁止行为才属于犯罪行为。第三，具有应受刑罚惩罚性。犯罪是依照刑法规定应当受到刑罚处罚的行为。这一特征是由犯罪的社会危害性和刑事违法性延伸出来的法律后果特征。刑法关于犯罪概念的界定，是区分罪与非罪的基本标准。

性犯罪，是指以满足犯罪人性欲为目的而危害社会的性行为。按中国刑法规定包括：强奸罪，强制猥亵罪、侮辱妇女罪，强迫卖淫罪，引诱幼女卖淫罪，猥亵儿童罪，聚众淫乱罪，组织卖淫罪，引诱、容留、介绍卖淫罪，组织淫秽表演罪等。

性犯罪和性违法具有交叉关系。有些违反法律法规的性行为触犯了刑法，但情节较轻，一般做违法处理，即处以行政处罚，例如婚内强奸。另有一些性行为在刑法中没有相关规定，但严重侵害了受害人的性权利，则会根据其他相关刑法规定给予严厉惩罚，例如男－男性侵害行为、恋童癖对男童的性侵害行为，由于中国法律没有注意到男性性权利同样存在被侵害的情况，刑法和其他法律法规中有关男性性权利保护没有相应规定，因此在男性受害人性权利被侵害时仍会给予犯罪判定与惩处。也就是说，在刑法未作明确规定的情况下，性侵害行为是否属于犯罪将根据刑法对犯罪概念所做三个特征的规定来判定是否有罪，即某种性侵犯行为是否属于性犯罪，主要根据该行为的社会危害程度、刑事违法程度和刑法所做应受惩罚的规定来判定。

10.3.1　强奸

强奸，也叫强迫性行为，是一种违背受害人意愿，使用暴力、威胁或伤害等手段，强迫被害人性交的性侵害行为。在所有的国家，强奸都属于犯罪行为。当被害人因酒精或药物影响无法拒绝性行为时，被迫发生性行为也视为被强奸，例如使用药物麻醉受害人后与其发生性行为，事后证实该性行为不是受害人自愿的，属于强奸。在中国法律中，关于强奸犯罪的认定，主要指男性在未经对方许可情况下对女性受害人的性侵害，而没有注意到男性性权利同样需要保护，没有预见到男性强奸受害者（如男童被强奸）和同性性侵害的存在，同性间和男性受性侵害情况未能被列入强奸罪。这不能不说是该罪项的一种疏漏。

强奸行为主要表现为强迫性交。根据中国刑法规定，阴道性交是强奸罪的必要条件，即强奸必须是男性将阴茎插入被害女性阴道内，才构成强奸罪，刑法称之为"奸入"。如果没有"奸入"，虽也属于强迫被害人性交，但由于未完成阴道性交则不属于强奸。例如某男性将某女性按倒欲施以强奸，由于女性反抗使男性未能将阴茎插入被害女性阴道，这种情况刑法称之为"强奸未遂"。显然，虽然"未遂"，但是强奸者的主观故意和被害人的不自愿是明显的，这种情况却不能得到罪有应得，存在法律的漏洞。现实中的强奸行为多种多样，只以典型的异性性交来界定强奸罪，不能达到法律的公平目的。现实中的男性实施对女性的强奸行为，很多情况下并非阴道性交，而是采用其他形式的强迫性行为，包括口交、肛交、手指或其他物体插入阴道等。这些性行为对被害者造成的身体和心理伤害与阴道强奸具有同样的严重性，被害者需要同样的生理和心理救助。这方面的法律适用问题，已经引起学者们的注意。有学者提出，如果强调"使用暴力、胁迫和其他手段"是认定强奸行为的要件，那么如果受害人在未能或没有能力反抗情况下被强奸，强奸者就不需要使用暴力手段，是否还构成强奸？而要判断是否违背女性意志，单靠女性事后说违背，则难以排除受害人在自愿发生性行为后因后悔或报复等动机而做出不真实表述的可能（江媞，2011）。这些情况说明，强奸罪的认定存在很多细节差异，是有高难度的一种犯罪认定。

在中国的各种强奸犯罪中，最引起社会重视的是强奸幼女罪与嫖宿幼女罪的区别问题。法学领域有一个法律术语"法定强奸罪"，指一个成年人或青少年与一个没有达到合法性行为年龄的人发生性交行为，无论这个未达性行为年龄的人是否有性活动意愿，都属于强奸犯罪行为。也就是说，强奸罪在认定受害人年龄时，只要处于法定性行为年龄以下无论其是否自愿都须对强奸者处以惩罚。不同国家的法定性行为年龄有不同规定。一般以17～18岁为法定性行为年龄。在此年龄以下者都属于未成年人，也是未达法定性行为年龄的人。与18岁以下者性交，无论其是否自愿都属于强奸犯罪。中国刑法中有一条规定："奸淫不满十四周岁的幼女的，以强奸论，从重处罚。"（《刑法》第236条第2款）相关司法解释指出：凡与未满14周岁的女子发生性关系，不论该女子是否自愿，都属于强奸罪。也就是说，中国刑法的"幼女"是指不满14周岁的女性。香港刑法将"幼女"年龄规定为不满16周岁，若与该幼女发生性关系，会被指控"与未成年少女发生性行为罪"。日本刑法将"幼女"年龄规定为不满12周岁。可以认为，各国法定强奸罪对法定性行为年龄的规定，是出于保护未成年人尤其是幼女的社会动机。

中国刑法中有一项"嫖宿幼女罪"，近年来引起社会广泛关注。"嫖宿幼女"和"强奸幼女"的主要区别是嫖宿行为属于性交易性质（给受害人财物，换句话说，在加害人看来，只要接受了财物，幼女就是自愿的），强奸行为的要件是受害人非自愿。因此，"嫖宿幼女"成为性交易性质的非强奸行为，在罪行性质上也就可以被归入违法而不属于犯罪，惩罚强度比强奸幼女从轻很多。这一规定之所以引起人们强烈反响，因为与法定强奸罪概念存在冲突，而现实中存在多起针对幼女的性侵害案以"嫖宿幼女罪"获得从轻处罚。我们都知道，14 岁女童，其性器官发育及全身心发育均未成熟，不仅不具有性防卫能力，对于性行为可能给自己带来的后果也无能力理解；而且她们对性交易这一违法行为缺乏分辨、判断能力，将针对 14 岁女童的性侵害认定为"嫖宿幼女罪"而非强奸罪，这对这些幼女及其家庭都是极大的伤害与不公正（袭红卫，2011）。

　　熟人强奸是强奸案中较多的情况。熟人强奸也叫约会强奸，在中国是指男女双方相互认识，在见面时发生的违背女方意愿的性侵害行为。有关数据显示：强奸案中 80% 是熟人强奸（黄秀丽，2003）。熟人强奸有几种情况：第一，恋爱约会强奸：以建立恋爱关系为名约见女方发生强行性行为，或曾是恋人的双方在分手后发生强迫性交；第二，互联网约会强奸：利用网络建立异性关系后约会见面而发生强行性行为；第三，约会麻醉强奸：约会见面时使用毒品或药物将女方麻醉后与之发生性交（刘淑莲，2005）。熟人并非只有恋人关系，朋友之间、同事之间、同学之间、师生之间都可能成为熟人关系，如果在这些熟人关系中发生违背女性意志的性行为就属于熟人强奸行为。与陌生人强奸不同，熟人之间在情感、情面及沟通等方面的缺乏，有可能是导致强奸的原因，被侵害方的软弱或权宜之计有可能导致侵害方误解为同意而实施性行为，这些情节往往造成熟人强奸案的难以判定。

　　强奸的后果十分严重。短期内影响主要表现为强奸创伤综合症，除了身体的被伤害，如性器官受损、怀孕、艾滋病病毒感染、性传播疾病感染等之外，受害人的心理具有创伤性的应激障碍反应。包括情绪紧张、恐惧、胆怯、抑郁、低自尊和无助感等；还会过度警觉、极度不安和无比焦虑，这种情况往往持续至少一年。受害者还可能要面对继发性心理压力，如周围人的询问、责备、议论和歧视等，都会影响受害人的正常生活。长期影响主要表现为受害人需要很长时间去重建安全感，甚至会影响受害人整个人生。有研究认为，强奸受害者有可能出现长期的睡眠障碍、抑郁症、酗酒、物质滥用（烟草、药物依赖）等，甚至自杀（王瑶等，2007；杨杰辉，2011）。在父权习俗的社会里，对女性的歧视还会导致对强奸受害者的各种排斥，如闲言碎语、找不到工作、失去朋友等。尽管强奸是男性对女性的伤害，社会舆论却可能把错误归咎于受害女性，认为受害者被强奸是可耻的，对受害者加倍质疑和指责。

　　影响强奸行为的主要原因是犯罪人的心理因素。就男性强奸犯罪人而言，一般认为其动机主要有：性欲动机，攻击动机，权力欲动机，怨恨发泄动机。从强奸者的心理特点，可以分为：虐待狂，他们常表现出暴力倾向和习惯性的敌意；无道德的"自我中心主义者"；酗酒者，由醉酒后妄想引发的狂乱性行为；突发者，平时循规蹈矩，因生活或工作受挫折而突然起意；心理变态者，没有原因的强奸。事实上，强奸的本质已不是一种性欲的满足，而是一种心理功能失常的行为；也是一种感情脆弱和心理不安全人格的表现，他们往往在无能力处理日常生活中的紧张、压力和要求时就进入一种自暴自弃、不计后果的性暴力行为。从强奸者的行为敌意与控制状况，可以分出三种强奸类型：震怒型强奸：其强奸行为表现为一种发泄个人愤怒情绪，这类强奸者的犯罪时间通常是在其遇到沮丧、冲突或激奋事件之后；权力型强奸：其强奸的目标是征服他人，强奸实施使他找回自己的安全感，寻求主宰世界的感觉；虐待型强奸：其性满足与性暴力混作一团，以造成对方痛苦的方式而获得自我的兴奋与刺激，伴随强奸行为有无端而野蛮的贬损、虐待和谩骂，表现出极端的心理扭曲。

对强奸受害者的救助性干预非常必要。早期危机干预重在帮助受害者重建生活信心，把自己看成灾难的幸存者而非受害者，学习接受被强奸的后果，努力树立信心去重新控制自己的生活。长期心理辅导的重点是解决受害者可能出现的抑郁症等慢性心理问题，帮助受害者把自责感变为自尊感和安全感，使受害者真正能够理性面对受侵害事实，并重建与亲人的亲密关系、重建生活的信心。专业的心理辅导和社会服务对强奸受害者是必要的社会资源，法院和其他专业团体也应尽可能保护强奸受害者的利益和感受，避免遭受为打击强奸者而不断让受害者回顾强奸过程的第二次伤害。

10.3.2　家庭性暴力

家庭性暴力，是指发生在家庭关系中的使用暴力、威胁或伤害等手段与受害人性交的性侵害行为。家庭关系中存在暴力行为已是不争的事实，针对孩子或妻子或其他亲属的暴力大量存在，同样，针对这些弱势群体的性暴力也存在，例如乱伦行为很可能伴有暴力。而夫妻之间的性暴力同样有可能存在，即婚内强奸行为。关于乱伦在前面已有讨论，此处主要叙述婚内强奸问题。

婚内强奸，是指夫妻关系存续期间，丈夫违背妻子意愿，以暴力、威胁或伤害等手段与妻子发生性行为。这里排除了夫妻间的虐恋性行为和以妻子为强奸主体的夫妻性行为，仅指丈夫对妻子的强迫性行为。正如"父为子纲"的父权观念是男权文化习俗的内容，"夫为妻纲"的夫权观念也曾是夫妻关系的基础，这种习俗观念下的夫妻不存在婚内强奸的自觉意识。然而近年来，这种习俗观念受到挑战，婚内强奸出现在法律实践中，并引起刑法学术界和司法领域的激烈争论，焦点集中在婚内性行为属不属于强奸行为。

赞成派观点认为，婚姻中的女性属于法律主体因而有权维护自己的性权利不受任何侵犯，不能因为角色是妻子就理当服从丈夫的性需要，包括性行为强迫；丈夫对妻子的强迫性行为与其他的强奸行为没有本质区别，女方受伤害的结果是一样的；中国法律没有特别规定丈夫不能强奸妻子，但也没有规定丈夫不可能成为强奸罪中的主体，同样，妻子也并未被排除在可能的强奸受害人之外，只要违背女性意愿、使用强迫方式的性行为都属于强奸（李成，2006；蔡士博、杨梦梅，2011；张丽宏，2010）。

不赞成派观点认为，婚姻是一种承诺关系，包含性关系的义务及其责任承诺，因而不存在强迫性关系；如果妻子以强奸罪控告丈夫，有可能使丈夫获罪，这种结果对婚姻没有好处，还可能导致妻子借法律来控制丈夫；如果丈夫使用暴力，属于暴力问题而不是强奸问题；如果丈夫不尊重妻子，属于道德和隐私问题，公权力介入婚内性关系是法律资源的浪费（杜怡梅，2011；彭少杰，2011）。

调和两派意见的观点认为，为了既照顾妻子的个人性权利又有利于婚姻关系续存，丈夫对妻子的性暴力并不构成犯罪，但在特殊情况下（如提起离婚诉讼期间、夫妻感情破裂而长期分居情况）发生强迫性行为，则可以认定构成强奸罪。也就是说，不设婚内强奸罪，判案时可以视危害情况而判（孟传香，2011）。

　　纵观上述不同意见，赞成派强调的是个人性权利的维护；不赞成派强调的是婚姻关系的维护；调和派强调的是不要因个人权利丢掉婚姻关系，也不要因婚姻牺牲个人权利。然而从大量媒体报道和法院判例来看，如果夫妻关系不好，或借助于酒精、药物成因，或伴随有家庭暴力，发生婚内强奸事件是完全可能的事情。也正是基于这种考虑，关于婚内强奸的立法与司法的变迁已初步形成世界性趋势。如，德国刑法曾规定，以暴力或胁迫手段，强迫妇女与自己或他人实施婚姻外性交的情况视为强奸；1998 年修改刑法，明确放弃了丈夫除外的原则，承认丈夫有可能成为婚内强奸主体；法国刑法曾认可丈夫在强奸罪上的豁免，1994 年新版刑法明确否定了丈夫的强奸豁免；英国也曾把丈夫排除在强奸罪之外，1991 年在某判例中认定，没有规则规定丈夫不能被判定强奸妻子，并认定，婚内性行为有可能转化为强奸。美国法律也曾认为婚内不可能构成强奸，1980 年模范新法典最终认定在夫妻分居前提下的丈夫强奸罪。美国新泽西州刑法规定：任何人都不得因年老或者性无能或者同被害人有婚姻关系而被推定为不能犯强奸罪（马玉海，2011）。当然，很多国家依然认为婚姻内性关系不构成强奸。奥地利刑法仍规定强奸行为是"婚外之性交"；泰国刑法也明文规定强奸罪的对象是"配偶以外之妇女"。

　　最值得关注的是作为强奸受害者的女性，无论是因婚外还是因婚内遭受强奸侵害。她们可能为子女或经济原因而不愿离开有暴力倾向的丈夫，或者她们已经习惯于逆来顺受，认为满足丈夫性需要是自己的责任，这都使她们不愿意指控丈夫或其他施害于她们的强奸者。而这些女性在经历被侵害后所感受到无助、被困、害怕，以及她们自尊感、自信心和自我价值感的迅速下降，甚至导致焦虑和抑郁症，都在损害着这些女性的生命价值和她们的生活质量，并间接影响到子女的成长。对强奸受害者的社会服务介入，最重要的是帮助她们不要责备自己，遭遇家庭内性侵害不是她们的过错；还要帮助她们学习重建家庭生活，保护好自己和子女免受再次侵害。

10.3.3　被性侵害的男性

　　男性遭遇性侵害的报道已经越来越多，但是还未引起中国社会普遍关注，也未引起中国立法者的重视。男权文化下的性观念影响了人们对男性性权利的关注。一般情况下，人们视男性为强者，不可能遭受他人的性侵害，而且阴茎在被迫环境下难以勃起的男性生理特征也决定了男性很难被迫性交。然而事实上，男性被性侵害并非少数现象。只要有同性性取向的存在，就一定会有同性间的性侵害，男－男强奸就是男性被性侵害的典型表现（也会存在女性之间的同性性侵害），尤其是未成年男童的同性性侵害更加触目惊心。同时，也存在着女性为侵害主体的男性被性侵害案例。

　　男－男同性强奸，是指男性同性之间以暴力、胁迫或其他伤害方式违背一方意愿的性侵害行为。大多发生在有一定年龄差别的个体之间，如中年人对未成年人或刚成年人的性侵害。熟人强奸是男同性性侵害的主要特点，侵害者一般利用青少年对成年人的信任和依赖而实施性侵害。与恋童癖和猥亵儿童的性侵害不同，同性性侵害以性交为目的，使用恐吓或药物、酒精等方式控制被侵害者，施以反复肛交、口交等性侵害。受害者的生理和心理功能遭受极度伤害，往往出现肛门出血、外翻、肛周肌肉无力回缩、大小便失禁、剧痛难忍等生理症状；同时，出现焦虑、紧张、胆怯、恐惧等强奸创伤综合症反应。

对同性性侵害的司法介入存在着立法缺失的问题。中国刑法关于强奸罪的设立，明确规定了犯罪主体为男性、犯罪对象为女性，而且以阴道性交为依据（如果因被侵害者反抗而未发生阴茎插入阴道则属于强奸未遂）。对于同性性侵害，包括同性强奸和女性为主体的性侵害，都不在强奸罪之列。因此司法实践中常常以其他罪责认定这类犯罪，如果受害人是 14 岁以下儿童，一般适用"猥亵儿童罪"；如果受害人是 14 岁以上青少年，则只能适用"故意伤害罪"（指故意伤害他人身体的行为），其犯罪构成必须造成轻伤以上后果，否则不能以故意伤害罪论处；再一个可适用法规是《治安管理处罚法》，司法实践中多数同性强奸都以违反治安管理处罚法论处，其处罚仅行政拘留 15 天，受害人及其家庭得不到任何赔偿。猥亵儿童罪和故意伤害罪除取证难并鉴定难外，在处罚时也存在仅作违法处罚的情况。这些都导致同性强奸处罚过轻而难以补偿受害人及其家庭的结果。为此，中国法学界和司法界有过多次立法呼吁，要求增加同性性侵害罪的条款，以保护男性性权利。而这种情况得不到改变，与中国法律不承认同性恋和双性恋合法地位有直接关系（何承斌、龚婷婷，2003；刘芳，2008）。

女性强迫男性发生性行为，很少受到人们的关注。人们习惯于认为女性在体力和控制方面弱于男性，而且男性阴茎在被迫环境下不会有勃起反应。然而事实上，面对成年男性，酒类和致幻类药物很容易使任何一个人陷于迷幻；而促性功能药物对阴茎勃起的有效作用，也足以达成对男性及其性功能的控制；利用权力从属关系，以升迁、辞退相威胁，是女性控制男性并实施性侵害的另一类手段（李香梅，2011）。在女性为主体的针对男性性侵害中，大多属于熟人强奸和婚内强奸（石海红，2009）。也有司法实践者将女性强迫男性性行为犯罪分为三种类型：以胁迫方式强行与男性发生性关系；以指奸、鸡奸、物奸、口交等方式猥亵男性；强迫男性与他人发生性关系（善挺栋，2011）。女性侵害男性的情况下，女性侵害者会威胁、控制、刺激男性，直到他们因害怕和不情愿而做出阴茎勃起并射精的性反应。男性被强奸的后果和女性是一样的，他们会很不舒服，有明显的无力感和无助感，事后会后悔和自卑。

一些国家已经注意到男性性权利问题，将仅针对女性性权利保护的法律内容修改为保护所有的被性侵害者，包括男性。德国将 1975 年刑法典强奸罪中的"强迫妇女"改为 1998 年新版刑法典的"强迫他人"；法国 1994 年的新版刑法典也将强奸罪受害者明文规定为"他人"（包括男人和女人）；意大利现行刑法也只是将强奸罪的受害者规定为"他人"，不再突出其性别。中国在这方面依然强调强奸罪对象的性别，使司法实践难以保护男性被性侵害者。法学界和司法界正大力呼吁立法机构修改刑法中有关性别条款，以期保护更多的性侵害受害者（马玉海，2011）。

11　公共空间的性

　　公共空间，也叫公众场所、公共区域，首先是指那些供城市居民日常生活和社会生活共同使用的室外空间，包括街道、广场、居住区户外场地、公园、体育场地等；其次是指进入公共空间的人和展现在公共空间的广泛参与、交流与互动的活动。任何人都有权进入公共空间，进入公共空间的人不受任何经济或社会条件限制、不必缴费或购票、不会因任何社会背景而受歧视；公共空间的活动包括公众自发的日常文化或休闲活动，以及自下而上的各类宏大政治集会。

　　性进入公共空间是 20 世纪中期以来的事情。长久以来，性被视为一种隐私，尤其在中国，公开展示"性"被认为是伤风败俗。但是伴随着社会的发展与开放，多元文化意识和性别意识的觉醒，"性"以革命者和解放者姿态向传统文化发起挑战，成为公共空间的一道风景。人们通过公共空间的性观念的公开谈论与表达，展现出一系列崭新的性观念和性政治理念。

11.1　性　革　命

　　性革命，是指 20 世纪 20～70 年代发生在西方社会的性价值观和性行为的改变，表现为各种复杂交错的新的性观念和性态度的涌现，以及随后对世界各国的波浪式影响。

　　任何一种社会思潮和流行观念都不是空穴来风，都是与那个时代的社会变化相互影响而形成的。西方社会的性革命同样不是某些人别出心裁的结果，而是在社会发展中由生活方式与人对生活的回应这种互动而造成的。

11.1.1　西方性革命的发生

　　19 世纪后期，西方社会关于性的观念主要表现为性与婚姻的不可分割。这个时期的西方人已经走出 18 世纪的禁欲主义性观念，不再认为男性精液是宝贵的生理财富，必须节约精液以保持男性的力量与气质；也不再以反性欲主义方式对性持鄙视的态度。被称为维多利亚时代（1837～1901）的 19 世纪后半期，以英、美为代表的西方世界，呈现出欣欣向荣的发展，人们认为性和爱是两种不同的人生经历。爱属于精神世界，可以带给人们浪漫的享受，婚姻则需要理性的选择与考虑；性是婚姻的基础之一，但不是婚姻的全部；婚姻中的性生活需要节制，人的性欲不能没有控制。这些被认为主流的性观念在进入 20 世纪后发生了根本的改变。

　　性革命有过两次浪潮：20 世纪 20 年代以性解放为特征的浪潮和 20 世纪 60～70 年代伴以性独立为特征的浪潮。

20 世纪 20 年代的性解放是美国第一次性革命浪潮。随着 19 世纪末 20 世纪初第二次工业革命带来的科技、人口、经济、文化的频繁互动，美国社会开始转型，维多利亚风格的性观念也发生了剧烈变化。

美国人对性的耳目一新的感受，最初来自弗洛伊德的泛性论。这位精神分析学家认为，人的性本能和性欲望是一种心理能量，是人的所有活动的原动力，人的各种行为都可以从性欲望中找出原因。这给了处于性压抑状态的人们解放的感觉，感受到性作为一种快乐的源泉具有自由的力量。1909 年，弗洛伊德和他的学生荣格访问美国，给美国心理学界带入一股清风，人们被他的性理论深深吸引，谈论弗洛伊德成为一种时尚。到第一次世界大战前夕，弗洛伊德学说在美国已家喻户晓，甚至被广泛传播、扩展而成为一种"性解放"的同义词。人们普遍认为性的压抑不利健康，性原本就是一种快乐的享受，亲密关系应当建立在性的基础上（弗雷德里克·刘易斯·艾伦，2009）。

第一次世界大战以后，弗洛伊德的《性学三论》被普遍认为是科学的代表，而且美国大众通俗地将这本书的主题解释为压抑性冲动是身心健康的大敌。一股性的热潮在年轻人中兴起，谈论性成为时髦，在各种沙龙和公共会场，年龄较大的城市居民也都以性为谈资。性欲不再被看作禁区，而是婚姻生活中幸福的重要组成，性问题也不再是禁忌，成了日常生活中自由讨论的话题。女权主义者更是以性为主题，到处演讲、发传单，宣传性解放、传播性知识，争取女性的避孕权和堕胎权。一些婚姻生活指导手册，把婚姻中的性行为描绘成令人兴奋的、浪漫的、重要的内容，告诉人们性是爱的极致、完成和奉献。1925 年以后，在女权主义者的推动下，避孕知识和器具在美国达到普及的程度。

20 世纪 60 ~ 70 年代的性独立是美国第二次性革命浪潮。这是又一次社会变化与性观念的互动过程。20 世纪 60 年代在美国历史上很特殊：社会向后工业化过渡、经济繁荣带动物质极大充裕，促使人们各种欲望急速膨胀；传统信仰被抛弃，破旧立新的社会风气弥漫全社会。开始于 20 世纪 20 年代的女性经济独立，到 1960 年已有超过 1/3 的女性（36%）进入劳动大军。一方面是女性经济独立带来的人格与精神独立；另一方面是 25 岁以下青年男性劳工失业越来越严重，以至于到 20 世纪 60 年代中期已经达到 5% 的青年男性找不到工作。女性就业和青年男性失业的同比上升，抑制了青年男女组建核心家庭的动力；也改变着传统家庭内部的性别秩序，女性前所未有地成为家庭主导的一方，决定着家庭的生计和生育。女性单亲家庭比例也随之增加。

这个时期的民权和女权运动如火如荼地支持着女性在工作、婚姻、家庭、养育子女等方面的独立，鼓励女性自主意识觉醒，重新定位女性的社会角色和家庭角色，积极地向传统家庭和社会的父权秩序价值观提出挑战。女性单亲家庭的困境引起社会的同情和接受，政府也不得不提高福利津贴以支持这类家庭。这种情况使女性单亲家庭几乎成为美国家庭形式的主流；同时，社会和政府的支持也进一步鼓励了人们的自我意识和个性化亲密关系。美国年轻人以个人情感和性欲享乐为性行为的目的，将性爱与婚姻分离开，社会对婚前性行为、婚外性行为、非婚同居也越来越持宽容态度。紧接着，婚姻解体增加、结婚人数减少、性观念越来越自由，人们的生育观念开始改变：既然性爱和婚姻的分开可以使人得到更多的快乐，那么生育和婚姻的分开，也必然能减少很多争吵与麻烦；既然社会能够提供单亲家庭养育子女的条件，也就不需要以婚姻作为养育后代的保障了。过去认为的婚姻是性和生育的物质基础和法律保障的观点，到20世纪70年代被美国人抛弃，人们似乎已不需要法律来干涉个人性爱、生育的私事，人们只需要政府和社会提供必要的物质支持就够了。同居和未婚生育变得屡见不鲜，单亲妈妈也不再受到歧视。她们可以理直气壮地获得社会与政府的帮助，包括精神支持和养育子女，她们还可以继续学习和工作，甚至她们身处困境独立抚养子女却努力工作学习的精神还赢得了社会赞扬，个人主义的性观念在这种环境下得到更大范围的普及。在底层社会，尤其是少数族裔中的人们越来越倾向于通过非婚生育来获得政府的经济援助，这几乎成为一种非常合算的生活方式；在社会的中层和上层，虽然婚姻仍是主流选择，但是离婚已经不足为奇，婚外性关系和多性伴侣成为主流婚姻的伴生现象（吕洪艳，2011）。

两次性革命浪潮逐渐归于平静，它们留给了美国人新的生活方式和新的性观念。今日美国人，婚姻依然是主流生活方式，同时伴随多元的性交往方式；人们确立了性是人的基本需要和快乐享受的观念，把性视为完全的个人与个性的自由行为，任何法律或个人都无权干预；性也不应当与婚姻同日而语，婚姻是一种责任，关于配偶的、后代的、财产的责任，婚外性关系并不一定意味着对配偶的放弃，而只代表着人有另外的性需要。

11.1.2　性革命的理论支持

20世纪20年代和60～70年代的西方性观念革命中，对社会产生重要影响的学者主要是三个人：弗洛伊德、罗素和金西。他们身处不同学术领域和不同年代，却以同样的理论勇气向传统的性观念发起挑战，在不同的学科中提出了影响学界和社会的性观点。

第一位影响美国人性观念的学者是奥地利精神科医生西格蒙德·弗洛伊德（Sigmund Freud，1856～1939）。他是一位犹太裔的精神分析学家，创立了心理学的精神分析学派。他的《梦的解析》（*Interpretation of Dreams*，1899）一书首次提出了他的潜意识理论和精神分析学，1905年出版的《性学三论》（*Three Essays on the Theory of Sexuality*），更加通俗地阐述了他的性学理论。

《性学三论》的内容是关于人类性欲本质及其发展过程，是弗洛伊德性学理论的一次完整阐述。弗洛伊德通过精神分析技巧，运用治疗精神病人的实际资料，阐述了人的性本能、性变态、幼儿性欲和青春期性欲等议题，描述并分析了同性恋、性错乱以及幼儿一些类似性行为背后的性欲的作用。他认为，人的潜意识与性动力之间存在重要联系；各种精神疾病背后的推动力都以性的本能为根基。他用很多病例证明这些论断，让人们相信，性欲的压抑是导致精神失常的重要原因，性欲不仅在人的潜意识中支配着人的梦境和对过往经历的记忆，而且在显意识中也决定着人的行为。性欲作为人类的本能欲望，每个人都不可回避，也不可忽视；而且，性欲作为生命动力，遵循快乐原则，带给人们快乐的享受；人们自我压抑性欲，必然造成精神不正常；人们应当释放性欲，不应当压抑自己。

《性学三论》的观点在20世纪初维多利亚道德观占主导地位的西方，可谓惊世骇俗。然而在那样一个欣欣向荣、蒸蒸日上的时代，生活充满希望，人们愿意接受各种各样对生活有价值的观念，弗洛伊德又是一位解决人们心理压抑问题的精神分析医生，他不仅带给人们健康的生活，而且他的"性和所有的本能一样遵从快乐原则"的论断，也令人们感到耳目一新，被性本能学说吸引并接受就成为很自然的事情。

第二位影响美国人性观念的学者是英国哲学家伯特兰·阿瑟·威廉·罗素（Bertrand Arthur William Russell, 3rd Earl Russell, 1872~1970）。他还是一位数学家、逻辑学家、历史学家和作家，是20世纪和平主义运动的发起人之一，由于他"多样且重要的作品，持续不断地追求人道主义理想和思想自由"，他获得了1950年的诺贝尔文学奖。

1929年《婚姻与道德》出版，罗素在这本书里发表了他对爱情、婚姻、优生、性权利以及性交易等一系列现实问题的看法。特别是就"性在人类价值中的地位"议题提出了独到见解。罗素认为，要系统地阐述一种更仁慈、更人道的法规，就要确立一种道德目的，这个目的首先是保证男女之间要有非常深厚、非常认真严肃的爱情，这种爱情拥抱着男女双方整个人格，使他们的结合成为一种更充实、更升华的结合；其次是保证儿童得到生理上和心理上的无微不至的关怀。罗素认为基督教清教徒对待性的态度是人类不幸历史的根源。他倡导结婚前应当允许试婚、婚姻双方如果认为没有感情则应当允许离婚，而且离婚要从简，还应当允许婚外性行为，允许同性恋性行为。

罗素以他社会活动家的影响力将他对性道德的看法直截了当地表达出来，立刻引起教会的激烈反对，甚至在1940年初英国法庭对他进行审判，禁止他作为教师进入美国纽约市立学院任教。然而，《婚姻与道德》（*Marriage and Morals*）一书比他的任何著作都更受到社会普遍关注，并产生了直接的社会影响，他的性道德观念改变了整个英国人和美国人新一代人对性行为的看法。不久后，罗素的观点在英国女权运动的推动下，影响了英国法律的修改，同性恋、非婚同居、婚外性行为都得到了法律的认可。

第三位影响美国人性观念的学者是美国动物学家阿尔弗雷德·C·金西（1894~1956）。他第一个对人类性行为展开了实证研究，并创立了性学研究的社会调查学派。1948年出版的《金西报告——人类男性性行为》（简称《金西报告》或《人类男性性行为》）一书，是金西和他的助手们花了9年时间面对面调查并访谈12000名美国男性基础上完成的人类性行为报告。此后，以金西名字命名的"关于性、性别与生殖的金西研究所"又发表了一系列研究报告：《人类女性性行为》（1953）、《怀孕、生殖与流产》（*Pregnancy and Abortion*, *Reproductive*, 1958）、《性犯罪：类型分析》（*Crime: Type Analysis*, 1965）。

《金西报告》的贡献，正如曾任金西研究所所长的保罗·H·格布哈特在该书前言中的评价那样，"首先，它第一次揭示了美国人口中的一个很大构成部分的性行为实况，从而建立了一个标准参照系，一切后代研究者都必须用它来衡量自己的成果，其次，它提供了一个经验基础，来确立正常行为具有广阔的范围这一概念，结果引起医学、法律和行为科学的内容巨变，使医学家、卫生工作者、医务人员能够公开地客观地讨论它，尤其是使每个个人也能如此了。"（阿尔弗雷德·C·金西，1989）

对《金西报告》最全面准确的评价，莫过于翻译这部书的译者、中国著名性学家潘绥铭教授的论述，他在编译者序中这样概括《金西报告》的内容与贡献：

《金西报告》的基本理论观点有两条：

一、从根本上来说，性是一种生物现象。性张力（或称性能量）无论如何总是要释放的，这是一种生物活动。社会因素和力量对它有影响，但不绝对。性的生物物质主要表现为：

1. 不存在绝对没有任何性释放的人。

2. 无论多么怪异的性对象、性行为或释放频率，都是源于并符合于性的生物需要。

3. 性释放可以分成三个方面来考察：释放频率、释放途径、释放总量中各种途径所占的比重。后两项主要是由社会决定的，而前一项（频率）则是由个人的生物性质所决定的。

……

二、性释放的途径（具体性生活方式）及其在释放总量中所占的比重（采用某种方式的频率）主要是由当事人所属的社会阶层内的通行性态度所决定的。

关于这部著作的成就，潘绥铭教授的评价是：

《金西报告》的社会现实意义主要有五条：

一、它把性行为方式与社会背景联系起来，震动了一贯认为美国不存在阶级的各个阶层，甚至有人攻击它是"性的马克思主义"。尽管它离 60 年代性革命高潮还很远，但历史地看，后来的黑人、社会中下层人、女性和青少年，之所以敢于在性革命中自豪地显示和传播自己阶层所特有的"性的亚文化"和一直被视为下贱的性活动，并使之成为社会一时的"主文化"，不能不说是得益于《金西报告》。……

二、它打破了美国延续 300 年的清教的性的精神禁欲主义传统，打破了这种性道德的一统天下。金西对这种旧道德的深恶痛绝，渗透于全书的字里行间。……

三、它揭露了当时美国性风尚的虚伪，展示了人们的性活动实际上早已偏离传统道德，驳倒了任何一种"道德不变论"和性的守旧主义。……

四、它揭示了人的性行为的实况，迫使人们正视自身的性活动。这本身就是一种性态度的革命。……

五、它揭示并肯定了人的性行为的无限多样化和无限可变性。金西的一句名言从此在美国广为流传、经久不衰："唯一不符合本性的性行为，就是不能完成的性行为。"（阿尔弗雷德·C·金西，1989）

《金西报告》确实是世界性学史上的一个里程碑。正如性学界人们公认的 1886 年为性学创立标志——德裔奥地利精神病学家理查·佛莱尔·冯·卡夫－艾宾（Richard Freiherr von Krafft-Ebing, 1840~1902）于 1886 年出版的《性精神病态》（Sexual Psychopathy）一书，记录了一些性反常行为；那么，在经历初创期后，《金西报告》标志着性学终于发展到成熟期。性学调查方法的确立，标志着这门学科的定型。不仅如此，《金西报告》在美国出版后两星期内被销售一空。尽管人们不一定看懂书中复杂的数据和图标，但是它的普遍传播以及关于人类性行为具有多样性的观点，影响了整个 20 世纪 60 年代的性革命浪潮，标志着性学从学者的书斋和医生的诊疗所走向了社会和普通人的生活。

11.1.3　性革命的后果

20 世纪以美国为代表的性革命浪潮，确实带给人们有关性的新认识：首先，性是健康的、美丽的，任何让身体感到愉快而又不伤害他人的性行为都应该被接纳；其次，性关系是平等的，两性都应当有自由表达其需要并分摊责任的平等性关系；最后，传统的婚姻家庭制度，应该尽可能具有弹性，使其符合个人的需要和个性，不应当强迫每个人以同一种模式生活。可以认为，性革命带给 20 世纪人类在伦理价值观及行为上最重大的改变在于，性从一个隐私的秘密变成了公开谈论的话题，性作为一种自然行为，具有很多方式适合着各种年龄、各种性格的人，性的目的最重要的是快乐和消遣而不只是为了生育。然而，生育却是性行为之后无法完全避免的结果，无论避孕与堕胎技术怎样发达和普及，生育依然是所有性行为无法逃避的理性问题。

性革命给美国带来的直接现实后果是离婚率上升和私生子增加。经过性观念风暴后的美国人分为三种：持传统性观念的人还有大约三分之一，他们坚持认为未婚妈妈是违反文化准则的，婚外性行为和私生子是不合乎道德的；持中间观点的人是大多数，他们认为性是爱的一部分，但不赞同婚外性行为，也不愿意和没有爱的人发生性关系；认为性的最大价值是娱乐观点的人上升到占人口大约 1/4 多，他们认为性并非一定要有爱情，追求快乐才是性行为的目的（张红，2006）。性革命在改变人们性观念的同时，也唤起了个性意识的觉醒。人们更加追求并享受个体的自由，不愿意接受教会和政府的控制：我的身体是我自己的，我的性也是我自己的，不是教会的也不是国家的。而这种性和个性观念迅速改变的结果导致各种家庭形式出现，以及非传统家庭模式的孩子的大批降生，面对这些家庭和这些孩子，美国社会原有的福利制度遇到了挑战。这是性革命带给美国的间接影响。

美国家庭模式在 20 世纪 60 年代以后出现多元化形态。传统家庭依然是主流，同时社会接受了单亲家庭、继亲家庭、同性恋家庭、单身和非婚同居等多种生活方式（端木义万，1999）。很多美国人认为，肉体快乐和道德快乐具有同样的价值，性生活最主要的功能是快乐，因此，有价值的事情不是已婚或未婚，而是有没有快乐。只要有快乐，婚内或婚外、结婚或非婚都没有意义。由于更看重性的快乐价值，一些美国人把性作为娱乐的过程、性游戏的过程。

然而，如果性行为确实只是游戏和娱乐，只要不影响、不伤害到他人，就不会有什么社会后果；问题在于自由而快乐的性行为往往带来更多的副产品——怀孕、生育、孩子。1960 年，美国女性单亲家庭占全部家庭总数 7%；到 20 世纪 70 年代中期，女性单亲家庭的增幅是传统双亲家庭的 10 倍；1980 年，女性单亲家庭在全部家庭中的比例增至 18%；1990 年继续增至 20%；2000 年已达到 26%。这类家庭至少有一个未成年子女，单亲的原因有离婚、丧偶和非婚生育，其中非婚生育最为普遍。这种非婚生育的孩子 1960 年占当年婴儿出生率 5%，1979 年占 10%，1980 年占 20%，1994 年占 30% 多，预计到 2015 年将有 50% 当年出生的婴儿是非婚生育。而从未结婚的单亲妈妈的比例，1960 年占女性单亲家庭的 4%，1979 年占 7%，1980 年占 15%，1994 年占 36%（吕洪燕，2011）。非婚生育的孩子和从未结婚的单亲妈妈成为美国社会的负担，因为这两个群体面临生活困难和成长环境不利的问题，往往也成为其他社会问题的根源。为此，美国政府不得不提高社会福利增加对这类家庭的援助，这当然也就增加了福利支出负担，最终还是全社会为性革命的现实果实支付代价。这不禁让人想起德国古典哲学家路德维希·费尔巴哈的一句名言：

"醉酒之后必定头疼，性交之后必定乏味。"

11.2　同性恋运动

同性恋运动，也叫同志解放运动、同性恋权利运动，是指20世纪60～70年代发生在美国并影响西方各国的同性恋权利维护运动。运动的目的在于改变西方传统观念对同性恋的偏见和歧视、要求社会给予同性恋与异性恋相同的社会权利。

11.2.1　同性恋运动的风起云涌

同性恋是一种性取向，而不是一种身份。但是在很长一段时间里，西方各国并不承认同性恋是正常的性取向和正常行为。这和西方社会的基督教文化传统直接相关。在绝大多数人是异性恋的环境里，同性恋被描述成性罪恶、性堕落、性变态、性本能倒错、社会瘟疫、社会顽疾等。同性恋者不仅受到社会排斥，而且屡遭政治迫害。最残酷的莫过于第二次世界大战期间纳粹分子对同性恋的迫害。

19世纪的德国柏林、法国巴黎和英国伦敦曾经是欧洲同性恋者的天堂，仅柏林就有120万公开的同性恋者。1871年5月15日，德国颁布刑法第175条，将男同性之间的性行为定为刑事犯罪。这一臭名昭著的"175条款"一直执行到1994年，直到2002年5月17日，德国国会通过宪法修订案，才彻底废除这条法案。175条款一经颁布，数以千计的德国同性恋者遭到逮捕、定罪、监禁或处决。纳粹德国时期，175条款被扩大适用范围并加重刑罚。1933～1945年间，约有10万男性被德国警方注册为同性恋者，其中约5万人被定罪。大部分"同性恋罪犯"被关押在普通监狱，另有约5000～15000人被关押在纳粹集中营。

时任德国秘密警察（盖世太保）首脑的海因里希·希姆莱这样阐述迫害同性恋者的理由："在同性恋者中，有些人采纳以下观点'我所做的事同别人无关，这是我的私生活'。但这绝不是私生活，因为性领域的问题关系到我们人民的生死存亡，关系到我们的世界支配权，关系到我们的重要性是否会降低到瑞士一样的水平。"这种疯狂而荒谬的理由源自当时德国面对人口减少而出现的强烈的人口增加需要，海因里希·希姆莱认为："在男人和男人的爱情中，没有任何忠诚可言，尽管他们曾经许诺过彼此相爱。"他认为同性恋的存在意味着德国性别关系的失衡，将会导致社会大灾难，"一个有很多孩子的民族，未来肯定能够统治世界；而一个孩子很少的优等种族，等于已经买好通向来世的车票。""我们应该明白，假如让这一恶行在德国继续扩散，而我们又不加以打击的话，这将是德国的末日。"他疯狂地叫嚣："这并非一种惩罚，这是一种解决办法，即把这种不正常生活干脆消灭。应该把他们除掉，就好像我们拔除毒草一样，拔起来堆积在一起，点火烧掉。这不是一种报复。这样的人就应该从人间消失。"（让·勒比图，2007）同性恋这个原本属于个人性取向的私事，最后走向公共领域而成为政治运动，实在是因为政治权力政治化的结果。是政治对同性恋的迫害在先，同性恋者才被迫奋起反抗。

北美的情况虽然不同，但是同性恋同样属于少数群体，被排斥在社会边缘。这种情况持续到 20 世纪 60 年代那个风云际会的时代，终于和学生运动、女权运动，以及性革命浪潮联合在一起爆发出来。早期的动力来自那部著名的书——《金西报告——男性性行为》。金西通过大量第一手访谈资料证明了一个令人吃惊的论断：占美国总人口比例大约 10% 的人是同性恋者。他直截了当地向当时流行的对同性恋的偏见提出了质疑。一石激起千层浪，有关同性恋的话题开始在媒体上热议，例如有影响的《时代杂志》（*Time Magazine*）和《生活杂志》（*Life Magazine*）连续讨论同性恋话题。

同性恋群体在身份认同的需要之下开始聚集。20 世纪 60 年代，同性恋者们聚在一起居住，最初只是为相互温暖。纽约、西雅图、洛杉矶、芝加哥、旧金山等市区中心形成了同性恋社区。纽约的格林威治村成为当时影响最大的同性恋社区，有很多同性恋聚会的酒吧。身份认同对于每一个人都非常重要，因为自我认同感、安全感和被群体接纳感是一个人自信心和自尊感的心理基础。随着同性恋社区的扩大、同性恋酒吧的增多，以及同性恋身份认同的加深，同性恋者们越来越对他们被社会标签为"流浪者"和"犯罪者"的身份、经常受到警察干预搜查的境遇不能接受。尽管如此，他们作为少数社群在这个时候依然很难向社会要求他们的权利，社会主流对他们很少有同情和支持，甚至频频向他们投来鄙夷的目光。

1969 年 6 月 27 日发生在纽约格林威治村石墙旅馆的警察骚扰事件，终于激发了同性恋者的群体反抗，成为同性恋权利维护运动的起点，这件事被称为"石墙事件"。石墙旅馆是个没有卖酒执照的小旅馆，顾客大多是同性恋者，许多人在这里食用兴奋剂。当警察到场并准备将酒吧老板押上警车时，顾客与警察发生了冲突。他们用酒瓶、垃圾、石块攻击警察，住在格林威治村的青年人们（并非都是同性恋者）纷纷增援，骚乱持续了 5 个夜晚。同性恋者们因这件事而被公开了身份，他们似乎也有意要向社会表明身份。

石墙事件之后，同性恋团体迅速由 50 个发展到 800 个，同性恋者开始大规模组织起来，向社会要求合法地位、社会认同和权利平等。事件一年后成立的"同性恋解放阵线"组织（Gay Liberation Front，GLF），发表了一份"一个同性恋者宣言"（A Gay Manifesto），为初步形成的同性恋运动确定了行动目标，还在全美国普遍建立分支。同性恋团体将 6 月 27～29 日发生"石墙事件"的日子定为"同性恋自由日"。在全美有影响力的同性恋组织还有：人权战线（Human Rights Campaign）、全国男女同性恋工作组织（National Gay and Lesbian Task Force，NGLTF）、同性恋的双亲和朋友（Parents and Friends of Lesbians and Gays，PFLAG）和反诽谤男女同性恋联盟（Gay and Lesbian Alliance Against Defamation，GLAAD）等。保卫同性恋者免受憎恨、免受暴力以及免受其他形式的歧视，是同性恋组织的主要主张，他们把这看成人权本质的组成部分。为自由而战的最初阶段在 20 世纪 70 年代初告一段落。这个阶段的成果是，通过激进的立场，同性恋者们完成了身份认同。他们因相同的性取向走到一起，以少数社群方式立足于社会，共同创造自己的生活方式、反抗社会歧视、争取同性恋者的自身权利。

20 世纪 80 年代是同性恋运动的第二个阶段。20 世纪 70 年代中期，当激进的空气散去，同性恋团体转向理性和现实观点的时候，他们认识到，他们并不能推翻现存的异性恋社会，他们应该做的也不是摧毁这个社会，而是在现存社会体制中争取到自己的权利保证，这才是更符合切身利益的目标。他们学会了美国其他少数族群的政治策略，采取游说、协商、游行等和平方式表达意愿，一点一点地推动主流社会改变对他们的歧视。整个20世纪80年代同性恋团体以提案方式争取到美国多个县、市、州废止同性恋歧视法令、通过并生效承认同性恋权利的法令（图11–1）。

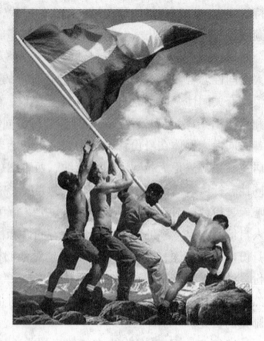

图11–1　同性恋运动走向政治化

然而，美国社会大多数人仍不能接受同性恋。1981年，首个艾滋病例在美国同性恋者中被发现，美国媒体充满了"同性恋杀手"、"同性恋瘟疫"、"同性恋威胁"等说法。1982年8月亚特兰大警察在哈德维克家中无意发现他与另一男子在卧室里进行"反常"性交，于是将他们逮捕。哈德维克在美国公民自由联合会的协助下，申请要求宣布乔治亚州的"反鸡奸法"为违宪。可是，1986年美国联邦最高法院在回复乔治亚州检察长的复核申请中，最终做出了不利于同性恋的重大判决："宪法并未规定同性恋的鸡奸行为是受宪法保护的'基本权力'。"该判例实际上是明确允许各州将同性恋者法办。1985年12月11日，比利时布鲁塞尔上诉法庭在一项判决中，法官严厉反驳："假如同性恋本身不构成违法的话，那么，总不得不承认，它构成了一种性的不正规形式，仅此一条，就否认了两个不同性别存在的目的性，此目的性的普遍放弃，将导致人种的毁灭。"西方社会很多人担心，对同性恋权利的承认会反过来造成对异性恋的压迫。

20世纪90年代起，美国同性恋运动进入第三个阶段。以解构主义为基础的酷儿理论出现，犹如为同性恋运动注入了兴奋剂，使备受打击的同性恋者再次鼓起勇气。酷儿理论认为，所有的文化都是被创造出来的；既然是被创造的，就没有什么对和不对的区别，只有先与后的区别；传统中确实不承认同性恋文化，或者说，同性恋在传统中被不被承认并不重要，重要的是同性恋文化真实存在；既然同性恋在现实中存在，就应当承认它没有比异性恋及其文化不对的地方。也就是说，同性恋的合理性在于同性恋自身而不在于它的来源。酷儿理论为同性恋成为法定少数社群提供了合法性理论基础，即他们是存在的少数社团，少数，并不意味着可以被忽略不计。

1998年，两位男性因在得克萨斯州休斯顿的公寓内发生同性性行为而被警察逮捕，根据该州《反鸡奸法》，被认定为轻罪，罚金200美元。判案后其中一位当事人劳伦斯上诉至美国联邦最高法院。2003年6月26日，联邦最高法院以6比3的判决，推翻了得克萨斯州《反鸡奸法》，宣布各州政府不得禁止成年人之间相互同意而进行的肛交性行为。这就是被誉为100年来美国历史上最重要的两个判决之一的"劳伦斯诉得克萨斯州案（Lawrence v. Texas）"。

　　美国联邦最高法院大法官在宣读联邦最高法院判决时明确指出：同性恋者"有权利获得他人对其私生活的尊重"。根据美国宪法第 14 修正案，即"正当程序条款"——该条款中的"实体性正当程序"，对联邦和各州立法有一种宪法限制，要求任何一项涉及剥夺公民生命、自由或者财产的法律不能是不合理的、任意的或反复无常的，应符合公平、正义、理性等基本要求。判决认为，同性恋关系属于公民隐私权的一部分，"国家不能蓄意贬损他们存在的方式，也不能通过宣称其私人间性行为非法而试图支配或改变其命运。"这一判决被认为不仅国家认可了同性恋的行为及其权利，打开了美国现有传统家庭生活模式多样化的大门；而且促使美国社会对"自由"做出进一步界定，对"权利"做出新一轮理解。

　　这个阶段的重要事件还有：1996 年，美国联邦高等法院宣布同性恋者享有宪法保护的平等权利；2000 年，美联邦佛蒙特州允许同性恋者组成名义上的家庭，称为"Civil Unions"；2001 年，美联邦判决支持禁止同性恋者领养孩子的法律。1994 年德国停止了臭名昭著的刑法第 175 条款的执行，并于 2002 年彻底废除 175 条款，德国政府这一年正式承认迫害同性恋的历史，并向同性恋群体公开道歉。2008 年 5 月 27 日，被纳粹迫害同性恋者的纪念碑在柏林落成。

　　法律和政府的认可是一回事，社会的认可却是另一回事。同性恋者在现实中要真正实现自己的权利，仍会遭到那些视同性恋为"变态"的个人和组织的强烈抵制。2011 年美联邦纽约州同性恋婚姻法案投票前夕，同性恋团体与反同性恋团体公开对峙。支持同性恋婚姻的牌子上写的是："所有家庭都是平等的。"反同性恋婚姻的牌子上写的是："上帝对婚姻的定义由一名男人与一名女人组成。"同性恋运动确实还有很长的路要走，在关于同性恋婚姻、同性恋收养、同性恋工作待遇等问题上，还要继续争取平等的权利。

11.2.2　同性恋运动的主张

　　同性恋运动主要是为回应社会对同性恋的歧视和偏见而兴起，因而其主张也围绕着同性恋身份的社会认同展开，大致包括三个方面：去精神病化、去罪化和去违法化。

　　去精神病化针对的是精神病学的同性恋偏见。其实，早在《金西报告》之前，精神病学界已经有人提出对同性恋应做病与非病的区分。1947 年 4 月，美国精神病学会认为不应该把同性恋归入"精神错乱"类别，他们用"性意向混乱"概念把有精神问题和没有精神问题的同性恋做出区分，他们这样解释："这一范畴是指那些个体，他们的性兴趣主要指向和他同性别的人。他们想改变自己的性意向，并且因此而陷入混乱和矛盾之中。这个范畴和同性恋不同，后者并不必然地构成精神错乱。同性恋本质上是性行为的一种形式，和其他性行为形式一样，它不是精神错乱，不能归为神经错乱一类。"意思是说，那些有精神病的同性恋者并非因同性恋而必然成为精神病患者，他们是因为不能接受自己的同性性取向而陷入性认同混乱才导致精神错乱；同性恋本身并不是精神错乱也并不必然导致精神错乱；同性恋不过是性行为形式的一种。这个论断在 20 世纪 40 年代可以认为是精神病学界的科学解释，在今天看来依然正确。可是，由于在精神病学界的专业规范中一直存在歧视性分类，同性恋者往往被视为精神不正常，使他们陷入深深的自卑和压抑以及社会对他们的歧视。1970～1973 年整整 4 年当中，同性恋团体在精神病学会的历次学术年会上一直要求更正精神病身份。他们从不被认可，到被允许作为正常人发言，得到了很多精神科医生和学者的积极支持。如，精神病学会的学者认为："许多保守的精神科专家表现残酷，缺乏思考和人道精神……这是我们这一行的耻辱。"甚至在 1971 年精神病学会一次题为"精神病学：朋友还是敌人"的研讨会上，同性恋活动者们找到也是同性恋的精神科医生向同行们现身说法，并告诉大家在美国精神病学会内部，一直有一个由 200 名同性恋的精神科专家秘密组成的社会网络，自称为"同性恋精神病学会"。这让精神科医生和学者们认识到同性恋者作为正常人也能成为精神科医生，而不是精神病患者。1973 年 12 月 15 日，美国精神病学会通过决议，将同性恋从"精神障碍"分类中取消，代之以"性倾向失谐"。1975 年 1 月，美国心理学会也正式通过一项关于同性恋的政策声明：同性恋本身并不导致对判断力、稳定性、可信赖性或一般社会和职业能力的损害。美国心理学会还呼吁所有精神卫生专家发挥引导作用，消除长期以来将同性恋性倾向和精神疾病联系起来的偏见。

去罪化针对的是宗教的同性恋偏见。基督信仰的犹太教、东正教、天主教和基督教以《圣经》为依据，反对同性恋，认为同性恋是一种罪。《圣经·利未记》中有两段上帝对以色列人的训示，一段训示说："不可与男子苟合，像与女人一样，这本是可憎恶的。"（利 18：22）另一段训示说："人若与男人苟合，像与女人一样，他们二人行可憎的事，总要把他们治死，罪要归到他们身上。"（利 20：13）西方世界的普通人敌视同性恋，具有这种宗教情结，他们害怕自己成为同性恋而被治罪。他们担心的不是同性恋的性取向而是同性恋者的生活方式，因为那是一种对父权及其传承的反叛，而父权是上帝缔造的人类社会的秩序，父权不仅代表上帝的存在，而且代表着对家庭和社会不可推卸的责任；而同性恋生活方式是对上帝界定的性的反叛，也是对父权继任者这一角色的反叛，同性恋者放弃的也是对国家命运的责任，将给西方文明带来灾难，这是不能容忍的。同性恋艾滋病的出现，更加深了普通人的这种看法，他们认为这是上帝对同性恋的惩罚。同性恋的反驳观点认为，《圣经》要放到历史语境中去理解，早期希伯来人有关性的戒律是为了保持人口增长，而现在人口过多的事实使这个戒律变得没有意义。1968 年美国得克萨斯州达拉斯市一位因承认自己的同性恋身份而失去教职的牧师，创立了基督教"都市教派（The Metropolitan Community Churches）"，并于 1970 年建造了"希望教堂"，专门接纳同性恋基督徒。到 20 世纪 90 年代，这个以洛杉矶为基地的教派已经发展到 42000 名教徒，其中绝大多数是同性恋者（杨均，2000）。

去违法化针对的是法律的同性恋偏见。同性恋运动中有两个最著名的标语："coming out of the closet"（出柜），"to be a gay and a lesbian"（做个同性恋）。这种激进态度是同性恋运动初期的姿态，很快他们就意识到这种反叛式的抗争不可能改变社会体制，就算推翻了父权制社会，同性恋者自己也会和异性恋者同归于尽。重要的是改变社会规则中的歧视，争取法律上的认同与身份的合法化，这才是同性恋运动应当追求并可能实现的目标。

首先，推翻反鸡奸法，争取同性恋的性行为生存权。2003 年的"劳伦斯诉得克萨斯州案"标志着这一权利的最终获得。

其次,争取同性恋平等工作权。2003 年美国联邦有 14 个州颁布了禁止基于性取向歧视的地方法令,并有禁止全美范围内反同性恋就业歧视的议案《就业非歧视法案》已正式提交给美国国会。很多大企业改变了以往的偏见,对同性恋者采取温和、宽容的态度,除了禁止歧视同性恋员工外,大多数企业还向同性恋员工的性伴侣提供医疗保险。

再次,争取同性恋婚姻权。虽然 1996 年美国国会通过了《维护婚姻法案》,并由克林顿总统签署生效,称美国联邦政府只承认一男一女之间的婚姻关系,但最终还是获得了同性恋婚姻的部分合法地位。2003 年马萨诸塞州第一个承认了同性婚姻,至今已有 5 个州及哥伦比亚特区向同性恋伴侣颁发结婚证书,并有 3 个州承认外州登记的"同性婚姻",还有几个州设有"家庭伙伴"法律形式,允许同性恋伴侣以"家庭伙伴"方式享受与"婚姻"同等的社会权利。

最后,同性恋抚养子女权。目前美国联邦内除佛罗里达州外,各州都已允许同性恋伴侣领养孩子。

在不到半个世纪时间里,同性恋运动争取到自己的社会地位和法律承认,与他们的政治策略有很大关系。他们放弃了初期的激进方式,在已有法律框架内以对话、协商、论坛、游说等和平方式,向社会各方表达他们的诉求。他们通过首先改变自己,使自己不再处于和社会敌对状态的方式,进而改变了社会和法律,使他们最终获得积极的生存环境。同性恋运动的发展与成果,可以认为是又一个人与环境在互动中实现改变的例证。

11.2.3 同性恋运动的影响

20 世纪 70 ~ 80 年代兴起的同性恋运动,不仅影响了美国的法律和主流社会,而且深深扎根于美国文化,成为当代美国文化的一部分。

首先,同性恋商业文化布满街头。当同性恋还处在不被法律认可的年代,他们借助于浴池、酒馆、带酒吧的小旅馆等公共场所交往。当同性恋运动兴起后,这些地方成为公开为同性恋聚会服务的场所,而且越来越多。这些同性恋浴池、酒吧和小旅馆并非都由同性恋者经营,毕竟同性恋者中很多人经济状况不太好,这些场所中很多是由异性恋者经营,但专门为同性恋者聚会提供场所,一般不接待异性恋者,只在经济不景气的时候接待异性恋者。聚集着众多同性恋酒吧、浴池、小旅馆、剧场的这类商业街在 20 世纪 80 年代以后已逐渐成为城市的风景线,如,美国旧金山的卡斯楚街、纽约的切尔西、加拿大蒙特利尔的圣凯瑟琳大街、墨西哥坎昆的埃尔森特罗、阿根廷布宜诺斯艾利斯的巴勒莫区、柏林的克拉斯特街等,成为旅游业的热点地区,不仅世界各地的同性恋者来此会友,而且有很多异性恋白领和好奇的年轻人也喜欢光顾。

同性恋书店也雨后春笋般在运动后期出现。这些书店也并非都由同性恋者开办而是专营同性恋内容的书刊。这类书店的辛苦经营,只为了给同性恋运动创造一个性别无歧视的思想知识空间。以英国大文豪奥斯卡·王尔德名字命名的书店,开办于 1967 年,是全美国第一家同性恋书店。书店创始人葛瑞克·罗德威是著名的同性恋权利运动抗争者,他用王尔德的名字做店名,主要为纪念王尔德因同性恋罪被起诉而两度入狱的不幸事件。这家书店在纽约市格林威治村克里斯多福街上，离"石墙旅馆"仅几步之遥。同性恋运动兴起后，同性恋书店逐渐出现了 50 多家，包括"不同之光"与"兰达升起"这两家著名的有多个分店的连锁书店。同性恋书店出售男、女同性恋和双性恋为主题的各种出版物，包括文学、历史、社会、心理、法律以及医疗类书籍，也出售与同性恋有关的影视碟片、海报和卡片等。书店经营离不开出版商。成立于 1979 年的小型独立出版社"艾利森"，专门出版同性恋题材图书，包括给儿童的童话读物；奈也德出版社是美国第一个专门出版女同性恋读物的出版社；纽约大学、天普大学等学院派出版社，以及"旧金山哈泼"、"美国企鹅"、"圣马丁"等主流出版社也都出版同性恋图书；1988 年美国出版界的同性恋者还成立了 500 人的"出版三角"团体，并于每年 6 月"同性恋自由日"举办同性恋书月。与酒吧、浴池的经营者不同，书店、出版社的主持人及职员，多数是同性恋者，他们的愿望就是推动同性恋文化的发展。在全球金融风暴影响下，同性恋书店经营困难，2011 年，王尔德书店因资金问题停业。

其次，同性恋娱乐文化占据影视。文学历来是人们表达意见的重要形式，在同性恋运动如火如荼的 20 世纪 70 年代，同性恋文学呈现出一种爆炸式涌现。主要作品有丹尼尔·柯曾（1945 ~ ）的《你在黑暗中做的一些事》（*In the Dark You Do Something*，1971），帕特里夏·内尔·沃伦（1936 ~ ）的《前面的赛跑者》（*The Front Runner*，1974），特里·安德鲁斯（1931 ~ ）的《哈罗德的故事》（*The Story of Harold*，1974）以及科尔曼·道尔（1925 ~ 1985）的实验性小说。进入 20 世纪 80 年代，艾滋病给同性恋运动蒙上一层阴影，一群被称作"紫色羽毛管"的同性恋作家创作了一批反映自身体验的作品，记述艾滋病传播下的悲剧故事。其中有安德鲁·霍勒伦（1943 ~ ）的《阿鲁巴的夜晚》（*Aruba's Night*，1983）、《爆心投影点》（*Hypocenter*，1988）和《男人的美》（*The Beauty of a Man* 1996），罗伯特·费罗（1941 ~ 1988）的《马克斯·德修的家庭》（*Marx de Xiu family* 1983）和《次子》（*The Second Son*，1988），爱德蒙·怀特（1940 ~ ）的半自传体小说《一个男孩自己的故事》（*A Boy's Own Story*，1982）和《美好的房间是空的》（*Good Room Is Empty*，1988）等。其他还有理查德·霍尔（1926 ~ 1992）关于探讨美国同性恋的小说，拉里·克雷默（1934 ~ ）的《男同性恋者》（*Gay*，1978），以及他的戏剧作品《正常的心》（*Normal Heart*，1986）和《我的命运》（*My Destiny*，1992），也探讨了艾滋病流行的问题（陈许，2004）。

20 世纪 80 ~ 90 年代是美国同性恋电影大发展时期。主题多种多样，例如，政治内容的《同窗之爱》（*Another Country*，1983）、《我美丽的洗衣店》（*Argentina*，1986）、《沉默时光》（*Quiet Time*，1987），表达了政治与性的不可分割，政治民主而自由的国家应当接纳开放的性；女权主义的《油煎绿西红柿》（*Fried Green Tomatoes*，1991）、《末路狂花》（*Thelma & Louise*，1991），表达了女同性恋有时是抗争男权社会的有力武器；女权主义的《夜幕低垂》（*Darkness Falls*，1995）表达了女性欲望的觉醒，《紫色》（*The Color Purple*，1985）表达了对性别歧视的反抗；《关于我的母亲》（*All about My Mother*，1999）表达了双性恋者的苦恼与两难；《王尔德》（*Wilde*，1992）以传记片方式表述了那段对同性恋不公正判决的历史，表达了对社会不公的愤怒（郑宜庸，2006）。有学者认为，20 世纪 90

年代美国同性恋电影的突出内容是女同性恋题材。如，表现女同性恋纯真爱情的《克莱尔》（*Claire*，1992）、《酒吧女孩》（*Bar Girl*，1994）、《两个女孩相恋的真实故事》（*The True Story of Two Girls in Love*，1995）和《一切相关》（*All Related*，1996）等；表现女同性恋社会犯罪的《激情姐妹花》（*Sister My Sister*，1994）、《本能》（*Natural*，1992）等；探讨性欲和性取向的《寻找艾米》（*Looking for Amy*，1997）、《挚友亲邻》（*Friends and Neighbors*，1998）、《她和他和她之间》（*The Opposite of Sex*，1998）等；以及表现跨性别者的《男孩不哭》（*Boys Don't Cry*，1999）（王红华，2011）。其他优秀男同性恋电影作品还有《费城故事》（*The Philadelphia Story*，1993）、《哭泣游戏》（*The Crying Game*，1999）、《断背山》（*Brokeback Mountain*，2005）等。所有这些表现同性恋生活、思想和表达对社会不公正抗争的电影，促进了同性恋文化的发展，也让世人了解到同性恋者在生活中的压力与不屈不挠的精神，更成为同性恋群体保持团结的文化力量。

美国《娱乐周刊》（*Entertainment Weekly*）曾评出在美国影响最大的 10 部同性恋电影，它们或是由同性恋演员主演，或是关于同性恋经历的故事，或是描述同性恋角色，它们均出现在 20 世纪 90 年代，这些作品是：《美好事物》（*Beautiful Things*，1995），讲述男同性恋初恋的美好；《捆绑》（*Binding*，1996），讲述女同性恋的犯罪故事；《男孩不哭》（1999），讲述跨性别者自我认同的心路历程及悲惨遭遇；《哭泣游戏》（1999），讲述战争中的女同性恋和易性癖；《众神与野兽》（*Gods and Monsters*，1998），讲述同性恋者与异性恋者之间的友谊；《钓鱼去》（*Go Fishing*，1994），讲述女同性恋者的日常生活；《高潮艺术》（*High Art*，1998），讲述女同性恋者的艺术及毒品交往；《长期伙伴》（*Long Term Partner*，1990），讲述男同性恋者的生离死别；《性的对立面》（*The Opposite of Sex*，1998），讲述青春期少女在同性、异性之间的混乱交往；《神父同志》（*Priest*，1994），讲述男性神职人员的同性恋自我认同心路历程。

1996 年在纽约上演的《吉屋出租》（*Rent*），是美国有史以来第一部把同性恋、双性恋及跨性别主题搬上百老汇主流舞台的剧目，也是美国百老汇最著名的一部摇滚音乐剧。作者根据亲身经历描述了一群生活在纽约的穷困年轻艺术家，他们即使在艾滋病阴影下仍能坚持积极的生活态度和心中的艺术梦想。这部音乐剧得到东尼奖及普利策奖的肯定，并于 2005 年被拍成电影。《华盛顿邮报》（*The Washington Post*）将这部剧评价为"充满了能量和信念，像一团城市之火滚过舞台。"《洛杉矶时报》（*Los Angeles Times*）则认为"这部音乐剧充满年轻人在断裂的时代中寻找联系的强烈情感和思想，是一种生命的爆发。"可惜的是这部剧的作者 Jonathan Larson 并没有看到音乐剧的成功，他在剧作上演之前几个月因艾滋病去世，年仅 35 岁。

目前，美国各电视台有关同性恋内容的电视节目超过 10 个。《酷儿亦凡人》（*Queer as Folk*）是收视率最高的节目。

美国的同性恋文化还体现在旅游项目上。在美国很多城市里的同性恋社区，大街小巷插挂着同性恋标志的彩虹旗，它似乎在刻意显示一种城市的宽容和多元。美国及欧洲各大旅行社专门为同性恋游客定制他们喜爱的旅游项目，以同性恋聚居社区为旅游目的地，或者参加各种同性恋聚会活动。

　　每年的 6 月 27 日、28 日两天，世界各地的同性恋团体都会纪念石墙事件。这个日子也成了他们表达意愿的狂欢节日，他们会盛装走上街头，载歌载舞、花车游行，他们称之为"同性恋自由日"和"同性恋骄傲日"，意思是他们为自己是同性恋者而自豪（图 11－2）。

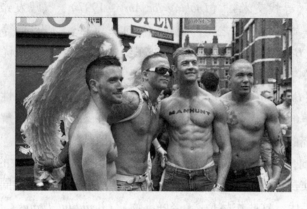

图 11－2　在同性恋骄傲日

　　美国同性恋运动不仅在国内产生巨大影响，成为今日美国文化的组成部分，而且波及世界各国。其实，一些西方国家早在美国之前已经承认同性恋身份，并给予婚姻、生育的权利。瑞典于 1944 年承认同性恋的合法性。英国的英格兰、威尔士于 1967 年承认同性恋合法，苏格兰于 1980 年承认。20 世纪 60 年代的荷兰承认同性恋婚姻。丹麦于 1988 年颁布世界上第一部《同性婚姻法》。挪威于 1972 年承认同性恋合法。

11.3　酷　儿

　　酷儿是英文 queer 的音译，原文具有"古怪的、不同的"含义，俚语用来指"（男）同性恋"；后来扩展为指所有在性、性别和性取向方面非主流、非典型、非常态的社会群体。"酷儿"这个词，作为各种性别身份和性行为的人的总和，不仅意味着人们开始认同在男女同性恋者中有很多的方式和状态，而且把过去按照异性恋－同性恋的二元分类框架无法归类、也无从界定的其他性取向的人都纳入其中。不仅包括双性恋、男异装癖者、性倒错者、不同种族之间的通婚者，而且包括各种性取向者的不同性癖好、性行为方式及其选择。这是一个特指性社会主流之外的具有最大涵盖性的性身份名词。

　　"酷儿"这个词，也指美国 20 世纪 90 年代新一代的同性恋解放运动。以酷儿自称的同性恋者们深受后现代、后结构、后马克思主义等思潮影响，不信任 20 世纪 80 年代同性恋运动中那些与现代性密切相关的概念，试图超越同性恋的固定角色和身份、超越主流文化下的同性恋性模式和性文化，因此酷儿也被指称"后"同性恋运动。

　　酷儿有一套自己关于性别、性和性取向的立场，被称为"酷儿理论"（queer theory），是指 20 世纪 80~90 年代在美国形成的与同性恋运动有关的性别、性和性取向的文化批判立场。这一立场试图解构传统的社会与文化关于性身份和性别认同的基本观点，代之以更自由、更跨界的性观念和性解放意识。

11.3.1　酷儿政治

酷儿作为一种社会现象，是美国 20 世纪 70 年代同性恋解放运动在 90 年代的激进化延伸，或者说是同性恋运动的政治化表现。

酷儿发端于早期同性恋运动的激进策略。20 世纪 60 年代的美国，正是左翼政治流行时代，新左派学生运动、激进的女权主义，影响着同性恋的抗争意识。长久以来，他们饱受主流政治迫害而心理压抑，不敢承认更不敢公开同性恋身份，到处东躲西藏。在左派观点影响下，他们不愿再沉默，决定站出来（出柜），以集体行动、积极抗争、公开身份、自我骄傲的方式，正面抵制社会的压迫。这一切在 1969 年 "石墙事件" 之后得以实现。然而在抗争浪潮过去后不久，同性恋组织领导人开始认识到这种抗争策略的局限：社会体制并不会因同性恋的不满而被推翻，即便推翻现存制度，同性恋也未必能够获得社会的认同。他们积极调整策略，争取在体制内得到社会对同性恋的尊重。这种温和的与社会融合的路线试图向主流社会表明：同性恋者是好公民，他们仅仅是性取向有所不同。这样的策略确实有效避免了因过分宣扬自己的性身份而可能带来的危险，也确实吸引了大批中产阶级同性恋者对运动的参与和支持，使同性恋群体有了融入主流社会的更多机会。

推动新一代同性恋者走向酷儿的，是现实中的两个问题。一是 20 世纪 80 年代后期的艾滋病运动，艾滋病在同性恋者中被发现，导致了社会反同性恋情绪的回潮，而受艾滋病威胁的不仅有同性恋者，而且有其他少数社群，如，自认为是异性恋的男 – 男性接触者、性工作者和他们的客户、共用针头者，以及血液垂直感染者等。共同的反艾滋病歧视的目标，使同性恋者与其他少数社群联合在一起。二是原同性恋组织内部出现了多重被歧视的边缘群体，如，黑人女同性恋，她们遭受着肤色、性别和性取向三重的歧视，当她们逐步进入组织的中心，就影响同性恋组织开始出现社会斗争方式的改变。

社会运动斗争经验为同性恋运动进一步发展提供了新的武器。黑人民权运动和以争取投票权和工作待遇为特征的女权运动第二次浪潮，在 20 世纪 90 年代虽已告一段落，但是其民主的理想和非暴力抗争的信念，以及成功的斗争经验，都随着参与者抗争目标的扩大而沉淀下来，成为一种崭新的思想影响着整个美国，也给了新一代同性恋者鼓舞。尤其是女权运动中的女权主义理论，为同性恋走向酷儿提供了强有力的支持。

在行动上，走向酷儿的同性恋运动借鉴了印度民族独立运动中圣雄甘地的 "非暴力不合作" 经验，以 "同性恋自豪" 的方式积极 "站出来"（coming out）。他们把态度上的桀骜不驯和自我肯定，与进攻策略上的欢欣鼓舞和自由灵活奇妙地结合在一起，吸引了很多边缘群体的力量。他们的口号是："做你自己，不必害怕（Be Yourself, Don't Be Afraid）。"他们不再用异性恋标准衡量自己、给自己贴同性恋的标签；也不用同性恋的标签自我限定。他们反对歧视和同性恋憎恶，不仅更加接受自我的性身份，而且与他人、与社会分享这种身份。他们用一种流动性的观点确认自己的性身份，可以此时是同性恋的而彼时是双性恋的，自身的性认知会随着时间而改变。他们变得很需要同性恋或双性恋身份，很需要随着自己性兴趣或性取向的改变而改变自己的性伙伴和性行为。他们脱去了所有残留的羞怯，自豪地"出柜"，他们愿意骄傲地活在阳光下。出柜，不再只是向自己和亲友承认同性恋身份，以避免自责感和被遗弃感；而是向整个社会公开承认同性恋身份，以政治方式宣告自身存在的权力与价值；也不再考虑"向谁"承认，而是考虑"以什么姿态"承认。也就是说，他们拒绝一切贴在同性恋身上的负面标签，拒绝他人给同性恋定义，代之以充分的自我肯定和骄傲姿态。这也就是今天人们看到的"同性恋骄傲日"的酷儿大游行，具有无比丰富多彩和绚烂多姿的形态。

如果说，美国 20 世纪 70 年代的同性恋解放是从性身份的忍耐走向性身份的自我接纳；那么，20 世纪 90 年代的同性恋酷儿化，则是从性身份的自我接纳走向性身份的自豪与骄傲。酷儿们不再努力追求主流的、可敬的、受欢迎的、受尊重的性身份；而是刻意追求边缘的、另类的、被放逐的、强烈受压迫的自我塑型与肯定，并用欢庆的方式为自己另类的性身份欢呼雀跃。他们既不要异性恋、父权制下性身份的被建构，也不要同性恋解放下性身份的被建构，他们自我建构"酷儿"式性身份，并把酷儿扩展到同性恋以外、性身份以外一切被压迫者。酷儿们不仅有男、女同性恋、双性恋、易性者、跨性别者，而且最大限度地将所有非主流的性和性别群体都包括进来，还有那些不与主流为伍的异性恋。他们欢愉地活跃在各种艺术、文化、知识的领域，竭力地以各种方式表现他们的个性和多元性。他们追求的不再是性身份的解放，而是彻底的性、性别和性取向的自由，无关身份、无关立场。今天的酷儿运动还在继续，并且已从美国扩展到很多国家，几乎所有西方文化背景的国家和地区都闪现着酷儿们欢愉的身影。

进入 21 世纪，酷儿政治走向同化主义，不再大力提倡对抗和冲突。在美国，尽管社会歧视依然存在，但是酷儿们享受到极大的自由，他们的社会生活有了一个更具包容性的环境和空间。有学者认为，酷儿们的身份政治已被美国主流文化更多地塑造为一个市场目标，酷儿们像 20 世纪 80 年代同性恋运动那样再次被纳入主流文化和体制而得到满足，他们再次改变方式，以合作策略转向主流体制，为争取获得传统价值中心主义及其体制的认同，而不去推翻体制。声势浩大的游行队伍不见了，取而代之的是各种权利团体和教育性组织的出现，如"男女同性恋父母及朋友组织"（Parents and Friends of Lesbians and Gays）、"男同性恋、女同性恋和异性恋者教育网"（Gay, Lesbians and Straight Education Network）。尤其是经历了 2001 年"9.11"事件后，美国不得不更加警醒而保守，国家利益的突出使得所有美国人都不得不将自我利益及各种争论搁置下来，无论异性恋还是多样性选择的酷儿们，都进入了一个理性化思考的阶段（哈里·M·本肖夫、西恩·格里菲恩，2008）。

显然，20 世纪 90 年代酷儿化的性身份自豪，带有后现代主义的反叛和颠覆特点。在长久的社会压迫和自我压抑之后酷儿们勇敢而果断地这样做，是完全值得同情和理解的；然而，那种极端化的表态方式，多少还是让人感受到酷儿们内心要求被社会接纳的渴望。事实上，正如酷儿运动试图让人们明白的那样，世界并不是只分成异性恋和同性恋两种性取向，正如不是只分成男性和女性两种性别，我们面前的世界和社会不能只用二元对立视角和两分法来认识；那么，不强调异性恋完全正确，也不能认为异性恋完全错误；同样，不能把同性恋和其他性取向妖魔化，也不应该认为所有具有同性或其他性取向的人都能用积极眼光看待。换句话说，不可以把艾滋病与同性恋画等号，也就不能忽视同性性侵害的存在。一个成熟的社会，无论来自异性恋的还是来自同性恋的愤怒情绪，都不属于理性状态。性取向认同只是人的身份认同的一部分，尽管是非常重要的组成部分；性认同、性别认为应当与其他方面的自我身份认同相一致、与一个人的人格达到整合，才能走向成熟的人格。对于社会来说，任何一个社会群体，不一定只有通过极端方式才能达到身份认同；具备必要的社会协调机制，并具有促进各种不同的人完成他/她的人格完善与自我认同的功能，才是一个成熟社会的应有形态。

11.3.2　酷儿理论

支持酷儿理论的主要是后现代女性主义理论。这些学者不一定是同性恋者或双性恋者，但有些是同性恋者；他们的研究领域也并非同一个学科，而是包括哲学、社会学、文学理论、文艺批评等多个学科领域。他们的共同点在于，运用后现代理论工具讨论与性别、性和性取向相关的议题，并以此质疑和挑战主流社会的偏见。主要代表有美国学者朱迪斯·巴特勒（Judith Butler，1956～）、法国学者莫尼克·维蒂格（Monique Wittig，1936～2003）和美国学者伊芙·科索夫斯基·塞吉维克（Eve Kosofsky Sedgwick，1950～2009）。他们的观点集中在性别和性取向两方面的议题。

酷儿理论有关消解自然性别和社会性别的观点。在主流的（也被称作"本质论的"）性别观念中，人类只有两种性别：男性和女性。认为这是由生理性别所决定的，人的生理性别决定着社会性别。性的欲望也由生理性别所决定，因而异性恋天经地义。酷儿学者认为这种逻辑是权力建构的结果。

莫尼克·维蒂格 1980 年在《异性恋思维》（*Heterosexual Thinking*）一书中，尖锐指出："男"、"女"性别是异性恋政治经济体制为维护自身的权力而建构出来的分类范畴。她在书中写道："何谓女人？坦白说，由于看法角度的转变，女同性恋是没有这个问题的。说女同性恋和女人交往、做爱、生活，并不正确，因为'女人'一词只有放在异性恋的思维脉络和经济体制里才有意义。女同性恋不是女人。"

朱迪斯·巴特勒对性别建构的质疑，是酷儿理论中最具有说服力的对社会性别观的解构。

首先，在朱迪斯·巴特勒 1990 年出版的《性别麻烦：女性主义与身份的颠覆》（*Gender Trouble*）一书中，她提出一个"性别操演"理论，阐述了所谓"生理性别"被建构的过程。她尖锐指出："作为在强制性体系里的一个生存策略，性别是一种具有明显的惩罚性后果的表演。在当代文化里，明确的性别是个人之所以'为人'的一个部分；的确，我们惯常处罚那些没能正确实践他们的性别的人。""性别是一贯隐藏它自身的创生的一种建构；它是心照不宣的集体协议，同意去表演、生产以及维系明确区分的、两极化的性别的文化虚构，而这协议被那些产物外表的可信度以及一边等着伺候那些不愿意相信这些产物的人的处罚所隐蔽；这建构'迫使'我们相信它的必要性和天生自然的本质。通过各种不同的身体风格而具化的历史可能性，不过是一些由惩罚所管控的文化虚构，而这些虚构在强制的情况下交替着具化和转向的过程。""性别规范的积淀产生了一些独特的现象，如

'自然的生理性别',或'真正的女人',或其他许许多多普遍存在的、具有强制性的社会虚构,而随着时间的推移,这积淀生产了一整套体系的身体风格,这些物化了的身体风格,以自然对身体所设计的不同性别的面貌呈现,而这些性别以彼此相对的二元关系存在。"也就是说,我们习惯了的所谓自然性别,其实是在强制性体制下因害怕被惩罚而接受下来的一种表演,通过表演而被建构,建构者和表演者在表演当中自己就接受了性别的二元分类(朱迪斯·巴特勒,2009a)。

其次,朱迪斯·巴特勒在 1993 年出版的《身体之重:论"性别"的话语界限》(*Body Weight*)一书中,进一步阐述了"社会性别"被生产的过程。她指出性别的规制力是一种生产力,它具有生产它所控制的身体的力量。性别是被强行物质化的理想建构——它不是身体的简单事实或静态状况,而是一个过程,通过对律法的反复征引和复现,即管制规范强行对身体和性别加以物质化。而这种物质化从来不曾真正完成,事实上,规制性律法的权力可以被反戈一击,生成质疑这种霸权的再表述(朱迪斯·巴特勒,2009b)。

最后,朱迪斯·巴特勒在 2004 年出版的《消解性别》(*Deconstruction of Gender*)一书中,将理论锋芒转向现实生活和政治中的性与性别。她将性和性别的规范放在人类生存与延续的框架下讨论,针对乱伦禁忌的意义和目的,以及亲缘关系、性别跨越、双性性取向、性别诊断和变性手术等给予解构式分析,指出,并不存在标准的"男性"或"女性","每个人都是易性者"。针对身体解剖学、美学以及社会、政治等领域对性与性别的各种限定和标准,她提出了"消解性别"的"新性别政治"策略(朱迪斯·巴特勒,2009c)。

酷儿理论有关消解传统的性取向身份的观点。传统的同性恋运动建立在希望得到异性恋社会的认同和尊重基础上。酷儿理论认为这是对异性恋父权体制的屈服和妥协,依然是在异性恋的价值框架下看待同性恋的问题,不可能使同性恋获得真正的解放。伊芙·科索夫斯基·塞吉维克 1993 年在《倾向》(*Tendencies*)一书中写道:"看起来,这个社会想让自己的孩子们一无所知;想让自己的酷儿孩子们要么适应主流社会的环境,要么去死(这并非修辞格)!""如果不采取行动,那么美国社会的阴谋就要得逞。"她早在 1985 年出版的《男人之间:英国文学与男性同性恋的欲望》(*Between men*)一书中,就提出过一个区别于"男性同性恋"的重要概念——"男性同性社会性欲望",从社会、经济及权力关系的角度,重新解读欧洲和美国文学史上的一系列小说和诗歌的文本,揭示出传统异性恋结构是以女性为交易媒介的男-男关系,以及这一传统结构与同性恋之间的博弈关系,还论述了"同性恋恐惧症"的现象和形成原因。她说,在 19 世纪的英国,贵族男子受到"同性恋角色和文化"的吸引,乐此不疲。塞吉维克戏称自己是"性变态者",她不仅用酷儿框架重新分析英国文学史上被主流誉为经典的各种作品,将莎士比亚、狄更斯、惠特曼以及简·奥斯汀等人的经典作品统统解构出或同性恋的、或同性恋恐惧的、或陷于男同性社会性交易中的女性命运的等等似乎荒诞和歪曲的解读;而且从同性恋政治出发,开设多门揭示各种文本"隐含"性取向的课程,教她的学生们运用酷儿观点分析出各种作品或文本内隐含的性取向、性行为等。她称之为"酷儿操练"、"非恋母情结心理学:酷儿理论的心理分析方法"。在塞吉维克"基于身份的政治激进主义"思想指导下,她的学生们通过解构英国文学史上的经典文学主题,如《哈姆雷特》的进退两难的生死抉择、人类冲突的复杂性等，将作品文本的隐喻揭示出来。这实际上是后结构主义方法的运用，其重构的文本，可以无限度地引申出各种惊世骇俗的结论。塞吉维克这样做的目的，就是希望向社会昭示，一切皆有可能、皆是合理，包括性取向、性身份在内（伊芙·科索夫斯基·塞吉维克，2011）。

总之，酷儿理论借助于性别和性取向的议题，革命性地动摇了本质论框架下性别、性取向的稳定性和不变性观点，为酷儿政治、也为人类思考多样性的性别和性取向开辟了新的理论视野。

11.3.3 酷儿电影

酷儿是一种性行为的社会身份，也是一种性理论的批判方法。作为社会身份，酷儿政治对艺术的影响主要表现在艺术作品的内容与形象中多样化的性题材；作为批判方法，酷儿理论颠覆了传统的艺术观念，将"酷儿"含义中非主流、非传统、非典型发挥到极致。这两方面的结合，集中体现在英、美等国的酷儿电影和电视剧作品中，它也被称作"新酷儿电影"（New Queer Cinema）和独立电影运动。这一运动于20世纪90年代由一批同性恋导演先站出来，以突破社会禁忌、蔑视传统道德伦理规范的形式，大胆颠覆正统观念的电影和电视剧作品而兴起，新酷儿电影也被认为是一个新的电影流派。在艺术形式上，这一流派抓住并迎合了电影和电视剧制作的新的节拍与方式，表现为清新、锐利、低成本、富有创意、积极而且充满自信与自豪；在性的表达风格上，大胆、热切、富于探索精神。

自由、政治、狂欢与性的主题，是酷儿电影的内容特点。同性恋题材的电影在美国电影史上，20世纪70年代以前以堕落者、街头混混、危险分子和杀人犯形象为代表；20世纪90年代以前是以可悲的、自取灭亡、忧伤的、死亡的和颓败的为主调。这实际上是主流电影和主流社会观念下的同性恋刻板印象的投射。直到20世纪90年代初，同性恋电影大量增加，才出现不同以往的表现，但仍未摆脱主流观念对同性恋的标签。例如，将同性恋者表现为和异性恋者一样产生美好的爱情，拥有稳固的婚姻，但同性恋者性行为方式的特点是被隐藏着的。而20世纪90年代末以来的酷儿电影，则以完全非主流观念去展现同性恋的生活，甚至带有一些刻意去凸显同性恋性行为与异性恋的不同，例如，性欲对同性恋者的至关重要，其性需要频率表现在男同性恋者身上是每9秒钟就会想到一次"性"，而异性恋男性平均每28秒钟才会想到一次"性"。酷儿电影把性表现得如吃饭一样平常却又重要。

1992年9月，美国电影学者鲁比·里奇在《视与听》（Sight & Sound）杂志上发表题为《新酷儿电影》（New Queer Cinema）一文，首次用"酷儿电影"概括了具有独特的性表现内容和酷儿艺术形式的电影类型。她认为，这些作品在美学和叙事方式上很少有共同点，但是它们最大的相同点就是在态度和立场上具有反叛精神和批判力量，并且洋溢着激情和活力。她将酷儿电影特征归纳为五点：第一，内涵扩大。酷儿电影不仅聚焦于男女同性恋社群边缘化的生存状态，而且更具体细致地关注这个群体的亚文化形态。第二，抛弃对错二元标准。酷儿电影一反主流电影的是非划分，不评判主人公行为的对或错，甚至犯罪也不一定要愧疚；也不去表现所谓的正面形象和希望前景；相反，电影的素材常常表现性的负面意义，甚至普遍表达一种"政治上非正确"的观念。作者并不试图唤起对同性恋者及其命运的同情，而是挖掘社会的深层问题，且不给出答案，交给社会去思考问题症结。第三，挑战神圣。一些涉及历史题材的酷儿电影，对传统的所谓"神圣"历史观、历史情境中的伟人以及歧视同性恋的历史观点，以新的叙事方式重新给予评价。第四，质疑传统。酷儿电影打破了以往电影形式的边界，以流动穿梭于多个故事脉络的叙事方式来关注性别和性身份的主题，全无禁忌与限制。酷儿电影甚至可以在最保守和最开放的两极之间自由往来，融合虚构与纪实的叙事风格，令人感同身受。第五，直面死亡。酷儿电影会触及死亡内容，这些作品所描述的死亡，一反过去人们面对死亡的悲泣与伤痛，而是以一种欢乐、宁静的心情引发社会去思考死亡的意义。这种方式源于作者对艾滋病阴霾的直面和对抗，有的作品甚至通过描述艾滋病感染者死后重生、获得完全的自由与解脱，来表达对死亡的新的诠释（李二仕，2009）。《男孩不哭》（*Boys Don't Cry*，1999）、《远离天堂》（*Far From Heaven*，2002）两部作品，集中表现了酷儿电影上述特点。

　　《男孩不哭》讲述了一个性倒错者（也可以称为希望变性者或跨性别者）的故事。主人公布兰顿是 21 岁的女儿身的年轻人。她无法接受自己的生理性别，一直认为自己是"有性别角色危机"的男人。她搬到另一个城市居住，希望被人们接受为男性，像一个男人那样生活。在新的居住地，布兰顿结交了一位叫拉娜的女友并陷入热恋。她也和另外两位有前科的男性青年约翰和汤姆成为朋友，他们在一起完全以男人的方式交往、酗酒和昼夜狂欢。当布兰顿因交通违章被逮捕后，她的性别身份被发现。拉娜得知真相后，站在布兰顿一边，可是约翰和汤姆却感到自己被欺骗了，恼羞成怒，最终爆发为血腥的暴力犯罪，他们强奸并残忍地杀死了布兰顿。这部根据真人真事改编的电影，表达了作者对性和性别流动性的看法，即一个人的生理性别并非不可改变，也不一定要通过物理方式去改变，性别是一个人对自己的认同；作品让人们去认识性倒错者亦同性恋者亦跨性别者，是勇敢、可爱、对生活充满期待的美好形象；作品也试图表达异性性行为在一定条件下有可能是一种丑恶而残忍的扼杀生命的工具。

　　《远离天堂》讲述的是一位同妻的故事。20 世纪 50 年代的美国小镇上，生活着一对堪称完美的夫妻凯茜与弗兰克，他们有两个不到 10 岁的孩子和富足的生活。当妻子发现丈夫是同性恋后非常痛苦；同时，她与黑人园丁的暧昧关系又使她受到流言蜚语的伤害。平静婚姻外表下的风雨飘摇，使这对夫妻努力尝试重建过去天堂般的生活，却再也无法回到从前。这部电影向社会展示的是另一个性身份人群，同妻——同性恋者的异性性取向妻子，面对同性恋丈夫和无性婚姻的难言与无奈，构成了无以摆脱的心理煎熬。作品通过揭示这个群体的内心痛苦，表达了对社会主流婚姻的质疑：如果一个社会不能给予同性恋婚姻合法性，那么受到伤害的不仅是同性恋者，还有异性恋者，尤其是异性婚姻中的同妻。因为同性恋者不能有同性恋婚姻，迫于社会压力只能走进异性婚姻，而这也就铸就了婚姻双方的悲剧。作者特意选定 20 世纪 50 年代作为故事背景也是为了说明在那个时代，同性恋婚姻的被歧视和离婚不自由才使同妻陷入困境。

　　流动、变化、边缘并独创的形式，是酷儿电影的艺术特点。"酷儿"作为后现代理论中一种解构方法，在包容性欲多样性的同时，竭力颠覆异性恋中心主义。表现在酷儿电影中，其艺术形式常常是将多个空间叠加并流动，影片样式也是各种类型同时运用，表现出一种自由而自如的多样性。酷儿电影创作者们并不在意其作品的边缘化状态，他们追求独特与独立，追求小群体观众，他们要的是自己的风格和想法的表达。无论是性身份、性欲望、性别，还是电影手段，酷儿电影都摒弃了静态的、固定的、含有特定本质的观点及手法，代之以游移的、流动的、变化的非确定性观点及手法来表现，并将"操演"过程演绎得淋漓尽致。在电影类型上，美国的酷儿电影已涉及每一种类型，如喜剧、剧情、犯罪、惊悚、动画、音乐、黑色电影、纪录等。有些酷儿电影甚至从好莱坞主流电影模式中吸取传统特性，加以酷儿诠释，如刻意的反叛式诠释、各种类型的杂糅与混搭，或者直接把同性恋角色放到传统异性恋模式下展现。

《海德威格和愤怒英寸乐队》（*Hedwig and the Angry Inch*，2001）被学者认为是一部"标准的酷儿电影"。这部电影混合了剧情片、音乐片、演唱会纪录片、（虚构）传记片等多种类型，描述了一位朋克摇滚乐手的性别及其性身份流动不定的状态，内容涉及性、毒品、摇滚乐、全球政治、创业神话以及个人身份政治，并且给予一种讽刺性的描述。其故事情节是：一个出生在东柏林的年轻人接受了一次变性手术，因为他要通过改变性别而嫁给美国大兵以便逃离东德。来到美国后他被美国大兵遗弃，开始自谋生路。他改名叫海德威格，以唱摇滚为生，他的乐队叫"愤怒英寸"，因为他早年的变性手术为他留下一点"胯部残痕"。他与一位叫汤米的十几岁男孩成为朋友，并将汤米培养成摇滚歌星。汤米因自己已成歌星而疏远了海德威格。海德威格却一直寻找汤米，希望找回属于自己的名望、身份和自我认同。当他遇见已经意识到自己剽窃了海德威格作品的汤米的时候，海德威格发现自己已经很完整，不再需要自己的迷失的另一半。赤身裸体的海德威格走开了，走向充满各种可能的新世界。

这部电影由一段接一段的音乐表演组成，主人公的性别与身份、服装与行为也处在流动与变化当中，一如影片歌曲所唱的那样，他既是"中西部午夜的应召皇后小姐"，也是"1963 蜂窝小姐"，还是"电视上的法拉·弗谢特小姐"，他的欲望和身份因此而模糊不清，却是一个典型的酷儿（哈里·M·本肖夫，西恩·格里菲恩，2008）。

11.4　当代中国人的性价值观变革

有学者认为，中国的性革命已经成功（刘巍、张潇，2007）；也有学者认为，中国的性革命才刚刚开始（郑士波，2008）。事实上，从西方性革命含义来理解，中国并不存在性革命，因为并没有一个争取性权利和性身份认同的革命行为或革命运动。但是这并不是说中国人的性观念和性行为没有改变，相反，近 60 年来，与中国社会变革相呼应，或者说作为中国社会变革的组成部分，中国人的性观念和性行为都已发生翻天覆地的变化。

本节将叙述以性价值观为代表的中国人性观念的改变。这种改变大致可分出三个阶段：1950～1979 年，以性与婚姻的结合为特征；1980～2000 年，以性与生育的分离为特征；2000 年至今，以性与婚姻的分离为特征。

11.4.1　性与婚姻的结合（1950～1979 年）

　　生育作为婚姻的目的和基础，是上千年来中国人根深蒂固的观念，这决定了性在婚姻中具有最合乎伦理道德的地位。然而与此同时，中国封建时代以生育为基础的婚姻，又极大地限制了性的快乐功能，于是，婚外性行为以性交易方式得到父权制社会的认可。男性无论婚内还是婚外都是性活动的主宰，女性附属并服务于男性。婚内女性是丈夫生育后代的工具，婚外女性是男性获得性快乐的工具，表现为丈夫可以多妻并嫖娼，妻子必须为丈夫守贞操，娼妓则完全没有社会地位。因此，1950 年《婚姻法》的颁布以及一系列以禁止卖淫嫖娼为代表的有关性禁忌法规的出台，其首要意义就是解放女性，给予女性和男性同等的社会地位。与此前民国时期婚姻制度革新相比较，中华人民共和国的婚姻法和禁娼行动，对中国社会的影响是深刻而久远的。中国女性整体走向社会地位的权利平等，正是从这部婚姻法开始、从婚姻关系、家庭地位的改变开始的。

　　婚姻法有两大重要成果：一是通过限制性关系范围给予了女性性别地位的平等；二是通过禁止婚外性关系给予了婚内性关系最强有力的保障。中华人民共和国婚姻法对婚内性关系的明确而严格的限定，使所有婚外性活动都成为违法行为，这一规定直到今天仍是婚姻法的核心价值观。

　　根除性交易、鼓励婚内性关系，使社会面貌确实焕然一新；同时，婚内性行为增加则直接导致了全国人口出生率的迅猛增长。中国第一个生育高峰正是发生在婚姻法颁布后的 1952～1957 年。根据历次中国大陆人口普查数据显示：1949 年 5.4167 亿；1953 年 6.01938 亿；1964 年 7.23070 亿；1969 年 8.0671 亿；1982 年 10.31882 亿；1990 年 11.60017 亿；2000 年 12.9533 亿；2010 年 13.4100 亿。从 1950 年起，中国人口增长速度，几乎每 10 年就增长 1 亿。当中国政府意识到人口压力的时候，中国已经迎来第二个生育高峰，即第一个生育高峰出生的人口进入生育年龄。从人口学角度可以有很多解释，如，战后生活的安定等，但是不可否认，婚姻法对性行为唯一合法性的限制，与人口急速膨胀具有正相关。

　　这种限制，也极大地影响了人们对性的理解。1950 年以后出生的那代人，在他们成长过程中，几乎没有关于生殖以外的性价值概念，性一定是与婚姻和生育相联系的，离开了婚姻和生育的性，被认为是可耻和违法的。那代人甚至认为，如果结婚却没有孩子，意味着婚姻不幸福或生理有问题，无论长辈、亲友和当事人自己，都会对此不满意。这种性价值观到 20 世纪 60～70 年代，进一步演变为抹去性别生理差异的荒谬追求。主流意识形态将私生活和性议题压到最低限，如，那个时代的所谓"样板戏"不仅没有爱情和婚姻内容，而且男女主人公在语言、举止、装束等行为上追求无性别差异的平等。这种观念鼓励人们简单地将男女做同样工作、有同样装束理解为性别平等的表现，普遍把婚前性行为视为错误，没有任何关于性权利的意识。有学者将这个时期概括为"无性文化"（黄光，2007）。

11.4.2　性与生育的分开（1980～2000 年）

　　人口压力使中国被迫限制生育，性行为成为公共话题。中国从 20 世纪 80 年代初开始实行计划生育制度。1982 年通过宪法修正案，将计划生育写入宪法："国家推行计划生育，使人口的增长同经济和社会发展计划相适应。""夫妻双方有实行计划生育的义务。"2001 年《中华人民共和国人口与计划生育法》颁布，"一对夫妇只生一个孩子，提倡晚婚、晚育、优生、优育"成为每个公民必须遵守的义务。中国的计划生育制度，有效减缓了中国的人口出生率，20 年时间里减少出生 2 亿人口。尽管如此，20 世纪 50 年代和 70 年代两次生育高峰的延续效应，使中国人口依然以每年 1200 万速度增长，社会老龄化及养老问题随即出现。

计划生育制度对中国人的性观念的影响，是性与生育的分离。避孕工具及药物、堕胎手术在减少人口的国家迫切需要之下得到鼓励和推广，曾经谈性色变的时代已过去，男用安全套自动售卖机安装到了全国各大学校园，只要当事人自愿，医生不再过问任何原因而实施堕胎手术，甚至超指标怀孕也成为基层政府的业绩考核内容。性行为不再是服务于婚姻的生育工具，性的非生育价值被人们重新发现。20 世纪 80 年代是中国经济迅速转型时期，也是思想最活跃时期，社会氛围鼓励人们进行各种尝试，非婚性行为成为这个时期思想解放的一种表现。

潘绥铭教授于 1993 年对这个时期计划生育国策影响下的性与生殖的分离现象有过这样的归纳（潘绥铭，1993）：

1. 它使性的价值观有了多样化的余地。在生够规定子女后，性生活究竟是为了什么呢？于是性快乐主义倾向开始出现。只有 11.3% 的被调查者认为性生活是为了生儿育女，却有 41% 和 27% 的女人希望尽量多地和每次性生活都获得性高潮。

2. 计划生育普及了最基本的性知识，客观上开始打破性"不可言传"的禁忌。笔者 5 次具体性行为调查的反馈率，从 1986 年到 1991 年为 64% 到 87% 之间。

3. 避孕和人工流产的合法普及，客观上削弱了私生子女对其非婚父母的惩罚意义。焦作市 1989 年女性婚前处女膜破损率为 52%，但未婚先孕者仅为 4.4%。1991 年北京市大学生中，因怕怀孕而没有发生婚前性交的仅占 4.1%。

4. 孕期、产期和哺乳期的减少，客观上增加了人们过性生活的时间和机会，也提高了性高潮频率——同年龄组中，一孩之母的频率比多孩之母高 27%。

与经济转型相适应的性价值观开放，使 20 世纪 80~90 年代的中国社会出现一种独特的婚外性关系——"傍肩"。潘绥铭教授曾对这种婚外性关系做过研究，将其特征归纳为：一般是从事共同职业或经济活动的异性同事、助手、客户或关系户；彼此间不仅志同道合而且有性行为和经济关系；彼此间有较长时间和较深程度的情感依恋，不是单纯的"外遇"或"一夜情"；彼此间并不强求建立婚姻，被称为"不以结婚为目的的较长期情人关系"（潘绥铭，1992）。这种既不破坏原有婚姻又类似事实婚姻的亦此亦彼的性交往关系，属于中国婚姻主流文化开始松动但又并未改变情况下典型的过渡现象。

这个时期影响中国人性价值观的另一个社会事件是艾滋病及其预防。1985 年，中国发现第一例外籍人艾滋病死亡，引起全社会关注。中国政府和卫生防疫部门迅速反应，于 1986 年成立了国家卫生部艾滋病预防工作小组，1988 年实施《艾滋病检测管理的若干规定》，1990 年成立了国家预防和控制艾滋病专家委员会，1995 年下发《关于加强预防和控制艾滋病工作的意见》，1997 年又制定中长期规划以及《关于对艾滋病病毒感染者和艾滋病病人管理的意见》、《传染病防治法》、《献血法》、《预防艾滋病性病宣传教育原则》等一系列法规政策。然而，中国艾滋病病毒传播一直处在快速上升状态。其中重要原因与对性交易和同性恋的不予承认有关。

　　计划生育国策客观上影响了人们对性与生育关系的重新理解，并导致了人们对性快乐功能的认识与追求；人口迁移的放开，又催生了性交易的复燃。据公安部门公布，1984 年全国查处卖淫嫖娼人员 12281 人次，1989 年超过 10 万人次，1991 年超过 20 万人次，1992 年增加到 25 万人次，1993 年 24.6 万人次。从 1984 年到 1998 年，全国累计查处大约 237 万人次。中国政府对性交易人群的"严厉打击和综合治理的方法"，使这个群体不得不保持地下状态，也使他们不仅没有接受艾滋病知识教育的机会，而且政府公共卫生部门也难以和他们取得联系。同性恋群体处于基本相同的情况，他们远离主流社会尽可能处于"密柜"状态。由于这两个群体是艾滋病高发人群，为了提高艾滋病预防效果，政府不得不通过民间社会组织与这两个群体取得联系，向他们宣传艾滋病预防知识、发放安全套。这样一来，在一定程度上承认了这两个群体的存在，也使大众开始了解并同情这两个群体，性价值观的开放度进一步加大。性，不再只是生育的工具；它既可能是快乐的源泉也可能是严重的社会问题。中国人前所未有地逐渐发现了性行为的复杂内涵，但是，性权利意识依然处于沉睡状态。

11.4.3　性与婚姻的分开（21 世纪）

　　进入 21 世纪，中国人的性观念沿着 20 世纪 90 年代末的方向发展，呈越来越开放态势。主要表现为非婚性行为增加、对同性恋正面评价。

　　非婚性行为在各社会阶层中都有明显增加。相关研究显示，2000～2006 年，中国成年女性自报多性伴侣性行为比例出现巨大增长。除了年老、单身、社会顶层、居住在直辖市的女性，研究者调查的 10 个社会阶层、5 种居住地的所有社会分层，女性多伴侣性行为发生率都有显著增加。研究者认为其显著影响因素包括：文化程度、有过婚姻和依然在婚、有"涉性娱乐"经历、都市、经济较富裕（黄盈盈、潘绥铭，2011）。正如该研究的研究者所说，如果中国仅仅出现男性单方面"性解放"，充其量只是推动了性交易的增加；而普通女性多伴侣性行为的增加，则更有力地表明了性观念的全面改变。婚姻，虽然在法律上依然是唯一被允许的性行为领域，但在社会中已不再是性的唯一领域，人们尽量在不伤害配偶的情况下尝试各种婚外性关系的快乐与满足。

　　社会更加包容同性恋。当代中国人对同性恋的认识，主要是在艾滋病出现以后。1982 年出版的世界性学名著《性医学》中文译本中"同性恋"内容被全部删去。但是到 1985 年，《祝您健康》杂志发表的阮芳赋《同性恋——一个未解之谜》一文，提出了同性恋不是疾病，属于少数的观点，认为歧视同性恋是多数人欺负少数人；同年，阮芳赋主编的《性知识手册》出版，这部后来总计发行量上百万册的科普读物，却又将同性恋称为"一种变态"。

　　直到 1994 年，对同性恋的认识才出现改变。张北川所著 47 万字的《同性爱》一书出版，成为国内第一部全面讨论同性恋的学术专著。作者第一次正面阐释了人类历史是朝着同性恋者与异性恋者拥有平等权力的方向进步的观点。1995 年，社会学家刘达临的《中国当代性文化》（精华本）一书出版，认为中国有一个人口基数庞大的同性恋群体。同年，潘绥铭教授的《中国性现状》一书出版，认为中国相当一部分男同性恋者处于社会"活跃"状态，艾滋病在这一人群中存在大流行的风险。另外，青年作家方刚的《同性恋在中国》一书以纪实文学方式引起了大众对同性恋的关注。1997 年，邱仁宗的《艾滋病、性和伦理学》一书出版，从伦理角度论述并呼吁社会应当宽容对待同性恋人群。1998 年，社会学家李银河的《同性恋亚文化》一书出版，揭示了中国存在 3600 万～4800 万同性恋者人口。

　　影响中国同性恋的去社会歧视化有两个重要社会事件。一是 1997 年中国《刑法》修改，删除了数 10 年间一直被用于惩罚同性性行为的"流氓罪"、"鸡奸罪"，这被认为实现了同性恋的非刑罚化，也意味着成年同性间双方自愿的私下性行为不再受到法律干预。二是 2001 年 4 月 20 日出版的《中国精神障碍分类与诊断标准》第三版，同性恋不再被划归病态，这被认为是主流社会对同性恋认同的重要标志。

　　进入 21 世纪，中国的一些同性恋团体和网站出现，并举办一些文化活动，拉近了与主流社会的距离，但是"出柜"现身依然不是一件容易的事。继 2001 年、2004 年、2007 年由同性恋团体举办的三届"北京同性恋电影节"和"北京酷儿电影节"，2009 年 6 月 17～21 日，"第四届北京酷儿影展"在北京市宋庄美术馆举行，100 多位观众到场。刚刚在第 24 届都灵国际同性恋题材电影节上获奖的《无声风铃》作为影展的开幕影片放映。整个影展活动有 50 多部电影参展，包括《錾同志》、《孤火》、《上海 上海 蓝》等中国大陆酷儿电影和《无声风铃》、《飘浪青春》、《初恋》等中国香港、中国台湾、日本、新加坡的酷儿电影。

　　2009 年 6 月 14～21 日，中国首届多元性别艺术展"别·性"在北京市宋庄平民电影工作室举行。展出作品均与男、女同性恋，双性恋，跨性别，性别多元等相关，突出表现传统二元性别世界以外的所有性少数群体议题——不仅涉及单纯的同性恋或跨性别群体，也探讨了在性、性别和性身份中具有多元性与流动性的各种人群和相关话题。这是一次旗帜鲜明的酷儿艺术展览。参展者有艺术家、学生、农民。由于中国社会尚未完全接受异性恋之外其他的性和性别群体，作者们选择以艺术作品的方式向社会表达他们对性和性别的看法。作品除了油画、照片、影像、装置等形式外，还以文献方式展出了其他同性恋艺术展的内容。正如展览前言所说，这次艺术展是一次性和性别的自我认同过程："一切关于性别多元性和性别自由的代表符号，尽管是一种性别标志，然而更表达着一种真实的生活，而这种生活，恰恰是一直被主流话语所忽略的，又或者是从未被认真独立审视的。如果连这种生活的存在都没有被肯定，那么任何关于性别分类与去分类化的讨论就如同盖房子还没有打地基便开始讨论天台的方案一样可笑无力。"中国的酷儿正从艺术、电影出发，开始向社会主流争取他们的性权利。

　　中国人的性观念和性行为的改变，虽然在某种程度上可以看到西方性革命、同性恋解放以及酷儿理论的影响，但是其改变的脉络与西方性革命和同性恋解放运动基本无关。20世纪40年代《金西报告》发表时，中国人正在解决民族独立的问题；20世纪90年代美国同性恋解放发展到"酷儿"政治时，中国人刚刚解决同性恋的法律歧视问题；今日我们看到的中国社会的性价值观改变，基本上是从中国本土脉络中生长起来的，是与中国上千年封建制下的男女不平等、计划经济时代的无性文化、计划生育国策与艾滋病预防以及正在发生的社会转型的土壤中发展出来的。中国人对同性恋及跨性别的最终认同，只有在中国更加强盛、社会文化教育有了更大发展之后才会出现。当然，这不是说中国的性价值观没有发展空间，正相反，中国人性观念的进步，与中国社会的发展是相辅相成的关系，并且需要每个人的努力。

第四部分

文 化 的 性

文化，是人类在社会历史发展过程中创造的物质财富和精神财富的总和。文化也是人类发展的历史痕迹，表现为一个民族和国家的历史积淀、风土人情、传统习俗、生活方式、文学艺术、价值观念、思维方式等。文化还是一个民族和国家凝聚、传承、导向、发展的动力和标志。

性文化，是人类在长期历史发展过程中创造的与性、性关系、性行为有关的物质与精神的财富，是一个民族和国家文化的重要组成部分。它表现为性习俗（相对稳定的性的生活方式与习惯）、性规制（与性有关的行为道德规范）、性精神（与性有关的艺术、文学、宗教、哲学等）。

性文化的流变是自然与创造相结合的过程。一方面是人们在长期生活和交往中适应环境而形成的习惯，另一方面是人们在适应环境过程中自觉创造的结果。

中国古代性文化，是生长生活在亚洲东部平原上中国地域范围内的各个民族，在长期生产生活过程中形成的性习俗、性规制和性精神的积淀与产物。其中，主要生活于黄河、长江流域的汉民族由于发达的生产技术和文明水平而创造并流传下来的华夏文明和性文化，成为中国古代性文化的主流，其性文化的特征及其影响对这片土地上的其他民族具有较大的影响。

这一部分，以叙述中国汉民族的性文化为主，向读者展示这个民族在长期历史发展中的性风俗与性文明成果，同时也涉及其他少数民族的性文化和性习俗。

12 中国的性习俗

习俗，是一个民族在长期发展过程中与所处地域的地理、气候、资源等环境条件互动而形成的生产生活的风俗习惯，具有很强的地域性、习惯性特点，对于生活在同一地域的人们具有深刻的影响。

性习俗，是一个民族有关性、性关系、性行为的风俗习惯，具有稳定性、历史传承性、生活化等特点，是民族习俗的重要组成部分。中国汉民族的性习俗伴随着汉族悠久的文明史和农耕传统，形成了以生殖为核心的关于性、性行为、性关系的生活方式。随着历史发展，有些习俗已经消逝，有些则被历史淘汰但仍留存于文字记载和人们的记忆中。

12.1　古代生殖崇拜

崇拜，是人对未知的、可能产生巨大影响的自然力量或社会力量的敬畏、景仰并愿意无条件服从的景仰心理，人们通过崇拜而找到自己的文化归属。生殖崇拜是对未知的生命来源和生殖的敬畏与服从心理，是产生于原始社会的一种性风俗，也是远古社会的氏族凝聚力。中国汉族的生殖崇拜，最早可追溯到民间传说"女娲补天"的原始社会，代表着汉族先民对女性和生殖的理解与敬畏，也反映了汉族曾有过一个母系氏族的社会发展阶段。一般将生殖崇拜分为性交崇拜、生殖器崇拜、生殖崇拜三种类型（刘达临、胡宏霞，2007）。本书认为，中国汉族的性崇拜主要是一种生殖崇拜，即以生殖为核心内容的氏族崇拜，因而用生殖崇拜统称汉族的性崇拜，分为三个类别：性别崇拜、性过程崇拜和性器官崇拜。

12.1.1　性别崇拜

性别崇拜，是指远古社会先民建立在生殖敬畏基础上对性别的尊敬与服从。

中国古人一向将"母"解释为初始、开端，在一定意义上隐喻母性崇拜，或者说，反映出中华民族从母系社会发展而来。《老子道德经》有言："天下有始，以为天下母。既得其母，以知其子；既知其子，复守其母，没身不殆。"（老子道德经注，2011）意思是说，天下万物都有本初，大家都以这个本初作为生存归依的母体；靠向这个母体以认识各个具体，认识各个具体，仍归属于这个母体，终身都不会有危险。这里虽然说的是人生哲理和认识方式，但老子使用"母"与"子"来比喻源与流的关系，而不是以"父"与"女"或"父"与"子"来表述，在一定程度上反映了古人对事物顺序理解所参照的性别关系是先有"母"后有"子"。这一点，可以从古代神话传说得到佐证。

中国远古神话中"女娲补天"的传说，被普遍认为是中国汉族有关生殖的最早记载。《淮南子·览冥训》记载：

往古之时，四极废，九州裂，天不兼覆，地不周载，火爁（lǎn）焱而不灭，水浩洋而不息，猛兽食颛民，鸷鸟攫老弱。于是，女娲炼五色石以补苍天，断鳌足以立四极，杀黑龙以济冀州，积芦灰以止淫水。苍天补，四极正；淫水涸，冀州平；狡虫死，颛民生；背方州，抱圆天（淮南子·览冥训，2009）。

另据《风俗通义》记载：

俗说天地开辟，未有人民，女娲（传说是人面蛇身，创造了人类）抟黄土做人。剧务（工作繁忙），力不暇供（没有多余的力量来供应需要），乃引（牵、拉）绳于泥中，举以为人。故富贵者，黄土人；贫贱者，引絚（绳）人也（风俗通义校注，2005）。

女娲作为族人的女性始祖创造了人，又为人改造环境，修水利、补苍天、平土地、灭虫害，使族人得以安居乐业。这种原始崇拜尚未发展到信仰水平，神话传说中的女娲也没有后来宗教中的造物主那种高高在上和威风凛凛，而是更像一位操劳的母亲，为儿女鞠躬尽瘁。其中传达出的先民对母性的尊敬、仰慕、爱戴清晰可见。

人由女娲创造之后，其自身的繁衍，在神话传说中被认为是女性感天应而生育，如《太平御览》卷七、八引述《诗含神雾》称："大迹出雷泽，华胥履之，生宓牺。"意思是，华胥踩了雷泽中雷神的脚印，生下伏羲。《诗经·大雅·生民》记载："厥初生民，时维姜嫄。……履帝武敏歆……载震载夙，载生载育，时为后稷。"意思是，姜嫄踩了天帝的拇指印，生下后稷。《诗经·商颂·玄鸟》记载："天命玄鸟，降而生商。"（诗经译注，1985）"商"是商的始祖"契"。《说文》中也有"古之神圣人母，感天而生子，故称天子"，"娲，古之神圣女，化万物者也"。即母性是人之生命源泉。这些神话传说记载了汉民族对自己祖先的认同，也代表着对女性传宗接代重要作用的认识。在先人无法判断自己的父辈是谁的时候，他们确认自己的母亲是女娲，这一认同流传至今。

关于远古社会存在过母系氏族社会的观点，一般采纳 1877 年出版的美国民族学家路易斯·亨利·摩尔根（Lewis Henry Morgan，1818~1881）《古代社会——人类从蒙昧时代经过野蛮时代到文明时代的发展过程的研究》（*Ancient Society*）一书的观点，即各民族早期都会经历人类社会的一般发展过程，从最初的血缘氏族家族制发展而来。他认为："从最初以性为基础、随之以血缘为基础、而最后以地域为基础的社会组织中，可以看到家族制度的发展过程；从顺序相承的婚姻形态、家族形态和由此而产生的亲属制度中，从居住方式和建筑中，以及从有关财产所有权和继承权的习惯的进步过程中，也可以看到这种发展过程。"根据摩尔根的描述，人类早期社会形态是母系氏族社会，由一位母亲带领自己生育的后代共同生活。在血缘关系的家族中，实行公有制分配，大家共享生活资料和生产资料，但是由于生产工具落后，可供使用的物质资料很少。随着生产方式改进和男性在生活资料生产中作用和地位的提高，母系制家族逐渐转向父权制家族和专偶婚制家族。中国古代神话传说中关于父性崇拜的出现，也可用来验证摩尔根的这一论断。

夸父追日、后羿射日、共工怒触不周山等神话传说，代表了中国汉族先民的男性和父系崇拜。在这些传说中已不再能看到女性的存在。夸父、后羿、共工等英雄，都处于非常奔忙和劳碌的状态，如《列子·汤问》记载的夸父追日：

夸父不量力，欲追日影，逐之于隅谷之际。渴欲得饮，赴饮河渭。河渭不足，将走北饮大泽。未至，道渴而死（列子·汤问篇，2007）。

《淮南子·本经训》记载的后羿射日：

尧之时，十日并出，焦禾稼，杀草木，而民无所食。尧命羿仰射十日，中其九日。日中九乌尽死，堕其羽翼，故留其一日也。万民皆喜，置尧以为天子。

昔者，共工与颛顼（zhuānxū）争为帝，怒而触不周之山，天柱折，地维绝。天倾西北，故日月星辰移焉；地不满东南，故水潦尘埃归焉（淮南子·本经训，2009）。

男性气质的豪放与勇敢、性格的暴躁与刚烈，表现出父性崇拜不同于母性崇拜那阴柔、共享、操劳的特点，而且代表着父权制下，先民的氏族社会已经转向摩尔根所说的单偶婚制和私有财产制，在性意识上转向征服与控制。

12.1.2 性过程崇拜

性过程崇拜，是指古代先民对生育过程的敬畏、服从与期盼，包括性交、孕育、分娩等内容。生命的神奇与力量令古代先民为之景仰，他们出于生命本能，将维持生命和繁衍生命视为最直接而迫切的需要。为维持生命，他们从自然界觅取食物，并创造生产方式；为繁衍生命，他们从自己的身体去认识生殖过程，并建立婚姻家庭制度。他们知道新的生命来自两性交合，但并不知道生命究竟为什么以及怎样在孕育中生长起来。其实，生命的本质究竟是什么，直到今天，人类也没有完全破解。先民用他们的方式对待未知和神秘的事物，那就是崇拜。也就是说，如果无力知晓一种现象，那就以尊重、景仰、供奉、膜拜、祈求来对待它，崇拜是先民与未知世界的沟通方式。因此，在远古时代有万物崇拜的习俗。先民从生命带给他们的喜悦和满足当中获得生殖的认知，以敬畏生命与敬拜生殖来寄托未来、期盼兴旺。

性交，古代称为"媾"。《说文解字》："媾，重婚也。"（许慎，2004）作为形声字，"冓"的意思是"碰头"、"当面"；"女"是指"新娘"；"女"和"冓"结合则表示"和新娘子当面对拜（结为夫妻）"，结婚意味着性交，"媾"字转意就是"夫妻面对面性交"，因而性交叫做"交媾"、"媾和"。学者刘达临认为古人之所以崇拜性交，原因在于对性交带来的快乐不能明白，认为其中有神力或魔力（刘达临，2003）[76]。

先民性交崇拜表现为将性交及其仪式过程刻在岩石上。其中，中国境内最著名的是宁夏贺兰山岩画。据考证，贺兰山东麓发现的数以万计的史前岩画，记录着远古人类在 3000～10000 年前放牧、狩猎、祭祀、争战、娱舞、交媾等生活场景，以及羊、牛、马、驼、虎、豹等多种动物图案和抽象符号，蕴藏着原始氏族部落有关自然崇拜、生殖崇拜、图腾崇拜、祖先崇拜的文化密码。其中，男女性交及其仪式的岩画，表现了史前人类群婚与杂交的场景。其他性交岩画还有：内蒙古自治区阴山史前岩画、新疆呼图壁史前岩画等。

有一首据考证源自战国时期而流传至今的江苏民间情歌《紫竹调》，虽然有多种填词，但流传最广的一个版本，记录的正是性爱："一根紫竹直苗苗，送给吾郎做管箫。箫儿对着口，口儿对着箫，箫中吹出鲜花调。问郎君呀，这管箫儿好不好？问郎君呀，这管箫儿好不好？小小鲤鱼粉红鳃，上江游到下江来，头摇尾巴摆，头摇尾巴摆，我手执钓杆钓将起来。我个小乖乖，清水游去混水里来。我个小乖乖，清水游去混水里来。"（赵文平，2011）

关于"鱼"的隐喻，闻一多在《古诗神韵》一书中这样认为："野蛮民族往往以鱼为性的象征，古代埃及亚洲西部及希腊等民族亦然。亚洲西部尤多崇拜鱼神之俗，谓鱼与神之生殖功能有密切关系。……疑我国谣俗以鱼为情偶之代语，初亦处于性的象征。"他在《说鱼》一文中，以隐语的定义和功能为视角，解释中国古代以"鱼"表示"匹偶"、"情侣"，并引用《周易》、《左传》、《诗经》、《管子》、乐府诗等作品证明这一点；他还论证了"饥"是情欲未遂、"食"是遂欲的隐语，"打鱼"、"钓鱼"是求偶的隐语，"烹鱼"、"吃鱼"是合欢、性交的隐语，"吃鱼的鸟兽"是性交主动一方的隐语等。闻一多这样解释其中原因："在原始人类的观念里，婚姻是人生第一大事，而传种是婚姻的唯一目的"，"种族的蕃殖既如此被重视，而鱼是蕃殖力最强的一种生物，所以在古代，把一个人比作鱼，在某一意义上，差不多就等于恭维他是最后的人。"闻一多还认为，玄鸟图腾神话、汉水游女神话、姜嫄履迹感生神话、高唐神女传说等，都是关于生殖繁衍崇拜（闻一多，

2008）。

郭沫若在论说"玄鸟生商"神话时认为："玄鸟旧说以为燕子"，"玄鸟就是凤凰"，"但无论是凤或燕子，我相信这传说是生殖器的象征，鸟直到现在都是（男性）生殖器的别名，卵是睾丸的别名"（郭沫若，1982a）。也就是说，先民流传下来的鸟鱼神话和鸟鱼图画含有性交的隐喻。

性舞蹈，是性崇拜的重要仪式。除了史前石刻岩画中有性交舞蹈图之外，现实生活中一些流传至今的原始舞蹈，也保留了一些先民性交崇拜的信息。据学者收集，贵州东南苗族地区的"鼓灶祭"祭祖活动中，常有不同表现形式的性交象征。如，台江、剑河一带祭祖时，礼师手持葫芦或竹筒象征男性生殖器，内盛酒糟水象征精液，放在下身位置，象征男性生殖器官；多个女子登上矮桌撩起围裙象征接受射精，他们以这种性交仪式象征子孙繁衍兴旺。丹寨一带，专请男性扮演"告端"（传说中祖先姜央的无头无手的儿女），砍一根碗口粗、根须发达、枝叶茂盛的枫树，雕刻成男性阴茎形状，根部贴附棕丝，涂成红黑色，由画着花脸的"告端"手持并放在下身处，追逐参加家族祭祀的年轻女子，女子们须态度温和表示接受，不能羞怯回避。雷山一带的祭祖，请"央公"、"央婆"反背绕寨一周，表示看望子孙，绕寨时，央公喊"托张"，意思是交配，央婆答"衫乡"，意思是繁荣；司仪在观众欢呼声中用葫芦盛酒糟水，洒向盛装的女子们，表示族人繁衍。麻江一带吃满月酒时，迎外婆"骑马"，男子把木棒、扫把、萝卜夹在两腿之间，象征男性生殖器官，抱住女子做房事状态，狂欢跳舞，不避生人。若有生人路过，舞者上前打手语：左手拇指和食指握成圆圈，右手食指反复插入，象征性交，意思是庆贺添人进口、家世兴旺、民族昌盛（杨昌鸟国，1988）。这些保留在少数民族中的习俗礼仪，传达出原始性交崇拜的信息。

先民以蛙和葫芦比喻孕育。在诸多古代纹饰中都有蛙的形象，因为蛙一次能产两万枚卵，一年生产两次，是生命繁衍旺盛的象征。古人以蛙象征女性子宫和孕育过程，祈望多多生子，后代兴旺。陕西临潼姜寨彩陶盆壁的蛙纹，其蛙身近乎椭圆，大大的肚子上点有许多黑点，象征怀子甚多。河南庙底沟出土的蛙纹，蛙身同样有一个圆圆的大肚子，肚子上也有许多黑点。这种图纹，类比孕妇肚腹，表达祈望生产，繁衍后代的愿望（张永红，2009）。

《山海经·大荒西经》记载："有神十人，名曰女娲之肠，化为神，处栗广之野，横道而处。"代表了远古时期人们的生育观：孕妇的肠子变成了人。这是把孕妇分娩时的胎盘误以为孕妇的肠子，因为当时的人们有目共睹，人确实是孕妇的肠子（胎盘）变成的。而在"女娲之肠，化为神"之前，女娲就是一个孕妇。没有孕妇就没有人类，这可以认为是孕妇崇拜的起源。这也就决定了这一时期只能是母系社会——由于不知其父，孩子只能跟随母亲。

先民以葫芦和洪水比喻生子和分娩。闻一多在《伏羲考》中这样认为：洪水神话中，"造人是整个故事的核心，葫芦又是造人故事的核心。"因为"瓜类多子，是子孙繁殖的最好象征。"也就是说，葫芦是洪水神话中的母体，葫芦形状类似孕妇。但是也有学者认为，洪水是孕妇分娩的隐喻："婴儿在母腹成熟之日，正是瓜熟蒂落。洪水将临之时，由神谕所揭示的发洪水，是即将来临的生育过程的端倪，淫雨不止，山洪爆发，洪水泛滥，象征着羊水或血水从母体中流出；洪水前的征兆在这里象征了妇女产前征兆的隐喻。"（辛立，1989）还有学者认为，《淮南子·览冥训》中关于女娲补天故事，其"水浩洋而不息"的大洪水，就是指分娩前的红水（血水），而女娲"积芦灰以止淫水"，正是关于产妇生育时卧于草木灰中以防止红水（血水）漫流的描述（武文，1993）。

12.1.3　性器官崇拜

性器官崇拜，是古代先民对生命来源的敬畏、服从与期盼，代表着早期人类对性与生命关系的认识。人与动物的不同在于人有自我意识，对自己有反观的能力。因此，人会发问：我从哪里来、往哪里去？来的问题是生，去的问题是死。远古人类对生与死都有自己的解释。这不仅是人类个体的问题，而且是整个人类的问题，也是至今未能解开的永恒之谜。原始人类在生的问题面前，用敬畏和崇拜的方式给出解答。最初，他们把人所生出的地方——女性阴户视为生命之门（也因此而崇拜母性）；后来他们知道了只有男女交合后女性才能生育，于是男性阴茎也受到尊奉与膜拜，他们通过祭祀的供奉与仪式表达对生命及其来源的敬意。性器官在生殖崇拜中直接就是生殖器官，即对男性阴茎和女性阴户的崇拜。

女阴崇拜以女性阴户象征物的供奉与祭祀为主。女阴象征物在远古岩画中有很多遗存，如1985年发现的云南省元江哈尼族彝族傣族自治县它克乡史前崖壁岩画。整个画面长19.5米，位于距地面2~15米高的崖壁岩石上，用赤铁矿粉和牛血调和的颜料共绘出94幅图像，其中有62个人物、10个动物和其他图像。整个崖壁巨画上共有"菱形体"和用"菱形体"组成的人物图像12幅。据专家考证，这些图画代表的就是女性阴户。其中一幅岩画是一个巨大的葫芦形状，也是女阴的象征，在大葫芦上方，画有21个圆点，代表葫芦产的"籽"，也就是巨大女阴生出的21个孩子（杨天佑，1986）。考古学家认为："云南崖画上的巨阴图像，就不仅仅是一种生殖器官崇拜，而是升华到人类的生育崇拜，人类对自身再生产的渴求。"（李昆声，2003）老子《道德经》有言："玄牝之门，是谓天地根。绵绵若存，用之不勤。"（老子道德经注，2011）"牝"指女阴，老子视之为生命万物的根源，世界的生生不息正来自女阴之门。《道德经》通篇贯穿着对母性、阴性之"生"的力量的赞美与尊崇。

有学者考证，中国有植物崇拜的传统，而柳树是女性阴户的象征。先秦的祈雨桑林仪式象征男女交合场面，以桑树象征女性阴户。古代北方民族的祈雨射柳仪式也是男女交媾的象征，古代契丹人视柳树为女阴崇拜物；满族人视柳树为始祖母神，满语称之为"佛朵妈妈"，意思是柳枝，柳叶是女阴。古代女真人、匈奴人、鲜卑族也都崇拜柳树，视其为女阴象征。汉族也有柳树崇拜，成语"柳信花情"、"眠花宿柳"、"寻花问柳"，其中的花和柳就是暗指女性及其性器官（关传友，2006）。

阴茎崇拜也叫男根崇拜。《礼记·檀弓上》中曾子说："夫祖者，且也。"郭沫若在《释祖妣》中认为，男根就是祖先："祖妣为牡牝之初字，……人世之初祖者，则牝牡二器是也。故生殖神之崇拜，其事几与人而俱。"（郭沫若，1982b）就是说，古人对男根的崇拜就是对祖先的崇拜。学者张光直在《中国远古时代仪式生活的若干资料》中说："中国古代的祖字，本来是个性器的图画，亦即祖先牌位的原形。"可以认为，祖先崇拜就是男性性器官崇拜。中国古代流传至今的一些石祖、木祖、陶祖，其外形正是男性阴茎，象征男根，都属于原始先民遗留的祖先崇拜物，后来演变为祖先牌位（李昆声，2003）。

为求生育，生殖器官崇拜发展为后来的民间习俗，即祀奉女阴模仿物。古代有女阴石崇拜，即对形似阴户的天然石膜拜。江浙民间，若婚后不育，就让女性前往深山拜石，向形似阴户的山洞里扔石子，认为扔中者就能怀孕。同样，为求生育，江浙民间风俗用桃木刻成男根很大的桃木人，别在女子腰间（李晖，1988）。

当生殖器官成为崇拜物的时候，说明原始先民的思维已经从个体具象水平发展到群体抽象水平。被崇拜的生殖器官作为独立崇拜物，具有了某种神性，已经不再是个体身体的一部分，而是成为承载和运送生命到世界来的命门。先民通过对生殖器官的尊奉，寄托对生命的敬畏和对种族未来的期盼。

12.2　古代婚俗与房事

婚俗，是指一个民族在长期发展过程中形成的两性关系秩序的风俗习惯，包括婚姻制度和婚姻观念。房事，是中国古代对夫妻间性交行为的称谓。

12.2.1　古代汉族婚制婚俗

关于人类的婚姻形式，一般采用摩尔根《古代社会》的观点，即人类经历了从原始群婚、血缘婚、族外婚、对偶婚到一夫一妻制的过程。中国古代神话和后来的文化典籍证明了这些婚制在中国都存在过。如《淮南子·本经训》记录：有婚制之前，"男女群居杂处而无别。"（淮南子，2009）《列子·汤问》描述了原始社会人们的生存状态："男女杂游，不媒不聘；缘水而居，不耕不稼。"意思是，那时的人们，男女杂交，没有婚制，住在水边，不会农耕（列子，2007）。关于血缘婚，古代神话的伏羲、女娲传说中，二人是兄妹。据唐朝李冗《独异志》记载，宇宙初开时候，天下只有伏羲、女娲兄妹二人。为繁衍人类，兄妹商议结配夫妻。二人向天祷告而获得应允，随后成婚。女娲为遮盖羞颜，结草为扇盖在脸上，成为后来新娘遮盖头的习俗。族外婚是母系氏族的特点，即氏族内部禁止通婚，男子须到其他氏族交配。中国远古神话关于女子感天而生的传说，可以认为是族外婚的印证。进化到对偶婚，男女之间有了相对固定的配偶，每个男子在多个妻子中，有一个是主妻，每个女子在多个丈夫中也有一个主要丈夫。在此基础上，发展为一夫一妻制婚姻。

中华汉族，从周代已形成对婚姻关系的成熟认识。《易经·序卦》言："有天地然后有万物，有万物然后有男女，有男女然后有夫妇，有夫妇然后有父子，有父子然后有君臣，有君臣然后有上下，有上下然后礼仪有所错。夫妇之道不可以不久也，故受之以恒。"（周易，2006）强调了夫妻关系是父子、君臣、上下、尊卑整个社会秩序的基础。到春秋时代，已发展出一套成熟完整的男女秩序和婚姻制度。《礼记·效特牲》记载："天地合而后万物兴焉。夫昏礼，万世之始也。……男帅女，女从男，夫妇之义由此始也。妇人，从人者也：幼从父兄，嫁从夫，夫死从子。"《礼记·昏义》称："男女有别而后夫妇有义，夫妇有义而后父子有亲，父子有亲而后君臣有正。故曰：昏礼者，礼之本也。"（礼记·孝经，2007）

由于这种男帅女从的婚姻秩序和制度以繁衍后代为核心，使中国古代的一夫一妻制从一开始就是一夫一妻多妾制，即一个丈夫有一个掌管家庭的妻子，同时有多个妾。这种形式可以看做是对偶婚的一种遗留。妾的数量有严格规定，《周礼》规定："王之妃百二十人：后一人、夫人三人、嫔九人、世妇二十七人、女御八十一人。"《礼记》沿袭这一规定："天子后立六宫，三夫人、九嫔、二十七世妇、八十一御妻。"天子共有 120 个妻妾（周礼译注，2004）。影响到民间，一夫一妻多妾婚制成为封建社会普遍现象。数千年来，直到辛亥革命前，这种男尊女卑秩序的婚制与婚俗一直持续。

传宗接代是古代婚制婚俗的实质。生育更多的子女不仅是家族人丁兴旺的期盼，而且是财产传承的需要，生男继嗣传宗成为婚姻和生育的目的。多妾制正是这一目的的保障。如果正妻未能生育男丁，她有责任为丈夫纳妾以保证传宗接代；如果妾生育了男孩，这位妾的身份虽然不能升为妻，但其实际地位将高于其他妾，仅次于主妻。

中国古代非常重视结婚礼仪，从周代起就确立了娶亲仪式。《仪礼·士昏礼》和《礼记·昏义》中规定，婚前礼仪有"三书六礼"，三书是聘书、礼书、迎亲书，六礼是纳采、问名、纳吉、纳征、请期、亲迎的仪式。正婚礼仪有"九礼"：拜堂、沃盥、共牢、合卺、撤馔、脱服、设衽、脱缨、馂余的仪式。婚后礼仪分成妇礼和成婿礼，成妇礼包括新妇见公婆、新妇馈公婆、公婆飨新妇、新妇拜宗庙等仪式（仪礼译注，2004）。这些礼仪沿袭数千年，今日在民间依然保留着一些内容。

中国古代社会允许离婚，实行许可离婚、专权离婚、限制离婚的制度。其中，"出妻"是主要方式，"义绝"、"和离"及"呈诉"为补充方式。出妻，即男子强制休妻。《大戴礼记·本命》记载了男子休妻的七种理由："妇有七去：不顺父母去，无子去，淫去，妒去，有恶疾去，多言去，窃盗去。"意思是，不孝顺公婆、不能生育、与人通奸、不准丈夫纳妾、有传染病、离间夫家亲属关系、擅自动用家庭财产，丈夫都有权休妻。同时，丈夫也有"三不去"："有所取无所归"、"与更三年丧"、"前贫贱后富贵"。意思是说在三种情况下，丈夫不能休妻：妻子无娘家可归、无所依附的情况下，和丈夫一起为公婆服过三年丧的情况下，结婚时夫家贫贱，妻子曾与丈夫同甘共苦，后来富贵起来的情况下，不得休妻。"和离"是"放妻"，即协议离婚，一般是男方为掩盖"出妻"原因，避免"家丑外扬"的离婚方式。"义绝"是夫妻任何一方的亲属犯法追究刑事责任时的法定离婚，即刑事案件附带的民事法律后果。"呈诉"是因特定事件由官方判决的离婚，一般是"妻背夫在逃"、"夫逃亡三年"、"夫逼妻为娼"、"翁欺奸男妇"等，这几种情况下，男女双方都可以提出离婚（大戴礼记汇校集解，2008）。

12.2.2 古代房中术

房中术，是中国古代汉族关于性和性行为的经验记录与论述，主要通过古代典籍流传下来。目前留存史籍中的房中术论著最早是汉代的，和道教有密切关系。这些著作主要有：东汉班固（公元 32～92 年）《汉书·艺文志》中的房中家著录百八十卷；晋葛洪（公元 284～364 或 343 年）《抱朴子》中的有关论述与倡导；唐长孙无忌（约公元 597～659 年）《随书·经籍志》中的房中十三部三十八卷；南宋郑樵（公元 1104～1162 年）《通志·文艺略》中的房中九部十八卷。宋代以后，论及房中术的书籍便几乎绝迹了。

与远古时代性崇拜和古代婚姻习俗不同，房中术的相关理念，不以生殖为性关系和性行为的目的，而是以养生、延年为目的。这个特点，与道教的追求直接相关。道教是中国汉民族的宗教，其渊源是古代的巫术。东汉顺帝汉安元年（公元 142 年），张道陵（公元 34～156 年）于鹤鸣山讲道并创道教，凡要入教者须交五斗米，因而初期道教也叫"五斗米道"，因道教徒尊张道陵为"天师"，又叫"天师道"。道教对长生不老之方术的追求得到皇帝的关注与支持，汉武帝后历代皇帝对道教"黄老赤篆，以修长生"的黄赤之术乐此不疲，作为长生术的房中术也由此发展起来。

节欲养生、持固不泄，是房中术的核心思想。这与古代道教的基本思想一致，道教认为，生命的本质是"精"、"气"、"神"，长生修炼的要点就是"炼精化气，练气归神"。为此，道教的"清修派"主张必须根除欲求、断绝女色，做到清心寡欲、静心炼丹。道教的"双修派"则主张应当男女双修，并"交而不泄"、"黄河逆转"，达到"还精补脑"，以及"男采女精"、"女采男精"炼精归气的最高境界。房中术便由双修派的观点衍生出来。

"交而不泄"作为房中术的要义，唐孙思邈（公元 581～682 年）在《千金要方》卷二十七中曾写道："夫房中术者，其道甚近，而人莫能行其法。一夜御十女，闭固而已，此房中之术毕矣。""闭固"的意思就是保持性交而不射精，道教认为这是房中术的根本所在。道教出于三个方面而得出这种看法：第一，"阴阳天人感应"。认为多多性交是一件体天之道而利生利人的好事，东汉丹波康赖（公元 912～995 年）《医心方》卷二十八引："男女相成，犹天地相生也。天地得交会之道，故无终竟之限；人失交接之道，故有夭折之渐。能避渐伤之事，而得阴阳之术，则不死之道也。……宜知交接之法，法之要者，在于多御少女而莫数泻精，使人身轻，百病消除也。"（丹波康赖，2011）意思是，男女交合如同天地交会，是健康的根本，而男女交合以多位少女但少有泻精为宜，可以消除百病。第二，"采阴补阳"。古代道教相信男性从女性性高潮时的分泌液（"女精"、"阴精"）中可以获得去病延年的"补益"。第三，"还精补脑"。古代道教相信，性交时男子在即将射精的一瞬间，用手指压迫输精管，能使精液反走上行直达人脑。《医心方》卷二十八引《仙经》："还精补脑之道：交接精大动欲出者，急以左手中央两指却抑阴囊后，大孔前，壮事抑之，长吐气，并齿数十过，勿闭气也；便施其精，精亦不得出，但从玉茎复还，上入脑中也。此法仙人口口相授，皆饮血为盟，不得妄传，（妄传者）身受其殃。"（丹波康赖，2011）这些观念实在是古人的幻想。事实上，所谓"采阴补阳"，性交是不可能达到体能交接的；所谓"还精补脑"，在会阴处压迫输精管后，精液确实不再射出，但只能使精液流入膀胱，然后随小便排出，根本不可能到脑中去"补脑"；至于"闭固"则只会使前列腺等器官受到压迫而不利健康。如果说古代房中术还有一些养生的积极意义，可以归纳为以下几点：

第一，欲不可绝。进入成年期后的男女两性，应当有正常的性关系。彭祖是中国古代传说中的寿星，南北朝陶弘景（公元 456～536 年）在《养性延命录》中引彭祖的话："凡男不可无女，女不可无男，若孤独而思交接者，损人寿，生百病，鬼魅因之共交，失精而一当百。"（陶弘景等，2011）意思是，没有正常的性生活将容易生病并短寿。

第二，欲不可早。性生活不能开始得过早。春秋战国时期的《黄帝内经》有言："（女子）二七而天癸至，任脉通，太冲而脉盛，月事以时下，故有子；……（男子）二八，肾气盛，天癸至，精气溢泻，阴阳和，故能有子。"意思是，女子 14 岁、男子 16 岁进入青春期就意味着有受孕和授孕能力了，但是，并不是最好的生育年龄。道教认为："男破阳太早则伤其精气，女破阴太早则伤其血脉"。因此，男子 30 而娶，女子 20 而嫁，是成熟的时期。

第三，欲不可纵。性生活不可放纵无度，《养性延命录》中引彭祖的话："道以精为宝，施之则生人，留之则生身，生身则求度在仙位，生人则功遂而身退，功遂而身退，则陷欲以为剧。何况妄施而废弃，损不觉多，故疲劳而命堕。天地有阴阳，阴阳人所贵，贵之合于道，但当慎无费。""凡养生要在于爱精。若能一月再施精，一岁二十四气施精，皆得寿百二十岁。若加药饵，则可长生。所患人年少时不知道，知道亦不能信行，至老乃始知道，便以晚矣，病难养也。虽晚而能自保，犹得延年益寿；若少壮而能行道者，仙可冀矣！"（陶弘景等，2011）意思是，要想健康长寿，应从少壮时期就学会养精蓄锐。关于性生活的频率，唐孙思邈在《千金要方·房中补益篇》中说："廿者，四日以泄；卅者，八日一泄；四十者，十六日一泄；五十者，廿日一泄；六十者，闭经勿泄，若身力犹壮者，一月一泄。"（孙思邈，2010）

第四，欲不可强。性生活不能勉强。《抱朴子内篇·遐览》所录载的《玉房秘诀》称："其道在安心和志，精神宛归。不寒不暑，不饱不饥。定身正意，性必舒吃。"（抱朴子内篇，2011）意思是，要有好的情绪、适宜的温度、健康的身体状况，还要有双方的配合，才会有和谐的性生活。如果"男欲接而女不乐，女欲接而男不欲。二心不和，精气不感"，双方没有达到神和意感、两情和洽而勉强性交，必会造成紧张而难以达到合意悦心。《黄帝内经素问》告诫："因而强力，肾气乃伤，高骨乃坏。"肾脏和骨骼密切相关，如果勉强性交容易伤肾气进而伤骨骼。"强力入房则精耗，精耗则肾伤，肾伤则髓气内枯，腰痛不能俯仰。"（黄帝内经素问，2007）

从中医养生角度看房中术，强调的是性生活有度，这与现代科学有吻合之处，具有一定的积极意义。但是，古人称为"御女术"的房中术，则是以男性需要为核心，以女性身体为性工具的性关系理论。其出发点是男性利用女性身体能量而获益。虽然道教所谓的"采阴补阳"说，通过性交把女性的身体能量吸收到男性自己体内，并无科学道理，但是其以男性需要为核心的性养生观念，显然是男权统治时代的思想观念。这种观点到封建社会后期，甚至发展到为"采阴补阳"而不惜"广御众女"，也就是皇帝众多嫔妃的"养生"理由。可惜，历代皇帝不仅没有一个长命百岁，反而是大多短命，这或许正是对"采阴补阳"观点荒谬所在的最好印证。

12.2.3　古代性器物

古代性器物，是指古人用来辅助性行为或进行性教育的物品。根据不同功能可大致分为三类：性行为用具、性教育物品和性赏玩器物。

性行为用具，类似于当代的性用品，是帮助性行为双方提高性反应程度以顺利完成性行为的辅助工具。古代的性用具，主要是性器官模仿物，如各种材料的假阴茎称作"男根"。其中，以铜质和瓷质较多，也有骨质、铜骨组合质地的。据考古学家研究，假阴茎的出土以汉代居多，尤其是汉武帝前期或以前。究其原因，可能与男根崇拜有关，但是用于男根崇拜的器物与房中性辅助男根有所不同，前者较大，后者较小。用于性行为的器物一般是真实比例，并在根部带环以便握持（肖健一，2002）。

另有一些性器物，只见于明清小说描述，没有真实器物流传下来，很难得知其形状及用法。有学者对明清小说中的有关描述进行归纳，大致有这样一些性辅助器具的名称：角帽（明《浪史奇观》），藤津伪器（清《聊斋志异·狐惩淫篇》），托子（明清《金瓶梅》），勉铃（明清《醒世姻缘传》），白绫带子（明清《金瓶梅》）等（李零，1993）。

性器具的使用，从目前能够看到的实物，应主要是女性使用的。有学者认为，以男根为主的性器具，或用于两性性行为的前戏，或用于性器官残缺男性（太监、受宫刑的男子）性行为时的替代物，或用于女性自慰，如后宫嫔妃（肖健一，2002）。如果结合中国古代男权至上的社会制度和古代房中术的男权观念，可以认为，这些性器具的实际用途还是以满足男性性需要为目的，即通过性器具唤起女性性欲望而满足男性的"采阴补阳"。换句话说，如果女性未能充分唤起性欲望，女性仍然可以完成性行为过程，但是男性却不能从中获得房中术所追求的女性的身体能量。

性教育物品，是古人用于向后代传递性行为经验的媒介物，以春宫图、"压箱底"为代表。春宫图是指以男女性交合为主题的绘画，也叫秘戏图、春宫画。据传，早在汉代已有春宫图，只是年代久远，汉、唐的春宫画已不得见。宋代曾流行《春宵秘戏图》、元代画家赵子昂曾画有 36 幅、12 幅春宫画，但也未能流传下来。现存春宫图大多是明清作品。有关明清春宫图的研究，首推荷兰学者高罗佩。

荷兰汉学家高罗佩（Robert Hans van Gulik，1910~1967），于 1949 年任荷兰驻东京大使馆参赞时偶然在古董店发现一套中国明代春宫版图集《花营锦阵》，共 24 幅图。他以这本图集为基础，查阅了大量中国古书文献，于 1951 年出版《秘戏图考——附论汉代至清代的中国性生活（公元前二〇六年~公元一六四四年）》（*EROTIC COLOUR PRINTS OF THE MING PERIOD, with an Essay on the Chinese Sex Life from the Han to the Ch'ing Dynasty, B. C. 206 - A. D. 1644*）一书，成为中国春宫图研究专家。1969 年他在进一步扩充资料基础上，出版了《中国古代房内考》（*Sexual Life in Ancient China*）一书，以更广阔的历史视野和社会学视角，对中国社会中的性观念从汉代到明代 3000 多年历史进行了考察。其学术成就得到学界认可（高罗佩，2007）。以下仅以《花营锦阵》为例，管窥春宫画的社会作用和文化价值。

　　《花营锦阵》是明代后期的性教育图集，由 24 幅春宫图组成，作者不得而知。这些工笔彩绘的图画描绘了各种性交姿势和场景，每张图还配有不同的艳情诗作为图解。如，第 4 幅名为"翰林风"的画，题为"南国学士"，图解："座上香盈果满车，谁家少年润无瑕。为探蔷薇颜色媚，赚来试折后庭花。半似含羞半推托，不比寻常浪风月。回头低唤快些儿，叮咛休与他人说。"再如，第 5 幅"法曲献仙音"，题为"探春客"，图解："花满雕栏，春坐玉院，乐奏九成将倦。口品洞箫，手摩花钺，不数风笙龙管。细细吹，轻轻点，各风情无限。情无限，毕竟是雨偏云半，怎乍得两人饥馋渴恋？鹞子翻身，方遂了一天心愿。"这种对性交场景的含蓄优雅的描述，可以看出古人赋予性行为的诗情画意（高罗佩，1992）。

　　古代春宫画所描绘的性生活，内容十分丰富。有不同的性交体位，也有"性前嬉"和"性后嬉"，还有各种性交场地，甚至有关于性少数人群的性生活，如，同性恋、恋物癖者等。

　　另一种用于性教育的物品叫"压箱底"。这是一种性情趣的或瓷或石或玉的器物，有的比拳头还小一些，外形大多做成苹果、梨、桃等水果形状，也有的是小船、鱼、娃娃形状。分上下两半，上半为盖，揭开盖，下半是一对正在性交合的男女雕像。平时，人们把它放在箱子底部，认为可以辟邪，临到女儿出嫁时，母亲就把"压箱底"取出来，揭开盖子示范给女儿以学习"夫妻之道"。

　　在当代客家人的习俗中仍保留着"压箱底"的传统。据学者根据赣南客家文物考证，这是一个类似宝剑与剑鞘的竹制器物，剑为阳，鞘为阴，剑入鞘即阴阳合。外表刻有六圈阴纹，两端钻有四个孔，供穿绳悬挂于婚床床头。赣南客家人是古代为避战乱从中原地区南迁赣南山区定居的汉族后代，他们保留了很多中原汉族的风俗习惯。这件"压箱底"取材于当地毛竹，和中原汉族一样，平时藏在箱底，等到女儿出嫁时，母亲用它示范给女儿"夫妻之道"，然后将它放进女儿的陪嫁箱或迎亲花轿，告诉女儿要将它挂在婚床床头以避邪（陈之勉，2001）。

　　性赏玩器物，是绘有或刻有性图画的各种生活用品，如鼻烟壶、饭碗、酒杯、笔筒、扇子、印泥盒、梳妆匣、铜镜等。这些物品并没有实质上与性相关的实际功能，而是主要用来欣赏和把玩，类似于艺术品，而且主要由民间收藏。人们将春宫图雕刻、烧制、绘制、刺绣在各种生活用品上，表现出古人"儒雅之风"的古董赏玩和艺术鉴赏。由于汉代以后的儒学成为中国封建社会的主流意识形态，社会越来越提倡禁欲而压抑普通人的性欲生活，这反而在民间形成赏玩春宫器物的风气。在主流文字作品中很难再看到有关性和性行为记载和描述的同时，性赏玩器物作为一种俗文化却在民间流传开来，由此而留给我们这些带有性主题的生活物品。今日所能见到的大多是明清器物。

　　总之，各种各样的古代性器物是古人留下的文化遗存。这些器物本身可能代表着古代社会的某些陋习或不科学的性观念，甚至不乏色情之物；但是，作为古代生活的信息载体，这些物品是我们了解古人生活方式和社会状态的重要媒介。

12.3 古代的性陋习

性陋习，是指社会历史发展过程中那些被历史抛弃的与性、性关系有关的习俗和观念。这些陋习虽然已经离现代社会远去，但是作为我们认识古代社会及其演变规律的必要信息依然具有重要意义。

12.3.1 贞节

贞节的字面含义是指女子不失身、不改嫁的道德操守。人们一般从社会观念角度理解贞节，认为它是一种关于女性从属于男性的思想观念和封建社会意识形态；事实上，贞节是一种社会性别身份制度。作为中国古代婚制和女性行为规范的重要内容，它通过对性别身份的限定与强制，达到维护婚姻的和社会的性别秩序的目的。

中国早在西周初年确立一夫一妻多妾制时就已建立女性贞节制度。恒久、稳定是中国古代礼制的基本思想，《周易》阐述社会秩序时非常强调恒久，认为男女之间也须以恒久为准则，为此男女身份要有区别："恒其德，贞。妇人吉，夫子凶。"意思是，恒久体现为德就是忠贞不变，女子对男子忠贞不变，就有大吉大利；若男子对女子忠贞不变，就有凶险。春秋时期《易传》解释："女人贞吉，从一而终也。夫子制义，从妇凶。"（周易，2011）意思是，男女之间，女性的忠贞就是要对男性从一而终，而男性是制定尊卑之义的，若顺从女性，则必有凶险。这种社会身份的性别秩序在后来历朝历代的发展中被越来越强化，到明清两朝，已经发展为女子"饿死事小，失节事大"（宋代程颐《程氏遗书》卷二十二），须为亡夫守节、殉情。如果出嫁女子犯了错，要"从夫家之罚"；如果发现女子通奸或被强奸，就要接受"奸罪重罚"，而这些制度条款都只针对女性，不针对男性（杨晓辉，2011）。

有关女性贞节内容的阐述，以东汉女性历史学家班昭（约公元45~117年）的《女诫》为最早。这本书原是教导班家女性做人道理的私书，包括卑弱、夫妇、敬慎、妇行、专心、曲从和叔妹共七章。传到社会上之后被历朝历代列为重要的女性行为教科书，称为"四女书"之首（《女诫》、明朝仁孝文皇后《内训》、唐朝女学士宋若莘《女论语》和明朝末儒学者王相之母刘氏《女范捷录》），直到民国初期以前，"四女书"一直是受教育女子的必读书。《女诫》中的贞节主题是"三从四德"："在家从父，既嫁从夫，夫死从子"和"妇德、妇容、妇言、妇功"。班昭解释"四德"："女有四行，一曰妇德，二曰妇言，三曰妇容，四曰妇功。夫云妇德，不必才明绝异也；妇言，不必辩口利辞也；妇容，不必颜色美丽也；妇功，不必工巧过人也。"（女四书·女孝经，2011）如果从女子行为的典雅端庄来看，"四德"使我们了解到古代女子人际交往中行为举止的中庸得体。但是从"三从"内容来看，则是对女性身份的矮化。班昭引述《礼记》而阐述："夫有再娶之义，妇无二适之义，故曰：夫者，天也。天固不可逃，夫固不可离也。"女子一旦出嫁，以丈夫为天，必须顺从丈夫并从一而终。《女诫》的"三从四德"通过后世的强化宣传，已成为中国古代女性的行为规范，被历朝历代的女子们自觉遵守践行，甚至成为官府表彰贞节烈女的衡量标准。

据清朝康熙时期陈梦雷（1650～1741）编纂的《古今图书集成》所记的各代节妇烈女数量：唐代 51 人；宋代 267 人；明代 260 年间有记载的节妇 27141 人，烈女 8688 人（陈梦雷，2009）。一般认为，这些"节妇烈女"只是为名垂青史而牺牲自己的幸福才为丈夫守寡或殉情；其实应当看到，在古代父权和夫权制度下，女性作为附属品，没有独立的身份资格和生活来源，她们只能以守寡方式取得夫家认同，并给夫家做牛做马而换取生存机会。这种残酷的生活现实才是节妇烈女不得不屈从的真实原因。正因为这样，当中国近代辛亥革命兴起之时，男权瓦解成为帝制崩溃的前奏，女性解放成为社会解放的代表。

12.3.2　女子缠足

女子缠足，是中国古代社会汉族特有的一种性陋习。用一条窄而长的布带，将女子的足踝紧紧缠绕裹缚，以使脚的肌肉骨骼改变成三角形，脚形看上去纤小屈曲。一般从女孩子 4～5 岁时开始缠足，持续到成年骨骼定型，才将布带解开，也有的女子终身裹缠直到老死。

缠足过程十分残忍，它是通过外力干预脚的正常发育，使双脚的肌肉等软组织挛缩，强制改变脚的形状。一般由母亲和亲属为女孩子裹脚，用浆过的 4～5 米长蓝色布带分别裹紧女孩子的双脚，边裹边把大脚趾之外其他脚趾用力弯压到脚底，前端只留一个拇趾，形成脚尖。每天拆开每天裹紧。为了把脚背做成弓形，每次裹缠时都要用力将脚板拗成拱桥状。

为了达到裹瘦裹小的目的，裹脚过程中还会在裹脚布内裹入一些碎瓷渣以扎破脚掌脚面，或者故意划破脚上的筋肉再裹缠，任伤口红肿、发炎、溃烂，并散发出浓烈的臭味。那时的人们相信这样裹出来的脚，不仅形状纤瘦而且关节韧带很容易扭折、弯曲，脚的质感绵软柔弱。

裹成的小脚从正面看是一个肉疙瘩，脚尖与脚跟紧挨，脚弓缩得无法再缩，只有一个翘起的大脚趾留在脚前，其他脚趾已全部折在脚底；从侧面看，脚趾和脚跟从中间折断，两部分缩成一团，脚跟臃肿，脚掌已看不到，脚背凸起。小脚全长不足天然脚脚长的一半，整只脚像一个不规则的三角形。这样的小脚穿进形似酒杯的尖角绣花鞋，被称作"三寸金莲"。河南豫剧《富贵金莲》中有一段唱词通俗描绘出小脚的形状："四趾要跪倒，一趾往上挑，头儿尖，跟儿圆，还须裹得好；要短、要窄、要平、要直，还要压得薄，这叫瘦小绵软巧！走一步，摇三摇，这样的金莲才是宝。"（徐城北，1988）

小脚历经十数年裹成之后，由于脚掌瘦到仅剩大脚趾，脚掌部位用于缓解冲撞力的脚弓已消失，小脚女子走路时脚掌向前推的力量很小，只能靠脚跟着力，以膝关节和踝关节做缓冲，借助大腿的力量运步，大腿变粗，小腿肌肉萎缩而变细，因此，小脚女子走起路来往往是叉得很开的外八字步态，步履速度慢、摇摇摆摆，不能负重、不能走长路。

一般认为，古代女子缠足的风俗始于五代。明代陶宗仪（公元 1321～1407）《南村辍耕录》记载：南唐"李后主宫嫔窅娘，纤丽善舞。后主作金莲，高六尺，饰以宝物细带缨络，莲中作品色瑞莲，令窅娘以帛绕脚，令纤小，屈上作新月形，素袜舞云中，回旋有凌云之态。唐镐诗曰:'莲中花更好,云里月常新',因窅娘作也。由是人皆效之,以纤弓为妙。以此知札脚自五代以来方为上。"(陶宗仪,2004)南唐后主李煜无能治国、无策安民,却沉湎于这种让女子缠足舞蹈的畸形享乐方式,由于他喜欢女子屈如新月的小脚,才举世无双地开了汉族缠足的陋习之风。

随着儒学向宋明理学的转化,中国封建社会走向更加严格的宗法制。以性别等级制度为治理社会的手段,女性的行为受到更加严苛的限制,女子缠足因而在南宋以后逐渐普及开来,成为女性行为规范的必要准则。社会各阶层普遍形成了以女子小脚为荣、大脚为耻的观念,天足难以婚配。于是脚被越裹越小,从直板小脚发展到弓形小脚,女子行走更加步履蹒跚。到明清两朝,虽然满清统治者入主中原前曾极力反对汉族的缠足风俗,多次下令禁止女子缠足。但由于缠足之风已遍及南北、深入城乡,到康熙七年(1668年)只得罢禁,汉族女子缠足风习一直持续到20世纪初期。

缠足陋习之盛行的另一方面原因是畸形的性审美观。北宋士大夫阶层有赏玩女子小脚的怪癖,北宋文学家苏轼(1037~1101)曾有一首词《菩萨蛮》,专咏女子缠足:"涂香莫惜莲承步,长愁罗袜凌波去;只见舞回风,都无行处踪。偷立宫样稳,并立双趺困;纤妙说应难,须从掌上看。"当时文人欣赏女子小脚的形状是:瘦、小、尖、弯、香、软、正;玩弄女子小脚的审美观是:形、质、资、神、肥、软、秀。这种畸形的性审美观念到明清时期,文人不仅用更多的浓词艳句赞咏小脚,而且发明了"妓鞋行酒"的游戏。这种游戏以陪酒妓女小脚上脱下的"金莲"鞋当行酒酒具,称之为"金莲杯"。鞋内放一只酒杯,酒客们向酒杯投放各种吃食,最后以投中次数罚酒,被罚者要举起金莲小鞋饮干酒杯里的酒,以此为乐;他们还以嗅闻小鞋和小脚的香气取乐(汪应泽,2002)。

显然,从缠足的过程来看这是一种非常痛苦而又漫长的经历,绝非一个正常人心甘情愿的行为。那双小脚绝不是女子们自己想要的,她们绝不会喜欢那双扭曲且行走艰难的小脚。可是在近千年时间里,一代又一代汉族女性心甘情愿地忍受十数年痛苦与煎熬摧残自己的双脚,完全是为了取媚于男子的欣赏。对于缠足女子来说,不过是为了生活的需要,因为她们作为生育工具的身份在宋明理学时代的封建体制下,已无法从生育中得到尊重。生下的后代是男子的而不是她们的,是家族的而与身为人母的她们无关。她们要在封建礼教之下讨生活,就不得不屈从于礼教和礼教赋予男子的一切权力。

那么,古代男子从女子的一双畸形小脚上究竟能得到什么满足?他们到底从那双小脚上能产生什么样的审美感受?士大夫们的浓词艳句和妓鞋行酒,除了令人作呕的病态心理我们并不能看到审美的情趣。

女子缠足是性别歧视和性别压迫的产物。封建礼教对女性的禁锢,正是通过长达十数年的女子个人缠足经历而完成的。这就如同接受一种性别身份的训诫,女子在被缠足的十数年间,须忍受无尽的肉体疼痛和心理折磨,任有怎样的天性气质和个性主见都足以被磨蚀殆尽,只剩下残存的一双畸形小脚和无欲无望的心灵。女性通过缠足的过程而被改造为男子所需要的彻底的弱者,塑造成可供男子玩赏和怜惜的宠物。一双小脚之可爱,不在其丑陋的形状,而在其所代表的弱不禁风和阴柔娇媚的病态美。失去行走能力的女子,不仅难以出门,男子完全不必担心妻子会有外遇;而且圈在家中可供男子随意地揉捏把玩。她们像被豢养的宠物一样服服贴贴地属于男子私人所有，从头到脚都只为男子的赏心悦目而存在。女子通过一双变形小脚再次被降低社会身份，沦为男子的玩物；而男子通过玩弄女子小脚所得到的，是他们淫秽而无能心态的满足以及国家积弱积贫的颓败。

女子缠足的陋习在20世纪初成为众矢之的。有识之士大声疾呼：缠足是种弱国穷的祸根。"欲强国强种而当去缠足之害"，"今缠足之妇，气血羸弱，则生子不壮；跬步伶仃，则教子甚少，幼学荒废，似续式微，其于种族盛衰之故，人才消长之原，有隐相关系者。"因此，"欲图强国，必储人才；欲植人才，必正母仪；欲端母仪，必黜缠足。"（直隶袁慰帅劝不缠足文，1903）随着中国民主革命的展开，中国社会终于迈出跨向现代社会的步伐，沿袭近千年的女子缠足陋习最终退出了历史舞台。

12.3.3　太监

太监，是指中国古代被阉割外生殖器并失去性能力的男性。他们是专供皇帝、君主及其家族使役的官员，相当于帝王的家奴，也叫阉（奄）人、寺人、阉官、宦者、中官、内官、内宦、内臣、内侍、内监等。太监是官名，是负责皇宫、王府内廷杂事的奴仆。明朝有十二监，太监是主官，主官以下是宦官。清朝以"太监"尊称所有宦官，太监也由此成为宦官的代名词。先秦及西汉时期的宦官并不全用阉人，东汉起才全部改用阉人做宦官并延续到清朝。

太监是中国封建社会延续两千年的宦官制度的产物。宦官制起于先秦时期，《诗经》、《周礼》、《礼记》中都有关于宦官的记载。宦官专门供职于宫廷内部，负责掌管宫内的簿册、门卫、病丧、仓库供应等杂役，后来也传达诏令，掌理文书，左右皇帝视听等，但无权参与国家政务。宦官一般由身份卑贱的人充当，最初来源是从被处以宫刑的罪犯或民间百姓年幼子弟中挑选；汉代以后，宫廷对宦官的依赖使这一制度更加完备，宦官逐渐成为一种特殊政治势力，对朝代政局形成重大影响。为防范宦官干预朝政，历代皇帝对宦官有限制性规定。如，唐太宗时，规定内侍省宦官最高官阶三品，并限制名额。明太祖时，规定宦官不得识字，并压低官阶，禁止宦官兼任外臣任何职衔，还在宫门上悬挂铁牌，警示宦官不许干政。尽管如此，宦官制度本身的腐朽，历朝历代依然有权倾朝野、势力显赫的权宦，他们专横跋扈，排斥异己，巧取豪夺，屡兴大狱，甚至酿成王朝倾覆的结果。可以说，宦官制度既是封建帝制的重要组成，也是封建帝制最为腐朽的内容，最终成为其灭亡的内在原因之一。

使用阉割过的男子作为宫廷内侍，这种制度设计出于两个原因。一是内宫嫔妃宫女众多，使用阉人做杂役可避免内廷淫乱；二是阉人没有家室后代，可以保证对皇帝忠心耿耿效力终生。太监一般出身低微贫苦，为改变自己和家庭命运而自愿被阉割进宫。在宫廷中，他们处于最卑贱地位，属于杂役一类，因而他们一般顺从听话、奴性很强；同时，那些在帝王身边的高层太监，由于在宫廷内特殊的身份，加之生理缺陷造成的心理猥琐，这个群体中也有少部分人狡黠阴险、残忍狠毒。一旦成为皇帝的心腹，更是谗谄佞邪，毫无顾忌。

太监不仅是封建帝制的特殊职业，也是特殊的性别。明末清初思想家唐甄（公元

1630~1704 年）在其著作《潜书》中生动描绘太监："望之不似人身，相之不似人面，听之不似人声，察之不近人情。"唐甄的意思是：太监们长得臃肿、弯曲，好似长了瘿结，鼻子里呼呼作响，如同牛和猪一样，因而不像人的身体；他们长着男人的颊骨却不是男人，没有胡须却又不是女人，虽然面如美玉却没有一点生气，因而不像人的面容；他们的声音如孩童般稚细却不清脆，如女人般尖细却不柔媚，说它嘶哑但又有声，说它如猿叫但又成人语，因而不像人的声音；他们能够关爱他人，却也会下毒手害人；当他们怜悯你时会流涕而语，而当他们憎恶你时则会斩杀如草，因而不像人的感情（唐甄，1955）。古人将人分为三种：男人、女人和阉人（非男非女的中性人）。事实上，阉割了外部性器官的阉人仍是男性，只不过他们一般在童年时被阉割，青春期第二性征的发育受到阻碍，雄激素分泌少于正常人，使他们的第二性征弱化，因而毛发稀疏，肌肤较细嫩，喉结不明显，声音尖细。

做太监的人一般在童年被阉割。据说清朝时北京有专事阉割的职业，并定期向宫廷送阉人。阉割的过程极其残忍恐怖，有半数多的男童因阉割而丧命。有人专门记录了阉割的过程：先要签署生死文书，确认自愿阉割；然后在四面封闭的密室内，将男童紧紧捆绑在土炕上，由专事阉割的操刀手将男童的睾丸囊割挤出睾丸，再将阴茎全部切断；在尿道口插入麦秆以防新肉长出堵塞尿道口；然后让人架起阉割后的男童走动以观是否异常；三天后，拔去麦秆看尿道口是否通畅；卧床调养百天后，伤口才愈合，而腿部须经常抻拉，否则会留下终身伛偻。最后，操刀手会将切下的睾丸、阴茎放入一个木盒（升），撒上石灰防腐，油纸包好的生死文书一并放入，用红布包起木盒，置于房梁上，寓意"步步升高"。等待被阉男童日后做了太监用重金赎回。赎回自己的性器官是每个太监的终生愿望，他们都期待死后能有全身安葬（林一杖，2011）。

阉人并非都能做上宦官之职，那些没能被宫廷选中的阉人，要么到一些需要阉人的王府做仆役，要么在社会上游荡。只有那些进了宫的阉人才有机会得到后半生的生活保障。

太监无法有正常性生活，但并不意味着他们没有情人和伴侣。太监与宫女间短期的性伴侣关系叫"对食"，意思是没有同床共枕只有相对吃饭的情人；长期的类似夫妻的关系叫"菜户"。据明代沈德符（公元1578~1642 年）所撰《万历野获编》记载："宫人无子者，各择内监为侣，谓菜户。其财产相通如一家，相爱如夫妇。既而嫔妃以下，亦颇有之，虽天子亦不之禁，以其宦者，不之嫌也。"（沈德符，2012）太监与宫女结成的"菜户"，除不能有正常性行为之外，在情感和生活照料等方面与一般的夫妻没有区别，而且他们会更加珍惜彼此的感情。那些没有"菜户"的单身太监，年老后由宫廷送到专门为孤身太监养老的寺庙里度过人生最后时光。1912 年 2 月 12 日，清宣统帝下诏退位，延续中国数千年的封建帝制从此结束。于1909 年做了阉割手术进宫不久的 10 岁男孩孙耀庭（公元1902~1996），不得不离开皇宫。他作为中国历史上最后一名太监活到 94 周岁（张之亮，1988）。

如果说，女子缠足是封建礼教对女子身体的残酷训诫；那么，男子阉割则是封建帝制对男子身体的无耻利用。

13　性的艺术表现

　　艺术，是一种文化表现形式。艺术作品的存在是为了满足人的情感和审美的需要，也具有满足生活娱乐需要的功能。情感与欲望，是各种艺术作品最常见的主题。古代的性艺术作品，我们一般以文化价值方式继承下来，如前章所述的原始性崇拜、古代性习俗等；而近现代与性有关的艺术作品，很长时间以来，在传统道德与现代观念之间、中国习俗与西方文化之间，一直存在着激烈的争论。

13.1　美术的裸体

　　毫无疑问，性器官及性行为具有唤起性欲望、性兴奋、性冲动的作用，一般情况下，当我们看到（或其他感官感受到）性器官或性行为时，往往会产生一定程度的性心理反应。这也就决定了通过绘画、摄影、雕塑、影视画面以及文字描述等人造物品所传达出来的性信息，同样会引起我们的性感受和性反应。那么，在正常的性反应与社会禁止的性反应之间，怎样找出明确的边界，以确定哪些媒介物是艺术作品，哪些是对我们有害的色情淫秽物品呢？关于这一点，裸体和裸体作品（包括裸体绘画、裸体雕塑、裸体摄影）所引起的艺术与色情之争，在中国已经持续了将近100年，而且还在争论。

13.1.1　裸体，色情，淫秽

　　裸体，是指不穿着任何衣物、不佩戴任何饰品的人体完全自然状态。在古希腊文化中被认为是"人体的完美状态"。古希腊人热爱运动，在古代奥林匹克运动会上，竞技者以完全自然躯体参加比赛。当然，古希腊奥运会是男子的竞技场，女子被排除在外并且不被允许观看。

　　裸体对于现代人来说，除了洗浴、睡眠、性交之外，即便在私人处所也很少以裸体的方式生活，在社会公共场合，更不会赤身裸体。当我们看到有人赤身裸体出现在街道或广场上时，会感到惊讶和羞耻，例如，2005年11月，一位男青年，为宣传他尚未出版的小说，在长沙闹市区展示自己的裸体，12月到北京西单图书大厦门前再次脱光衣服展示裸体，两次裸体行为都引起周围人的恐慌，很快被警察制止（长沙晚报，2005）。2006年9月30日，诗人苏非舒在北京第三极书店诗会上朗诵时当众脱衣裸体，引起现场人们的恐慌与不安，导致诗会中断，立即被北京市海淀区公安分局以违反北京市治安管理条例拘留10天（北京晚报，2006）。人们对这类当众裸体行为的普遍看法是违反道德规范。但是，同样是公共场所，当我们观看裸体的舞蹈表演或裸体的电影画面、裸体的美术作品时，往往不会有羞耻感和不安，反而对面前的裸体有一种审美感，例如，2003年舞蹈演员汤加丽的裸体造型摄影作品就极具美的感染力（石松，2003）。这就是作为审美的裸体和自然状态裸体带给我们的不同感受。

沿着古希腊文化发展下来的西方艺术，对裸体有一种爱好。在西方审美观念中，裸体代表着神的崇高、人的阳刚与阴柔。因而裸体成为艺术家表达内心想法的一种艺术形式，通过裸体本身所具有的力量、弹性、曲线、肤色、运动以及造型，可以将某种美学理念、审美意识和理想精神表现出来。

中国人关于裸体的观念与西方人不同。儒学将身体与德分开，认为身体、欲望是卑污而羞耻的，属于低贱的小民的属性，不能登大雅之堂；德才是高尚而美好的情操，君子应当追求高尚的德行而不被肉体所纠缠。在数千年的发展中，这种以卑贱与高尚分类的思维标准，成为解释社会阶层、社会现象、人的行为、人的思想的基本方式。正因为这样，很多有关性的崇拜与习俗都只在民间流传，在官方正史中没有地位也不见踪迹。同样，从主流渠道流传下来的艺术作品，几乎没有关于裸体的内容。因此，在中国近代开启国门、西方艺术及观念初入中国的时候，受到严厉的批判和拒绝，也就不足为怪了。

色情，是指以引起性兴奋为目的而展示或描述性器官或性行为的一种行为表现及其媒介物。色情内容有可能出现在任何一种媒介物上，如绘画、雕塑、摄影、动画、影像、文学以及行为表演，甚至声音也可能成为色情主题的载体。

"淫秽"的意思是肮脏的、下流的、猥亵的。淫秽物品是指那些倾向于激发淫秽兴趣性行为的物品，即以超越常态的性行为为内容的材料。如，包含着病态的裸体、不健康的性行为、可耻的性暴露等内容的书刊、影片、录像带、录音带、图片等媒介物。

在某些西方国家和某些东南亚国家，淫秽与色情有一定的区别。淫秽和淫秽物属于违法犯罪范畴，法律予以严厉打击，尤其是以未成年人为对象的淫秽行为和淫秽信息，打击力度很大。色情则属于低俗范畴，只有在以色情资料或活动为手段进行违法犯罪时才属于法律打击范畴；如果仅以此为职业向未成年人以外的特定人群提供色情服务或色情信息传播，则不属于违法范畴。这是因为在西方人看来，色情材料本身不引起犯罪行为，只有接触这些材料的人在一定情境下才可能导致犯罪。

在中国，淫秽与色情基本是一回事，无论传播色情信息、从事色情活动，还是进行淫秽的性交易等，都属于违法犯罪。这是因为在中国人看来，当人们看过色情信息和行为后，在生活中很可能模仿其内容。尤其是处于成长发育阶段的青少年，模仿是他们突出的学习特点，性的材料很容易导致青少年进行行为模仿，如果是淫秽材料则会产生极负面的模仿效应，甚至导致性犯罪。

毫无疑问，有性行为内容的材料都有可能形成性刺激而使接触者产生性反应，但是什么样的性材料会导致犯罪，是道德和法律特别关心的问题，也是区分性艺术与色情作品的关键所在。有时候，这种界限确实很难划定，往往与性作品接触者所处的环境和自身的态度有关系。从性作品对接触者有可能引起的是积极心理感受还是焦虑不安等负面心理感受来确定这种边界，是一个有意义的切入点。

首先，艳舞表演和裸体舞蹈的区别。艳舞也叫脱衣舞，是各种包含色情和性意味的舞蹈。它既不是一种舞蹈类型也不是一种舞蹈风格，它只是以一些具有明显的性挑逗含义的服装、道具、动作，在一些夜总会、KTV 等娱乐场所表演，以唤起性反应而作交易为目的。由于艳舞是以盈利为目的的色情表演，在中国属于违法行为。裸体舞蹈则属于形体艺术范畴，是通过身体的整体造型传达审美内涵，而绝不是以展示性器官、性行为为内容，不具有挑逗性表现。因此，裸体舞蹈属于合法范畴，人们通过欣赏这种舞蹈表演，能够感受到裸体的造型和运动所带来的美的含义，这种精神享受是艳舞所不具备的。

其次，色情图片与裸体美术作品的区别。色情图片以唤起观看者的性兴奋为目的，因而其绝大多数以展示性器官和性行为作为图片内容，甚至是下流猥亵的，看后除了性欲望刺激外，没有精神上的审美享受。裸体美术作品内容也是裸体的人，但一般都会有艺术主题，不仅人体在画作中不完全真实，而且通过人体表现的再创造，向社会传达某种艺术理念和对社会的看法。观赏者能够感受到作者的意愿和思想。

再次，淫秽文字与文学中性行为描写的区别。淫秽文字的内容常常是对性行为不厌其烦的详细描述从而唤起读者的性反应。文学作品中有时也会有性行为描写，但这类描写是为作品主题服务的，而且不会把焦点放在性唤起。读者可能会感受到性刺激，但不会因此而陷入强烈的性欲望和性兴奋。

最后，淫秽影视与影视中性内容画面的区别。淫秽影视是以性行为过程的展现为内容，以性欲望唤起为目的，甚至为鼓励淫乱行为。这类东西的社会作用是负面的，尤其对未成年人会造成极其恶劣的影响。影视作品中的性内容画面一般不会是完整的性行为过程，也不会展现性器官和性行为细节，展现性内容是为影片主题服务，通过这些画面所传递的是作品主题的必要说明，目的是向观众表达对某个主题的叙述，引起观众对相关主题的情绪情感反应而不是性欲反应。

13.1.2　西方裸体美术概要

裸体美术，是指以描绘人的自然躯体为表现手法的美术创作过程及其作品。它是人体艺术的一部分，包括裸体雕塑、裸体绘画、裸体摄影等。

裸体美术和美术中的裸体，起源于人类早期的性崇拜。在先民流传下来的大量性和性器的石器、雕塑、陶器和绘画中，后人不仅理解了先民的原始崇拜内涵，而且从这些作品中认识了先民的艺术表现方式，感受到原始艺术所包含的内在美感。如果说，宗教沿着原始崇拜的精神内涵，发展出更加博大精深的宗教理念与哲学思想；那么，艺术和各种艺术门类则是沿着原始崇拜的艺术表现，发展出更加丰富绚丽的审美意识与艺术作品。这是一个从朦胧到自觉的过程（陈醉，2001）。

裸体美术的本质在于艺术家通过人体描绘而达到的精神移情。自然身体的裸露与美术作品中的裸体具有不同的含义，前者是生物体，后者是意象物。英国美术史学家肯尼斯·克拉克（Kenneth Clark）在《裸体艺术》一书中特别用"裸体"和"裸像"概念加以区别："'裸体'意为剥光了衣服，暗指某种绝大多数人都会感到窘迫的状态。与此相反，被有教养地使用的'裸像'一词，却没有令人不快的意味。这个词给人带来的印象并不是蜷缩的、无助的身体，而是平衡的、充实的、自信的躯体，经过改造的躯体。"（肯尼斯·克拉克，1988）[1]他进一步指出："一个普遍的看法是，赤裸的身体本身就是一个赏心悦目的物体，人们很愿意见到被描绘的裸体。但是任何一个人，如果他经常光顾艺术学校，看到那些被学生们孜孜不倦地描绘着的不成模样、可怜巴巴的模特时，就会发现上述看法是一个错误。人体并不是一个通过直接临摹就可以成为艺术品的物体，如同老虎或雪景那样。在观察自然和动物世界的时候，我们通常把自己与我们所见到的景物融合在一起，从中创造出艺术作品，这是一种美学学者称之为'移情'的过程。这是一种与描绘裸体的心境完全相反的创造性行为。一大群赤裸的身体并不会使我们进入移情境界，而是使我们失望、沮丧，我们并不想临摹它们，我们想使它们完美。"（肯尼斯·克拉克，1988）[2,3] 由此可以认为："裸像是由古希腊人在公元前 5 世纪创造出来的一种艺术，就像歌剧是 17 世纪意大利人发明的艺术形式一样。……裸像不是一种艺术题材，而是一种艺术形式。"（肯尼斯·克拉克，1988）[2] 那么，以古希腊文化为起点的西方裸体美术要通过裸露的身体表达什么意象呢？关于裸体作品对人类精神的表达，可以归纳为以下六项内容：

第一，理性与和谐。西方艺术与古希腊文化一脉相承。阿波罗是希腊神话中的太阳神，也叫日神。他是主神宙斯之子，主管光明、青春、医药、畜牧、音乐等，是人类的保护神、文艺之神、光明之神、预言之神、雄辩之神。从古希腊延续下来的艺术传统，阿波罗代表着光明、理性、积极、和谐。阿波罗精神体现在绘画作品中，常常是容貌英俊、精力充沛的年轻男子，微微飘起的长发垂在肩上、散发着芳香，神态坚定、自信、安详、端庄。

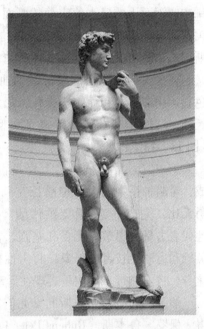

大理石雕像《大卫》（David），创作于 1501 ~ 1504 年，是意大利文艺复兴时期著名雕塑家米开朗基罗·博那罗蒂（Michelangelo Buonarroti，1475 ~ 1564）的人文主义代表作，是世界美术史上最为人们熟悉的男性人体雕像，也是理性与和谐精神的经典作品，现收藏于意大利佛罗伦萨学院美术馆（图 13 - 1）。

图 13 - 1 米开朗基罗·博那罗蒂的
人文主义代表作大理石雕像《大卫》
（创作于 1501 ~ 1504 年）

大卫是圣经中的少年英雄，曾杀死侵犯犹太人的非利士巨人歌利亚，保卫了祖国的城市和人民。在一块名贵石材上，米开朗基罗刻画的裸体大卫，是一个肌肉发达、体格匀称的青年壮士形象。他充满自信地站立着，英姿飒爽，左手抓住投石带，右手下垂，头向左侧转动，面容英俊，双目炯炯有神地凝视远方，表情充满全神贯注的紧张情绪和坚强意志。大卫体格雄伟健美，神态勇敢坚强，身体、脸部和肌肉紧张而饱满，体现着由内到外的理想化的男性体魄之美。

克拉克说："除了生物性的需求以外，赤裸的身体还会唤起种种过去的人性经验，例如和谐、力量、迷狂、谦逊、悲怆等。当我们看到这些经验得以美妙地体现在裸像作品中时，一定会觉得：裸像作为一种表现的手段似乎具有普遍的和永恒的价值。"（肯尼斯·克拉克，1988）[5]《大卫》正是这样的杰作。

第二，柔媚与端庄。如果说阿波罗之美代表着男性的阳刚精神，那么，维纳斯之美代表的就是女性的阴柔精神。维纳斯是古罗马神话中的女神，即古希腊神话中的阿芙罗狄忒女神。阿芙罗狄忒（维纳斯）是爱与美之神，掌管丰收、爱情、性欲和美。由于在希腊米洛斯发现的那座维纳斯断臂雕像，人们将更多的女性之美与爱赋予了这座雕像，以维纳斯代表女性裸体的美。

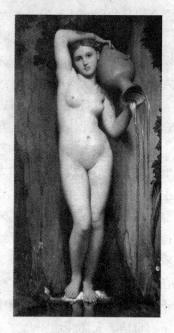

油画《泉》，完成于 1856 年，是法国新古典主义画家让·奥古斯特·多米尼克·安格尔（Jean-Auguste Dominique Ingres，1780～1867）的代表作，是柔媚与端庄的"维纳斯"之美的典型作品，现收藏于法国巴黎卢浮宫博物馆。画面上，年轻的裸体少女拿着壶罐让水倒出来，神态是那种被普遍赞美的恬静、抒情和纯洁，从壶罐中倾泻而下的泉水使宁静的画面平添流动因素，但飞泻的清泉并未打破画面的整体宁静感。作品把"维纳斯"式的古典之美与女性人体的情欲之美巧妙地结合在一起，少女的肌肉因温柔舒缓的曲线而更具性感魅力，色彩运用非常柔和而富于变化，形象极具女性的生气与妩媚。这件作品被认为代表了典型而永恒的女性之美（图 13-2）。

图 13-2　法国新古典主义画家
让·奥古斯特·多米尼克·
安格尔的油画《泉》
（完成于 1856 年）

第三，力量与抗争。力量是古希腊精神的重要组成，希腊神话中的大力神赫拉克勒斯（海格力斯），神勇无比，完成了 12 项英雄伟绩，成为最伟大的英雄。他代表力量、勇敢、无畏和坚强。古代希腊人通过战争英雄和运动竞技者的形象，将男性裸体理性化为力量的化身，将力量带来的快乐表现在运动中的裸体身上。

油画《抢夺留希波斯的女儿们》，完成于 1617 年，是德国文艺复兴时期著名画家彼得·保罗·鲁本斯（Rubens Peter Paul，1577～1640）的传世之作。油画描绘的是希腊神话中一对孪生兄弟卡斯托耳和波吕克斯，一个善骑，一个善战，英勇无敌，他们共同爱上了迈锡尼国王的两个孪生女儿，便去抢夺她们。画面上，人物和马匹扭动交错形成一个艺术整体，大轮廓近乎圆形，构成一幅充满生命运动的图案，在地平线上激烈地滚动着。两匹雄健的高头大马，气势昂扬。作者以浓郁色调衬托出卡斯托耳和波吕克斯的英勇强悍和两位裸体少女的娇嫩柔媚，表现了力与美的和谐统一。这幅英雄主义画作，通过塑造丰满强健的人体和复杂激烈的人物动态，表达出不可抗拒的浪漫情感力量和性爱享乐欲望（图 13-3）。

第四，苦难与悲怆。在古希腊精神中还包含一种悲剧的力量，就是失败和痛苦，这是一种与胜利凯旋相抵触的状态。基督教文明也具有这种承受苦难的传统，体现在裸体美术中就是失败与磨难的主题。

青铜雕塑《欧米哀尔》，创作于 1885 年，是法国雕塑家奥古斯特·罗丹（Auguste Ro-

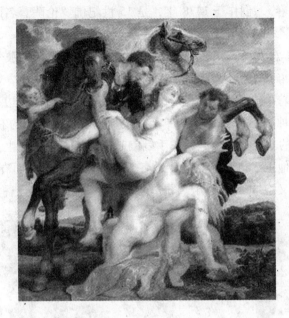

图 13 – 3　德国文艺复兴时期著名画家彼得·保罗·鲁本斯的油画《抢夺留希波斯的女儿们》
（完成于 1617 年）

din，1840~1917）的雕塑名作。这座裸体雕像是罗丹根据法国诗人维龙的诗歌《美丽的欧米哀尔》创作的。欧米哀尔曾是个年轻美貌的宫女，当她衰老时，年轻时的纵欲和摧残使她变成了年老时的干瘪和丑陋。她弯着腰无力地低垂着头，绝望地看着自己干瘪如柴的胸部、布满道道皱纹的僵硬肚皮。她的四肢如冬天的朽木，费力地支撑着衰老的身体。往昔的生命活力，随逝去的岁月永不复返。维龙在诗歌开头写道："呀！欺人的骄横的衰老，为什么把我摧残得那样早？谁能使我不自伤自捶，而不在伤痛捶击中死掉！"（图 13 –4）

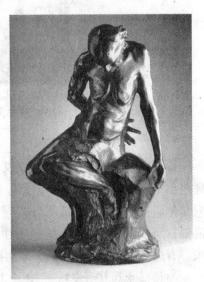

图 13 –4　法国雕塑家奥古斯特·
罗丹的青铜雕塑《欧米哀尔》
（创作于 1885 年）

　　第五，冲动与迷狂。希腊神话中的酒神狄俄尼索斯不仅握有葡萄酒醉人的力量，还以布施欢乐和慈爱成为富于感召力的神。他维护世界的和平，护佑着希腊的农业和戏剧。在森林之神的引导下，他掌握了自然的所有秘密和酒的历史。他乘坐野兽驾驶的四轮马车到处游荡，走到哪里，歌声、乐声和狂饮就跟到哪里。他和他的侍从们肆无忌惮地狂笑，漫不经心地喝酒、跳舞、唱歌。如果说日神代表的是人类追寻梦想、沉静、单纯、深邃、祥和的理性一面；那么酒神代表的就是人类沉浸于欢乐、冲动、奔放、纵情、歌舞的非理性一面。

　　蛋彩木版壁画《春》，创作于1478年，是15世纪佛罗伦萨著名画家桑德罗·波提切利（Sandro Botticelli，约1445~1510）一生中最著名的两幅画作之一，另一幅是《维纳斯的诞生》，现都珍藏于意大利佛罗伦萨乌菲齐美术馆。作者以诗人波利蒂安歌颂爱神维纳斯的长诗为主题，用丰富的想象力重新演绎古代神话：画面中间站立着爱与美之神维纳斯，在她头顶上飞翔着手执爱情之箭的小爱神丘比特；维纳斯的左边有满身鲜花的花神正将鲜花撒向大地，花神被春神拥着，春神又被风神抱着；维纳斯的右边是象征"华美"、"贞淑"和"欢悦"的三美神，她们手拉手翩翩起舞，给人间带来生命的欢乐；再右边是宙斯的特使墨丘利，他正手执和平之杖驱散冬天的阴霾。整个画面春回大地、百花齐放，同时，欢乐奔放之中又略带一丝忧伤（图13-5）。

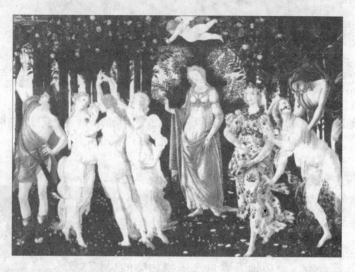

图13-5　佛罗伦萨著名画家桑德罗·波提切利的蛋彩木版壁画《春》
（创作于1478年）

　　第六，情感与欲望。克拉克说："一件艺术品中所能容纳和消化的色情内容，其分量还是相当高的。印度的寺庙雕塑公然宣扬肉欲，但它们仍然是伟大的艺术，因为情欲主义只是他们整个哲学的组成部分。"（肯尼斯·克拉克，1988）[5] 情欲，是人类正常的本能和需要，而不可否认的是，情欲中往往包含着淫秽的阴暗面，因而需要道德对情欲加以约束，有道德约束的情欲表达，才会有压过色情的美感。

　　油画《土耳其浴室》，创作于1862年，是法国画家让·奥古斯特·多米尼克·安格尔（Jean Auguste Dominique Ingres，1780~1867）的新古典主义代表作，也是一幅有情欲而绝不淫秽的世界名作，现收藏于法国巴黎卢浮宫。画面上是一群在土耳其宫廷浴室里的裸体少女，或坐或卧或舞蹈或弹奏乐器，正悠闲自在地享受沐浴给她们带来的欢乐。作者运用熟练的笔触、优美的线条、柔和而富于变化的色彩，画了约21个女性人体。她们在浴室中的不同动势和情态，组成一幅充满女性曲线和青春活力的浪漫画面，令人感受到一种诗意的美妙和女性人体的柔媚。可以看出，作者对表现女性裸体充满热情，他的艺术天才与这些青春美丽妖娆的女性结合在一起，充满活跃的创造力，那些美丽的曲线、酒窝、微笑以及柔韧的肌肤，都使观赏者感受到情欲的美好（图13-6）。

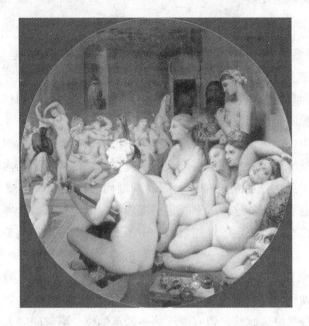

图13-6　法国画家让·奥古斯特·多米尼克·安格尔的油画《土耳其浴室》
（创作于1862年）

油画《大宫女》，创作于1814年，是安格尔的另一幅具有情欲美的浪漫主义作品，现收藏于法国巴黎卢浮宫。19世纪的法国上层对具有强烈东方情调的土耳其内宫生活很感兴趣，因而当时有不少同类题材作品，着力描绘土耳其闺房的淫艳生活。《大宫女》则清高而绝俗。画面上，一位包着土耳其头巾、手持孔雀羽扇的东方裸体女子，正斜卧床边悠然等待着什么，她是奥斯曼帝国的宫女。安格尔毫不掩饰，甚至极力夸张女性人体感官的魅力，但又极其冷静、富有克制力地将对女性的情感表现出来，恰到好处地使观赏者在视觉和欲望之间安排了想象的空间（图13-7）。

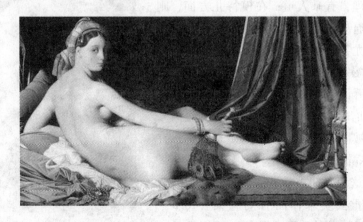

图13-7　法国画家让·奥古斯特·多米尼克·安格尔的油画《大宫女》
（创作于1814年）

13.1.3　中国裸体美术的发展

从克拉克的"裸像不是一种艺术题材，而是一种艺术形式"定义出发，中国的裸体美术始于 20 世纪。当然，中国古代留存下来大量裸体作品，如人体石雕、瓷雕、春宫画等，但是都非"裸像"意义上的裸体美术作品，因为其制作的目的并非为了表达某种审美价值，而是出于生殖为目的的性崇拜或性教育等实际用途。如果说它们已具备某些裸体美术特征，则应当属于朦胧阶段而非自觉阶段的作品。

美术界普遍认为，中国近代裸体美术始于中华民国初年海外留学归来的西画画家。他们开创了中国美术三维透视法和人体解剖学的绘画方向。传统中国画内容以山水、花鸟为主，手法以线条、平面为主，追求神似；而西画则内容以人物、房屋为主，手法以解剖学、透视法为主，追求形似。这种区别决定了裸像必定以实物真人为参照物，这也是西方文化追求客观性的特点。这决定了最初归国的中国西画画家不得不从头建立新的绘画方式及其教育体系。

1912 年，刘海粟在上海创办了上海图画美术院，即后来的上海美术专科学校。1914年 3 月，该校西洋画科开设裸体模特写生课，找到一位 15 岁男孩做全裸模特，后来又请到一位男校工做半身裸模。此前，曾有浙江第一师范学校，李叔同等人开创西式人体写生课，请到一位成年男性做裸体模特。直到 1920 年，刘海粟的上海美专才请到一位俄国人做全裸女模特。可是当 1917 年该校举办成绩展览会时，因有男性裸体习作，社会指责刘海粟是"艺术叛徒"、"教育界的蟊贼"。1919 年 8 月，刘海粟等举办小型美展，又被当时政府要求撤下男性人体作品。终于在 1924 年爆发了一场美术界与政府之间关于能否使用裸体模特的争辩与诉讼。这一年，上海美专学生在南昌举办画展，因有裸体素描作品而遭到当地政府禁止，政府官员的理由是："裸体画系学校诱雇穷汉苦妇，勒逼赤身裸体，供男女学生写真者。在学校方面则忍心害理，有乖人道；在模特儿方面，则含苦忍羞，实逼甚此；在社会方面，则有伤风化，较淫书淫戏为尤甚⋯⋯"为此，上海美专起诉政府干预艺术，竭尽全力向社会普及西画的特点。然而，争辩与诉讼持续了 3 年，最终以刘海粟经济赔偿地方政府官员并停止使用裸体模特告终。裸体模特从此被限定在美术教学的狭窄范围，直到 1949 年（陈醉，2006）。

20 世纪初这段时间被学者认为是中国裸体美术的开创期。重要美术作品有刘海粟（1896 ~ 1994）创作于 1931 年的油画《裸女》（图 13 - 8），林风眠（1900 ~ 1991）创作于 1934 年的油画《女

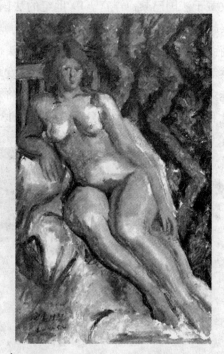

图 13 - 8　刘海粟的油画《裸女》
（创作于 1931 年）

人体》（图 13 - 9），以及徐悲鸿（1895 ~
1953）创作于 1940 年的国画《愚公移山》
（图 13 - 10）。无疑，前两幅作品以油画手
法表现女性身体的艺术之美。《愚公移山》
则是巨幅国画，以男性身体表达一种艰苦
卓绝的精神、百折不挠的意志。这幅作品
创作于中国抗战时期，作者在印度完成。
画作以充满力量感的、处于剧烈运动中的
人体，表达中华民族在生死存亡关头，坚
强不屈必定取得最后胜利的信念，被认为
是历史与现实、西洋画与中国画的完美
结合。

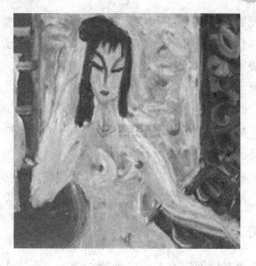

图 13 - 9　林风眠的油画《女人体》
（创作于 1934 年）

　　1949 ~ 1978 年被学者称为中国"裸体
艺术的幽闭期"。30 年间，不仅裸体美术
被彻底取消，任何裸体作品都不得发表或展出，而且裸体模特被严格限制为一种技术工
具。到 20 世纪 60 年代中期，作为练习绘画使用的模特也被杜绝。整整 30 年，一代美术
家处于被愚昧封闭的苦闷之中（陈醉，2006）。

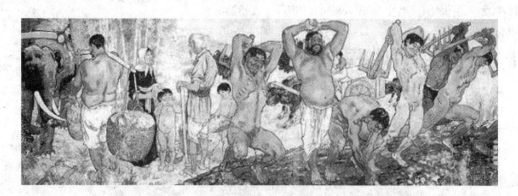

图 13 - 10　徐悲鸿的国画《愚公移山》（创作于 1940 年）

　　1979 ~ 1989 年，是中国裸体美术的试探期。经济制度的改革带来文化的解冻。美术界
以领袖亲笔批示为挡箭牌，逐渐恢复了裸体模特在教学中的使用，一些画家开始尝试创作
裸体作品。这个时期的代表作品有唐大禧（1936 ~ ）创作于 1979 年的铜质雕塑《猛士》，
袁运生（1937 ~ ）创作于 1980 年的大型壁画《泼水节——生命的赞歌》，靳尚谊（1934
~ ）创作于 1980 年的油画《青春》。毫无疑问，这些裸体作品一旦进入公共视野，便很难
逃过被争议的命运（陈醉，1998）。

　　《猛士》是一个跪骑在腾空跃起的骏马上的裸体女性形象，她张弓搭箭、奋然疾射，
身体矫健、刚劲。作者还有一个副标题《献给为真理而斗争的人》，意指作品取材于"文
化大革命"中被残酷迫害，但至死不低头、不退却的女英雄张志新。作者通过如大风飞扬

般充满力量和具有动感的无畏的躯体，将那些在禁
锢年代里被压抑却仍坚持理想和信念的"猛士"精
神表现出来。作者曾回忆创作时的灵感："无数可
歌可泣的英雄事迹深深地激励着我。我眼前出现了
'大风起兮云飞扬'的图景，脑际回旋着许许多多
真正的猛士为真理前赴后继、英勇献身的形象。"
作品出来后，作者被骂为"下流"、"不合国情"，
甚至被说成用裸体表现烈士是侮辱烈士。媒体上的
争论持续了半年多，直到省一级的最高官员发表肯
定性意见才平息下来（图 13－11）。

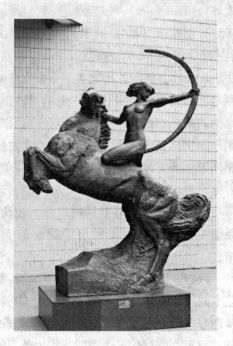

图 13－11　唐大禧的铜质雕塑《猛士》
（创作于 1979 年）

　　《泼水节——生命的赞歌》是为新建的北京首
都机场餐厅创作的大型壁画的一部分。画面上有三
个裸体的傣族长发少女在淋水沐浴，取材于傣族民
俗泼水节。然而，作品面世后却引起轩然大波，有
人认为公共场所出现裸体有碍道德，在高层领导人
干预下才没有毁弃作品。可是面对人潮如涌的观看
者，首都机场却不得不令人啼笑皆非地用纱布挡住
裸体少女。在仍不能阻止观看人流的情况下，1982
年机场索性做了一道木板墙封住裸女画面。直到 1990 年首都机场维护壁画，才拆除木墙，
裸女得以重见天日，人们也不再见怪裸体作品了（图 13－12）。

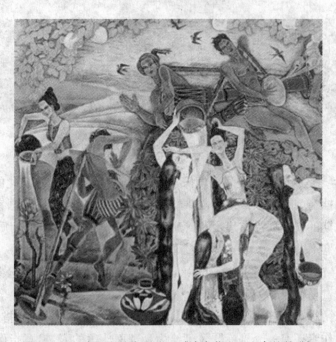

图 13－12　袁运生的大型壁画《泼水节——生命的赞歌》
（创作于 1980 年）

《青春》以传统而细腻严谨的笔法，通过富于生命力的裸体，描绘出一位充满青春气息而又端庄沉稳的少女，表现了那个年代关于女性和裸体的美学观念。由于作者靳尚谊本身是中国现代美术第三代的代表，以及作品的成熟风格，这幅油画一经展出便受到同行们高度赞誉，并被中国美术馆收藏，避免了公共美术作品被争议的命运（图 13 - 13）。

1993～1998 年可以视为中国裸体美术的发展阶段。随着社会开放程度扩大，美术界不再需要用特殊方式去解释裸体美术的含义，美术院校的裸体写生也进入正常状态。但是由于大众对裸体美术还不能完全接受，这个时期进入公共艺术领域的裸体美术作品不多，有一些抽象风格的裸体雕塑进入城市绿地。一些画册、影集中的裸体作品不再被审查，但是由中国人自己创作的裸体作品还限于画作，摄影作品几乎都是外国作品（陈醉，1998）。

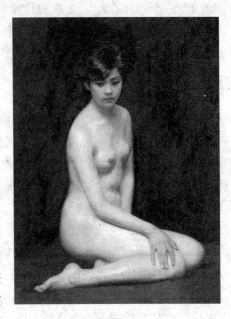

图 13 - 13　靳尚谊的油画《青春》
（创作于 1980 年）

进入 21 世纪以来，中国裸体美术走向真正的开放和多元化。摄影技术的飞速发展，给裸体美术增加了新的创作手法。2002 年，《汤加丽人体艺术写真》一书出版，被美术界认为是第一本有勇气以个人真实姓名命名的裸体美术图集。这部影集是模特与摄影师完美合作创作的成果，并且第一次以裸体模特的真实姓名署名。汤加丽（1976～）是一位职业舞蹈演员，毕业于专业舞蹈学院，就职于国家级某歌舞团。影集中每一幅作品均出自舞者的身体表演。由于舞者有坚实的体操功底，其身体肌肉与弹性都极富力量的美感，在特殊灯光映照下，舞者展现的每个身体造型，都向人们传递着艺术美的精神内涵。摄影师张旭龙是中国最好的摄影师之一，其摄影的角度与光的运用，都使舞者的形体动作得到完美展现。令人预料不到的是，这部第一次真实署名的裸体美术作品集，在出版半年多时间里连续印刷五次之后，却因著作权纠纷被法院判令停止发行。

2005 年，《王狄迪人体艺术摄影》一书出版，这是又一本以模特真实姓名直接署名的裸体摄影作品集。与前一部摄影集不同的是，这部作品集的艺术特点不是舞蹈美而是突出力量的美。裸体模特王狄迪是国家级游泳运动员、运动健将、游泳教练。两位摄影师中，付欣（1958～），是中国摄影家协会会员、美国摄影学会会员；杨永东是中国艺术摄影学会会员。他们都有人体摄影的丰富经验，因而在这部作品集中，很好地展现了裸体模特的矫健身姿和健美体态，令人感受到力量与线条的动感之美。

13.2　当代文学的性主题

文学的性主题，是指语言文字作品中探讨与性、性别等有关的主题及其表达，包括戏剧、诗歌、小说、散文等文学形式中的性、性别主题。本书分别从性爱文学、女性文学和同性恋文学三个方面介绍。文学的性主题不是色情文学，后者是以诱导人的性反应为目的、以描述性行为细节为特点、并无细腻的文学情节的文字描述。色情文学在很多国家都属于违禁印刷品。

13.2.1 性爱文学

性爱文学，是指有性爱主题和严肃描写性爱内容的文学作品。中国当代作家陈忠实（1942~）在谈到创作《白鹿原》的有关性行为描写时曾提到他有三个原则：不回避、撕开写、不作诱饵。他认为："如果一个作品回避女性，就无法构成一个完整的社会环境。写到女性就根本无法避免写到'性'，所以我就意识到，在这部作品中对'性'不可能回避。不仅'不回避'，而且要'撕开写'，要写出在封建幕布之下中国女性的种种生存形态。……性的概念、性的理念、女性应该如何生活，是一个时代中国人精神历程中绕不过去的严肃问题。"（陈忠实，2009）这段话可以认为是性爱文学有关性描写的正面阐述。

西方当代性爱文学代表作有很多，引起社会争议和反响的主要是《尤利西斯》（Ulysses James Joyce，1922）和《查特莱夫人的情人》（Lady Chatterley's Lover，1929）。在这两部书之后，性爱文学进入一个泛爱文学时代，有关性爱描写的作品不再受到太多的质疑。而且这两部小说后来都被多次改编成电影。

爱尔兰作家詹姆斯·乔伊斯（James Joyce，1882~1941）的《尤利西斯》，由于内容的怪诞和过多的性描写，出版后很多年被禁止在美国发行。直到1933年，由美国联邦法官宣判此书内容并非"诲淫诲盗"，才被允许在美国发行，进而被文学界认为这是一部杰出作品。同时，还是有很多评论家认为这部作品即便不是淫秽文学，也是"无感染力"，因为它过于冗长和意识流，没有太多的人能读完，其文学价值被高估了。

英国作家 D. H. 劳伦斯（David Herbert Lawrence，1885~1930）的长篇小说《查特莱夫人的情人》，因书中有大量性爱场景描写，被英、美等国查禁，并针对该书是否可以全文出版，引发过一场震惊世界的出版公案，法庭最终做出结论："书中描述性生活的部分，都被仔细地织入二人的心理关系、背景和由之产生的自然演变之中，但因为它们仍是整个关系中的一部分，因此该书绝对不是耽溺的或纵欲的。"文学界普遍认为，这部作品中的性并非单纯生理意义的性，作者已赋予性严肃而深邃的寓意。作者的观点足以代表性爱作品的价值所在："性本身并不肮脏，只有当对待性的人自己堕落时，性才变得肮脏了。因此性不等于色情，更有异于淫秽，一定的性的吸引是人类生活中的无价之宝。"经数十年争论之后，这部小说不仅畅销英美，而且被翻译成多国文字、多次被改编成电影。

中国大陆当代性爱作品始于20世纪80年代，是中国改革开放的产物，也是中国文化开放进程的一种见证。张贤亮（1936~）的中篇小说《绿化树》（1984）和中篇小说《男人的一半是女人》（1985），发表时正当中国改革开放初期，人们的思想处于保守与活跃的交织状态。作品中关于性爱的描写，对于刚刚经历了思想文化禁锢的人们来说既兴奋又怀疑，社会一片哗然，争论从文学界扩展到全社会。最终，由于作品主题的严肃和内容的现实，文学界给予这两部作品充分肯定，《绿化树》还获得了中国作家协会第3届全国优

秀中篇小说奖。

贾平凹（1952~）的长篇小说《废都》（1993），是一部描写20世纪80年代知识分子生活的世情小说，主题在于讽刺社会丑陋，刻画城市生活的颓废心态。其中大胆而尖锐的性描写，引起社会广泛关注。由于20世纪90年代的中国处于文化相对开放阶段，加之作者本身的高名望，其独特的性描写并未受到批评，反而发行量超过100万册。

王小波（1952~1997）的长篇小说《黄金时代》（1991），以20世纪60~70年代中国大陆知识分子所遭受的集体被歧视为背景，描写主人公为反抗和超越不公正处境而以性的既放浪又纯洁的方式去生活，作者用机智而锐利的思想去描写那种无处不在的身心压抑，将人的精神从悲凉暗淡的历史阴影中提升起来。作品最初在台湾《联合报》副刊连载，1992年在台湾出版发行，并获得台湾第13届《联合报》文学奖中篇小说奖，1994年在大陆正式出版。

进入21世纪，随着中国思想文化的进一步解禁，性爱文学不再引起人们的大惊小怪，同时也很少再有广泛的影响力。张欣（1954~）的中篇小说《爱又如何》（2006），以其一贯的爱情主题通俗小说风格，讲述了一对城市恋人在爱情与家庭、工作的关系间的无奈与不懈。性爱场面的描写细腻而不出格，受到年轻读者欢迎。

13.2.2 女性文学

西方当代女性文学作为西方女权运动的组成部分，是女性作家以女性特有的经验、感受和视角，表现女性的自我意识觉醒和希望摆脱"第二性"地位、解构性别对立、寻求文化身份认同的文学作品，展现了西方女性从性别困境中挣脱，走向觉醒和身份抗争的心路历程，因而这些作品以女性作家的写作为主。与西方女权运动同步，西方女性文学以20世纪60年代为界，之前属于女性意识觉醒时期，之后属于女性的文化身份探索时期。

20世纪60年代之前的西方女性文学，源自19世纪末20世纪初的女性权利启蒙文学。最初的女性作品以婚姻家庭为出发点，以反叛方式描述传统婚姻下女性的意识觉醒和对父权制的挑战。引领这一文学浪潮的著名作家很多，被公认为女性文学先驱的作家有：美国女作家凯特·肖邦（Kate Chopin, 1851~1904）和英国女作家、批判家、意识流小说代表弗吉尼亚·伍尔芙（Virginia Woolf, 1882~1941）。

长篇小说《觉醒》（*The Awakening*, 1899）是凯特·肖邦的代表作，也是女性文学的里程碑之作。作品描写女主人公从贤妻良母走向情感独立、性独立的自我觉醒过程，以及这种觉醒给她带来的身心快乐和对父权制的抗争。最终，她发现自己的反叛并不被周围人理解，她已被注定是孩子的囚徒，于是她选择了自杀，以不屈的姿态维护了自我尊严。尽管作品本身有很高的艺术水准，但由于小说对通奸的同情态度，并以此刻画女主人公的性意识觉醒，展露了作者追求婚外情的爱情观念，小说一出版就引起美国文坛轩然大波，作品被指责为"一个性感的女人安于堕落"的故事而遭禁止。作者也受到文学界的排斥而被迫停笔，最终在冷遇中悄然离世。直到20世纪50年代，作品和作者才重见天日，被尊为"美国女权主义文学创作的先驱"。

弗吉尼亚·伍尔芙（图 13 – 14）一生写过多部文学
作品，对女性文学以及女权运动影响最大的作品，莫过于
散文集《一间自己的屋子》 （*A Room of One's Own*,
1929）。作者认为：作为一个女作家写作，至少需要两样
东西："一间属于自己的屋子"和"年 1500 英镑的收
入"。有了一间自己的屋子，女人才可以平静而从容地思
考，然后用小说的形式写下自己这一性别所见到的像
"蜘蛛一样轻地覆着在人身上的生活"，她认为这是"精
神自治"。女性面对世界的诸多不公，要不断地寻找一片
属于自己的空间，在那里呼吸。作者以自我描述方式替所
有的女性发出了经济地位、生存独立和创作自由的呼声。
然而作者自己却在精神疾病和生活境遇的侵扰下自沉于湖
水，以自杀了却了生命。20 世纪 50 年代她被誉为"20 世
纪最佳女作家之一"。

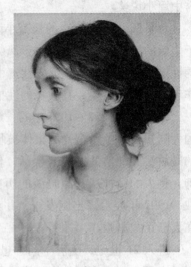

图 13 – 14　弗吉尼亚·伍尔芙

20 世纪 60 年代中期及以后的西方女权运动以平等的权利和待遇为诉求，"女性解放"
和"性别歧视"成为这个时期使用频率最高的词汇。女性文学也以全新的视角反思女性的
境遇和需要，开始猛烈批评男权文学对女性形象的歪曲、抨击男性中心的传统文化对女性
写作的压制，提出了女性主义写作的概念。少数族裔女性作家的创作，在这个时期以其深
刻的社会意义成为最重要的代表性作品。

美国黑人女作家托妮·莫里森（Toni Morrison，1931 ~ ）的中篇小说《宠儿》（*Belov-
ed*，也叫《宝贝儿》，1987），写的是奴隶制、种族歧视和父权制三重压迫下，一个黑人女
奴在充满丑陋、歧视、欺凌的境遇中，为使女儿不再被压迫而亲手杀死女儿，而后终生遭
受良心谴责的故事。作者通过黑人女性形象的塑造，摒弃以往白人所惯用的描述黑人的文
学语言，继承美国南方黑人文学传统，表达了黑人女性寻找自我、守护自己的文化、建构
黑人自我意识的主题思想。作品获得 1988 年美国图书奖；并于 1993 年，以作者"在小说
中以丰富的想象力和富有诗意的表达方式使美国现实的一个极其重要方面充满活力"而获
得诺贝尔文学奖。

美国黑人女作家艾丽丝·沃克（Alice Walker，1944 ~ ）的长篇小说《紫色》 （*The
Color Purple*，1982），通过几位黑人女性最终形成一个团体的故事，揭示了黑人女性在白
人和黑人男性双重压迫下的种种不幸，表现了黑人女性自我意识的觉醒过程。作者以黑人
女性的独特视角，探讨了美国社会存在的黑人种族、非洲殖民、性别歧视等重要社会问
题，以及黑人男女之间所处地位存在的问题及解决办法。作品获得 1983 年美国普利策奖
和美国全国图书奖。

美国华裔女作家汤亭亭（Maxine Hong Kingston，1940 ~ ）的《女勇士》（*The Woman
Warrior*，1976），以中国社会为背景，通过丰富想象力的虚构与简洁的白描，展现了一个
生活在艰难创业的华人圈的小女孩的童年生活，以及她周围的女性的现实生活。作品将美
国华人街受歧视、受压抑、贫困、不安定的华人生活现实，与中国文化中神异鬼怪、仙风

道骨、自由战斗的女英雄传说熔于一炉，消解了性别、种族、文化的对立，表达了种族平等、文化融合的和平愿望。

中国女性文学走的是不同于西方的另一条道路。作为 20 世纪 20 年代中国反封建的重要力量，女性文学曾经是中国现代史上新文化运动的一部分；随着 20 世纪 80 年代中国进入改革开放时代，女性文学作为社会要求女性复归家庭的反对力量，再次担当起反封建习俗的社会责任，成为前锋文学的代表。然而，由于中国并不存在一个自下而上的女权运动，女性文学自始至终不过是一种文化圈内的小众表达，并未对社会大众、尤其是广大农村女性，产生思想的和实际生活的影响。

早期的中国女性作品，与中国反封建斗争和民族解放革命的历史密切相关。20 世纪初期的新文化运动是一次中国知识分子的思想解放运动，其内涵是借助西方科学与民主思想冲击封建传统文化的思想革命。尽管运动本身时间不长，但是对中国社会的思想影响一直延续至今。以人权和女性社会地位为主要内容的现代女性文学，正是出现在新文化运动期间；随后，女性文学投入 20 世纪 20～30 年代的民族解放战争继续发展；在 20 世纪 50～60 年代发育为以社会主义为主旨的革命女性文学。冰心（1900～1999）的《繁星》和《春水》（1923），凌淑华（1900～1990）的《花之寺》和《女人》（1928），冯沅君（1900～1974）的《隔绝》、《隔绝之后》、《旅行》和《慈母》（1926），萧红（1911～1942）的《生死场》（1935）和《呼兰河传》（1942），丁玲（1904～1986）的《莎菲女士的日记》（1928）和《我在霞村的时候》（1941），杨沫（1914～1995）的《青春之歌》（1958）等，都属于 20 世纪上半叶最重要的女性作家和作品。

20 世纪下半叶的中国女性作品，与中国改革开放密切相关。开始于 20 世纪 80 年代的社会变迁否定了 10 年"文化大革命"，20 世纪 80 年代的一批女性作家及其作品，表现出强烈的个性独立和性别自觉意识；但是在女性权利觉醒和社会影响程度上，并没有超过 20 世纪初期的女性文学。这个时期的代表作家和作品有：张洁（1937～）的《爱，是不能忘记的》（1979）、《方舟》（1981）和《祖母绿》（1984），张抗抗（1950～）的《隐形伴侣》（1987），池莉（1957～）的《不谈爱情》（1995），徐坤（1965～）的《离爱远点》（1995），铁凝（1957～）的《玫瑰门》（1988）和《棉花垛》（1989），王安忆（1954～）的《荒山之恋》（1987）等。

20 世纪 90 年代的中国女性作品，具有明显的女性独立意识，努力建构女性叙事，作家更注重女性的自我表达。这类作家及作品的代表有：林白（1958～）的《一个人的战争》（1994），陈染（1962～）的《私人生活》（1996）。在这类女性叙事的作家及作品中，也不乏一些刻意惊世骇俗以对抗传统价值观的作家和作品，被称为"私人化写作"和"身体写作"。这种状况与中国社会变迁有深层联系。由于 20 世纪 80 年代的改革以单纯的经济制度和经济形态为内容，并未触及政治和文化，在社会道德上催生了功利主义和工具化价值观，传统价值观已破灭，现代价值观未能建立，这种状况侵染到文学创作，就是 20 世纪 90 年代以来的女性文学的无价值观。这类作家及作品的代表有：棉棉（1970～）的《盐酸情人》（2000）、《糖》（2009）和《声名狼藉》（2009），卫慧（1973～）的《上海宝贝》（1999）和《水中的处女》（2000），九丹（1968～）的《漂泊女人》（2000）和《乌鸦》(2001)。有评论认为，20 世纪90 年代以来的新生代女性写作，丧失了真正的女性写作状态，"与其说她们在表达男权社会挤压下女性的孤独、苦闷和彷徨，倒不如说她们是在媚俗或意淫；与其说她们是勇于用身体解构男权话语的女性主义者，倒不如说她们是为达功利目的的低俗主义者"(郭运恒，2011)。

13.2.3 同性恋文学

同性恋文学，是指以同性恋为主题和内容的文学作品。

西方同性恋文学自古有之，古代很多经典文学作品都有涉及同性恋的内容。如，荷马史诗伊利亚特书中"阿喀琉斯和帕特洛克罗斯"之间的同性之爱，柏拉图在《飨宴篇》(*Symposium*) 中将他们的关系推为同性爱模范。美国散文家及诗人拉尔夫·瓦尔多·爱默生 (Ralph Waldo Emerson, 1803~1882) 的散文《论友谊》(*On Friendship*, 1838)，美国作家亨利·戴维·梭罗 (Henry David Thoreau, 1871~1862) 的散文《康考德和梅里麦克河畔的一星期》(*Concord and Merry Mike River in A Week*, 1849) 也都表达了同性关系浪漫化的愿望和现实生活不能实现的绝望感。尽管如此，同性恋题材在西方文学中始终处于非主流的隐秘状态，直到20 世纪60 年代同性恋解放运动兴起前后。以1969 年石墙事件为契机，同性恋作品伴随着同性恋解放运动而走上社会舞台，进而被主流文学接纳，最终成为文学中的一个类型——同性恋文学。

作为这场解放运动酝酿时期的作家和作品，影响最大的是美国作家尤金·卢瑟·戈尔·维达尔 (Eugene Luther Gore Vidal, 1925~) 和他的长篇小说《城市与梁柱》(*The City and the Pillar*, 1948)。作品描写了一位同性恋少年与同性恋群体认同的故事，被认为是美国现代文学中第一部明确表现同性恋内容的小说。法国作家安德烈·纪德 (André Paul Guillaume Gide, 1869~1951) 及其《背德者》(*L' Immoraliste*, 1902 年)，也对各国文学产生了重要影响。作品讲述了一个无视传统道德观念、冲破宗教与家庭关系束缚、尽情满足自然本性、追求个人人生理想的男同性恋者的故事。小说以法国古典文学形式表现现代人的复杂情感与思想，为传统小说模式创造了新的典范。1947 年，纪德及其作品因"以对真理的大无畏的热爱和敏锐的心理洞察力表现了人类的问题和处境"而获得诺贝尔文学奖。然而在纪德死后第二年 (1952 年)，天主教将他的所有作品列为禁书。

20 世纪60 年代后，进入主流文学并对社会产生影响的同性恋作家和作品，主要有美国作家丽塔·梅·布朗 (Rita Mae Brown) 及其小说《红果丛林》(*Ruby fruit Jungle*, 1973)，美国跨性别作家和跨性别运动领袖费雷思 (Leslie Feinberg, 1949~) 及其自传体跨性别小说《蓝调石墙T》(*Stone Butch Blues*, 1993)，费雷思的其他跨性别作品还有小说《跨性别战士》(*Transgender Warriors: Making History from Joan of Arc to Rupaul*, 1996)、《跨性别解放》(*Trans Liberation: Beyond Pink or Blue*, 1998) 和《装扮国王梦》(*Dragking Dreams*, 2005)。《红果丛林》讲述的是一个女同性恋者从被社会排斥到敢于直面社会而奋斗不息的成长历程，作者在书中描写了女同性恋者对身体的性幻想，通过身体叙述表达了对同性恋的全面肯定。《蓝调石墙T》讲述了一个跨性别者从20 世纪50 年代到70 年代的成长故事，在主人公或男或女或中性身份的一次又一次生活挣扎之中，作者带领读者思考性的自主权及生命的意义。

进入 21 世纪，有影响的同性恋作品是英国作家艾伦·霍林赫斯特（Alan Hollinghurst，1954～）的《美的线条》（*The Line of Beauty*，2004），讲述了 20 世纪 80 年代英国社会背景下，一位男同性恋者在特权阶层奢华生活掩盖下经历了毒品、性欺诈和艾滋病之后死去的故事，作者通过同性恋者堕落的经历，揭示了英国经济转型时代物欲横流、自私贪婪、急功近利的现实，是一部深刻的社会批判作品。获得 2004 年英国最具声望的曼布克文学奖，也是首部获这一奖励的同性恋题材作品（秦文，2004）。

总之，西方同性恋文学将希望与绝望相交融、困惑与期待相碰撞，倾诉出不同的生命与生存的独特体验，努力寻找着人类的性的本质，以深刻的文学思考与表达成为西方同性恋解放运动的组成部分和西方当代文学的组成部分。

中国古代有关同性恋的作品，多见于明清文人的通俗和文言男风小说，这是一些关于男同性恋或双性恋的故事，其内涵是一种性嬉戏而完全不是平等权利含义下的同性之爱（施晔，2008）。中国现代文学中的同性恋话题，由于不存在同性恋社会运动的背景，也没有同性恋社会群体的基础，基本属于知识阶层的自说自话。20 世纪 20～30 年代有庐隐（1898～1934）的小说《丽石的日记》（1923）和《滨海故人》（1925），凌淑华的《说有这么一回事》（1926），丁玲的小说《暑假中》（1928）和《岁暮》（1929），都属于不被社会注意的小作品。

20 世纪 80～90 年代的中国同性恋文学，具有西方同性恋文化影响的印迹，能够尝试探索当代社会背景下的同性恋现象。大陆文学有王小波的《似水柔情》（1995），陈染的《破开》（2001），林白的《瓶中之水》（2007）。当代中国大陆的同性恋文学尚未形成独立的文学类型，基本处于非主流的边缘文学状态。

台湾同性恋文学经历了遭禁到解禁的历程。这个历程中，早期表现同性恋者苦闷与压抑的作品主要有：白先勇（1937～）的长篇小说《孽子》（1983），朱天文（1956～）的长篇小说《荒人手记》（1994），邱妙津（1969～1995）的长篇小说《鳄鱼手记》（1991）等。解禁后受西方酷儿理论影响的作品主要有：陈雪（1970～）的中篇小说《恶女书》（1995），洪凌（1971～）的短篇小说《肢解异兽》（1995）和《异端吸血鬼列传》（1995），杜修兰（1966～）的《逆女》（1996），纪大伟（1972～）的《感官世界》（2000）等。

13.3 电影的性主题

电影是 20 世纪诞生的一种现代艺术，是综合了艺术表现和科技手段的综合艺术形式，从诞生起就成为人们表达和接受各种思想、情感、娱乐的艺术载体。电影的性主题，是指运用电影技术的运动画面及声音和创造立体动态艺术形象来探讨与性、性别等主题有关的银幕作品。本书将这类作品分为情色电影、女性电影和同性恋电影。

13.3.1 情色电影

情色电影，是指主题中包含情感和性欲内容的影片。在中国的电影类别中没有情色类别。在美国电影协会的"美国电影分级制度"中，专门针对电影的主题、语言、暴力程度、裸体程度、性爱场面和毒品使用场面等，分有 6 个级别分类，以评判哪些电影适合特定年龄段的未成年人观看。有学者认为，并非有性爱场面或性爱场面很多、很暴露的影片就一定是情色电影，只有那些有关情感与性欲主题，并通过这类主题揭示人物精神世界，表达作者对人性、对社会思考的影片，才是情色电影（朱卉，2009）。

情色电影与色情片都涉及性的内容，两者的区别在于，情色电影以"情"为主，以性为辅；色情片则以性为主，以"情"为辅。情，指情感和故事情节。情色电影有故事情节，而且主要表现情爱内容，性则为故事情节服务，性爱场面在必要时对剧情起烘托作用，而非赤裸裸地展现性行为，性的特写镜头较少。换句话说，情色电影中的"性行为"不是演员的真实行为而仅仅是表演，观众通过电影所感受到的性爱，一般是通过道具、场景的象征氛围激发观众想象而完成。色情片则直接为感官刺激而拍摄，不具有任何艺术感染力，绝大多数完全没有故事情节，片中所有的性行为都是演员的真实行为而非表演，甚至通过特写镜头刻意强化，以达到性刺激效果。因此，色情片在各个国家都有播放的限制。在中国，属于"淫秽"物品而被严格禁止。中国没有对情色电影进行标签分级，有关性爱情节在各类电影中只有很少的和不典型的表现，如，接吻的和象征性接吻的画面、局部裸体和背部裸体的画面等。

情色电影一般具有与性有关的主题。正如美术家通过裸体表达对生命、生活、社会的看法，电影创作者通过情爱与性欲探讨人生、社会、历史等议题。因此，优秀的情色电影同样能获得国际电影界的奖励。情色电影在性的描写和暴露程度上一般并不直接表现，而是运用各种性以外的表现使观众感受并想象到性爱。如美国影片《洛丽塔》（*Lolita*，1997）通过女主人公在明媚阳光沐浴下趴在花园草坪上读书、朦胧水雾中皮肤的质感与美丽来营造情爱氛围；美国影片《情人》（*The Lover*，1992）则借电扇转速的快慢来表现性行为的狂野和消退；美国影片《本能》（*Basic Instinct*，1992）通过女主人公坐在椅子上交替的双腿表现诱惑等。

根据电影内容分类，20 世纪 70 年代以来比较著名的西方情色影片主要有四种类型：历史片、剧情片、爱情片、犯罪片。

历史类情色片有：美国、意大利影片《卡里古拉》（*Caligula*，也叫《罗马帝国艳情史》1976），描述了罗马帝国史上最荒淫的暴君淫乱无度、欲望横流、凶残暴虐的一生，以及关于乱伦、异性恋、同性恋与肆意妄为的酷刑和杀戮的内容。影片注重女性的性感魅力，运用多角度摄影展示了女性身体的美感和女性的情欲渴望。

剧情类情色片有：美国影片《艳舞女郎》（*Showgirls*，也叫《美国舞娘》，1995），讲述脱衣舞女为获得成功不惜出卖肉体的故事。这是一部展示美国奢靡豪华的裸舞表演的歌舞片，通过刻画女主人公极度自卑又极度敏感的矛盾性格，因缺乏道德观念，不择手段地为成功而出卖肉体，揭示了艳舞这种所谓的"娱乐业"的卖淫本质，以及美国拉斯维加斯纸醉金迷的幕前幕后。美国影片《亨利和琼》（*Henry & June*，也叫《情迷六月花》，1990），讲述的是关于女主人公婚外双性恋的故事。影片刻画了女性内心深处的情欲苏醒，揭示了女性主人公深陷两种性爱之间的痛苦与欢乐、忠诚与背叛。描绘出夫妻之间、情人之间、同性恋之间的性爱。其主题是关于政治及人性解放。由于影片中过多的性爱暴露镜头和毫不掩饰的女同性恋场面，美国电影分级制度将它评定为"X"级（不适合在大院线公映）。后因考虑到影片的艺术价值与纯粹感官刺激色情片的区别，美国电影协会破例修改分级体系，将其评为首部"NG－17"（17岁以上成年人才可观看）电影。法国影片《罗曼史》（Romance，也叫《浪漫情史》，1999），刻画了一位年轻的法国女子通过性和身体去获得生活主动权的追寻过程，结果她发现：性的本质就是人性内在最丑陋的部分。影片以对男女性欲本质的探讨为主题，画面极为大胆。法国影片《亲密》（Intimacy，2001），描写了一对孤独的男女在婚外寻求性刺激，期望由此获得精神的满足，最终他们明白，沉默的肉体亲密代替不了孤独灵魂的精神渴求。这是一部探讨关于性与心灵关系的电影。

爱情类情色片有：法国影片《巴黎野玫瑰》（37°2 Le Matin，也叫《早晨三十七点二度》，1986），讲述的是管道工人和恋人的坎坷爱情故事。影片试图从心理分析和文学描述来刻画一对特立独行的年轻情侣的疯狂激情及其微妙的内心世界，通过这对社会边缘人的爱情悲剧反映法国新一代青年的迷惘和失落。影片因以大胆的性欲表现而备受争议。美国影片《洛丽塔》（Lolita，1997年），主题为中年男子与未成年少女之间的乱伦之恋。探索了这种恋情产生原因可能与权利征服欲望和童贞渴望的心理变态有关。美国影片《不道德的交易》（Indecent Proposal，也叫《桃色交易》，1993），讲述了女主人公脚踩两只船的情爱经历，最后回归爱情。影片挑战了人性与金钱、爱情的道德底线，获1993年德国金银幕奖等多个电影奖项。

犯罪类情色片有：美国影片《本能》（Basic Instinct，1992），讲述了女小说家与男警探、与女友之间的双性恋故事。内容涉及变态杀人、原始性欲以及狂野激情，因此被美国电影协会定为R级（不适合在大院线公映）。美国影片《本能2：致命诱惑》（Basic Instinct. 2，2006），主题是警察和变态女病人之间的性纠葛。

美国情色影片的发展与美国性革命基本同步，代表着电影人对性革命的观念和态度。在一定程度上，电影人的敏锐与前卫，使他们创作的情色电影成为性革命的一部分，影响着人们性观念的进一步开放。同时，不可否认的是，由于一些情色电影过分追求性和暴力的画面，也在一定程度上冲淡了这些作品原本严肃的主题。

根据情色电影的情感与性欲主题特征，中国大陆基本没有情色电影。虽然从20世纪80年代中期开始，有一些涉及情感的影片，但基本属于爱情片而非情色片，因为其主题探讨的是爱情，涉及很少的性爱和情欲。如影片《良家妇女》（1985，童养媳与两个男人的故事）和《湘女潇潇》（1986，童养媳和生育的故事），都以探讨情爱与封建婚姻关系为主要内容，完全没有性爱场面。《红高粱》（1987，一个兵荒马乱年代的情爱故事），《菊豆》（1990，生育和乱伦的故事），《大红灯笼高高挂》（1991，生育与一夫多妻制的故事）等，也是突出情爱内容，探讨封建制度下被扭曲和压抑的情爱，通过表现畸形的恋爱引发人们思考封建制度对人性的压迫。20世纪90年代以后涉及情感的影片更加突出爱情而非性欲，如《青春冲动》（1992年，青春爱情故事），《阳光灿烂的日子》（1995，青春情欲萌动的故事）等，很难够得上情色电影。进入21世纪后的有关情感电影，也基本是爱情而非情欲主题。因此，有学者认为，由于中国人有关性的理解的儒学传统而非精神分析学传统、中国人对美的含蓄理解而非直白理解、中国社会意识形态更强调电影的艺术教育作用而非娱乐作用，以及中国大陆缺乏电影分级制度等原因，决定了中国大陆只有情感电影而没有情色电影（朱卉，2009）。

13.3.2　女性电影

女性电影有两个含义，一是指以女性活动及情感为内容的影片；二是指运用女性主义观点表达对生活、社会、历史看法的影片。前者属于女性主题的影片，表现女性的需要、感受、情感、境遇等生活故事，这个含义下的影片非常多。后者属于女性主义视角的影片，表达女性主义思想观点。因为在女性主义视角看来，那些以女性为主题和内容的影片大多是男性视角下的，影片中表现的是男性社会的社会现实，影片外满足的是男性价值观的观赏习俗。女性主义视角下的女性电影，女性不是男性理解下的女性，而是女性个性主体意识觉醒的女性。

女性主义含义的女性电影，与女权主义电影理论直接相关。英国影评人、女性主义电影理论家、电影制作人劳拉·穆尔维（Laura Mulvey，1941～）的女权主义电影评论观点被认为是至今影响最大的女性主义电影理论。她发表于1975年的论文《视觉快感与叙事性电影》（*Visual pleasure and Narrative Cinema*），是女性主义电影理论的代表作。在这篇论文中，穆尔维运用精神分析理论对经典好莱坞影片进行了批判性解读，其主要观点包括：

首先，电影向人们提供了观看和被观看的快感。看电影的快感是观看者的性本能中窥视欲的满足，而电影及其表演的被观看则是性本能中自恋欲的满足。观看者往往是男性，被观看者往往是女性。这是由父权制社会无意识对电影形式结构化的结果。

其次，电影观众有窥淫与拜物两种观看模式。窥淫式观看包含着一种控制性的凝视，而拜物式观看，则是一种盲目崇拜，如对女明星的崇拜。男性的窥视观看还表现为认同、窥淫、恋物三种形式。

再次，视觉快感存在性别差异。穆尔维用精神分析中拉康的镜像理论解释，电影的"视觉快感"是以男性为中心的，因为主流电影中展示给观众看的客体通常是女性。观众要么通过男主人公的视线和他一起观看、占有女主人公，要么通过银幕展示的女性脸部、双腿等特写镜头直接观赏女性。在观看电影过程中，男性的性本能得到释放，从而获得"视觉快感"。相反，父权文化制度下的女性，由于没有主体性，在电影观看中是不可能获得独特的、独立于男性之外的真正意义上的"视觉快感"的。因此，主流电影给予女性的只是父权制的强化教育，使男性主体地位更加巩固（劳拉·穆尔维，1992）。

因此，从穆尔维的女权主义观点出发，女性"观看"而不再是"被观看"，或者说女性主体意识在电影中觉醒，才是女性电影区别于其他电影的主要特征。

同时具有女性电影上述两个含义的影片不多，优秀影片更少。以下三部影片被认为是典型的女性电影，既有女性的题材和内容，也直接代表着女性主义观念下的女性意识觉醒。

美国影片《末路狂花》（*Thelma & Louise*，也叫《上错惊魂路》，1991），讲述的是一对闺中密友因厌倦了平庸的日常生活，相偕开车出游，打算来一次放松而愉快的旅行。然而沿途遭遇各种被男性欺压的事情，使这次旅行最后演变成两个女人对抗整个父权社会的斗争。除了故事本身的女性主题和女性主义的个性觉醒视角之外，这部影片的革命性还体现在对公路电影的突破上。公路电影是美国电影中以路途反映人生的一种亚类型影片，以男性观众为主要对象。公路结伴旅行的故事一般是一男一女的情侣，或是意气相投的哥们，因为男女之间的爱情和男人之间的友情，被认为是表现阳刚意味浓重、疯狂冒险主题的惯常情节。《末路狂花》则以两位女性去演绎"另类"旅行伙伴的公路疯狂，而且，这部影片将公路影片那种因对所处世界不满而开始叛逆之途的自由上路精神，与对整个父权社会的抗争意识相结合，表达了双重的反抗主题。女主人公从最初的软弱、轻松享受生活的男性视角的女性心态，到面对充满敌意的社会压迫的奋起反抗、相互依靠，充分表现了女性的个性觉醒和勇敢担当。

澳大利亚影片《钢琴课》（The Piano，也叫《钢琴别恋》，1993），讲述的是一位哑女带着私生女和心爱的钢琴嫁到一个荒岛后，与邻居之间因弹琴而生婚外情的故事。影片以另一种方式表现了女性主义的抗争概念。这是一位内心独立、精神自足而强大的女性，她并不以传统反抗方式对抗丈夫的暴躁与粗俗，而是以娴静、细腻、高雅、艺术天分这些女性特有的外柔内刚的气质，面对父权制压迫。她接受父亲的婚事安排，接受丈夫的世俗生活，也接受邻居的求爱，在开始新生活的时候，她还勇敢地扔掉钢琴以了结过往生活。这个表面逆来顺受、默默忍受的女子，却以坚强的内心力量、以同现实和解的方式完成了与男权社会的抗争。影片因细腻优美的情感刻画和人物表现而得到赞誉，被评论界认为是一部"反映女性意识觉醒的佳作"，获得第46届戛纳电影节金棕榈奖和最佳女主角奖，以及第66届奥斯卡最佳女主角奖。

美国影片《威尼斯之女》（Dangerous Beauty，也译作《绝代宠妓》，1998），讲述的是一个聪颖而美丽的政治妓女，面对贫穷生活、世俗流言、丑恶政治、虚伪教会以及生死危机等压力时，表现出特有的个性品质。以"妓女"这种为世俗鄙夷的身份来展示女性的独立、勇敢、诚实、浪漫、感性、善良等人格特征，这本身已经含有一种反抗社会世俗的意味，而在影片后半部的宗教法庭审判情节中，女主人公的诚实与坦白，感染了每一位曾经占有过她的政界要人，最终勇敢地站出来为她的无辜做证。这种情节安排，一方面反衬出男性权贵的道德伪善，他们在享受了妓女给他们的快乐之后，却又将污名强加给妓女；另一方面讴歌了身为妓女却以诚实、勇敢的品德最终唤醒男性们的良知共同勇敢面对污名与罪责。这充分体现了女性主义视角对传统世俗的批判性诠释。

中国大陆的女性电影，绝大部分属于第一种含义的女性题材影片，但也有少量优秀的女性主义视角的女性影片。《人鬼情》（1987）被公认为是最早的中国女性影片。影片表现的是一位女戏曲演员历经磨难终不悔，献身于艺术的精神，获得1988年第八届中国电影金鸡奖最佳编剧奖、最佳男配角奖（李保田）。

最具有女性主义主体意识的影片，当属《无穷动》（2005）。这部影片不仅在内容上颠覆了传统的男性视角，而且在手法和表现上也大胆地向商业审美挑战。评论界认为它"是一部'为了女人并向女人挑衅的电影'。……宣布女人农奴身份的结束以及她们对男人的那种被夸张了的爱——那个曾经是她们生命中唯一真正重要的爱——的彻底结束"。

影片本身及其演员表演是否具有艺术水准另当别论，但是影片导演拍摄时具有的女性主义意识不容忽视："拍摄这部电影的初衷源于一种不满——对现有的中外银幕上的东方女性形象不认同，对当下时尚文化中对女性、对审美标准的不认同。女人永远和审美联系在一起。到目前为止，'标准女性'仍然是以男性为中心的主流社会价值观所期盼的形象。大街小巷，电影电视，时尚报刊都充斥着一种从美国文化带来的审美导向：青春即美丽。超市货架上越来越多的妙龄少女投向我们千篇一律的妩媚，银幕上的东方女性也随着世界潮流越来越年轻化、弱小、细嫩、简单外加几分神秘东方色彩……连说话的腔调都变得港台化了。"因此，这部影片要挑战中国商业文化的主流审美，女性不一定是年轻美丽的；也尝试挑战西方人眼中的东方女性审美，女性不一定是温柔贤淑的："中西方银幕上营造的'东方神秘女性'显得那么苍白，那么令人失望，几乎让人感到愤怒……因为他们引导着大众文化的审美。"不过，后一个挑战并不成功，创作者过强的先入为主意识使影片整体上冗长而乏味。

其他具有女性主义意识的影片还有《恋爱中的宝贝》（2004），《上海伦巴》（2006），《红颜》（2005），《一个陌生女人的来信》（2005）等。这些影片，或者揭示了女性不自由的存在状态，挑战压迫、束缚女性的权力结构；或者想象女性超越被压迫现实，建构女性自主的自由空间（韩琛，2009）。但是从典型的女性主义立场来看，在这些影片中，女性意识的自觉略显不够，更多的是对女性主体状态的思考。

13.3.3 同性恋电影

同性恋电影，是指以同性恋为题材的影片。这同样不是独立的一种电影类型片，既包括各种类型片中的同性恋题材影片，也包括直接探讨同性恋议题的性取向主题影片。同性恋议题在西方尤其是美国文化中属于政治议题，同性恋电影是美国同性恋解放运动的组成部分，与这个运动同步发展，是有关同性恋身份认同的电影表达。因此，从同性恋解放运动所经历的从性取向压抑到勇敢认同身份，再到向传统的同性恋文化和男女性别两分法挑战，在同性恋电影中也可以清晰地看到这个过程。可以说，20世纪同性恋电影是20世纪美国同性恋解放运动历程的真实写照。

压抑而悲壮地表达同性恋歧视议题是20世纪70年代西方同性恋电影特点。20世纪70年代以前的西方同性恋运动处于相对隐蔽状态，在一些同性恋居住区随时会有警察干扰。自从美国格林威治村的"石墙事件"之后，同性恋运动走向公开化，并迅速得到欧洲各国的响应。维护人权、维护同性恋免遭憎恨和歧视成为20世纪70年代同性恋解放运动的政治目标。然而，这个时期的大众电影对同性恋影片尚不能接受，同性恋电影艺术家拒绝走商业化道路，希望诚实地表达心声，于是在美国出现了同性恋电影的地下电影方式，并日渐形成气候；同时，同性恋群体的认同愿望非常强烈，对同性恋电影饥不择食，因而这个时期的美国同性恋电影很有市场但制作粗糙。相比之下，欧洲电影成为这个时期同性恋影片的佳作，其主题以全面反映同性恋生活为主，向人们展示同性恋者的心理痛苦和社会处境，常常以悲剧结尾，形成强烈的压抑感和震撼力。意大利法国影片《魂断威尼斯》（*Death in Venice*，也叫《威尼斯之死》，1971），讲述了中年作曲家在威尼斯爱上美少年却最后死于爆发的瘟疫的故事。其主题与其说是关于同性之爱，不如说是关于生命之美，影片让生命在瘟疫的恐怖和同性爱情的美丽的交织中逝去。德国影片《十三个月亮之年》（*In a Year of 13 Moons*，也叫《一年十三个月》，1978），讲述的是一个变性人在与同性或异性交往中受到的歧视和排斥。影片通过一个社会最边缘的人物，由于性别不清而遭受到各种苦难最终死去，由此表达对生命的痛苦绝望感。

多元而积极向上地表现同性恋生活是 20 世纪 80 年代西方同性恋电影的特点。整个 20 世纪 80 年代是美国同性恋解放运动走向理性平权、争取法律认同的时期。同性恋电影在这个时期的佳作有：法国德国影片《水手奎莱尔》（*Querelle*，1982），讲述的是一个水手的双性恋生命故事，他几乎和生命中遇到的每个同性和异性交往，最终走向死亡。英国影片《同窗之爱》（*Another Country*，1984），讲述了一个英国伊顿公学的男生因同性恋倾向而遭受歧视与排斥最终走上政治反对派道路的人生故事。影片表达了性权利与政治密不可分的观点。美国巴西影片《蜘蛛女之吻》（*Kiss of the Spider Woman*，1985），讲述的是监狱中一个刑事犯和一个革命党人之间的同性恋故事，两人虽然性格和人生追求截然不同，但共同的情感和处境使他们发展出一段感人的亲密关系。虽然这对同性恋人最终都被虚伪而冷酷的现实所吞没，但是作品还是表现了同性情感在人生历程中的积极美好意义。虽然这个时期的同性恋电影依然有悲剧结局，但是表现内容和主题都更加广泛而多样，涉及更多的社会层面及其问题，对于这个时期的同性恋解放运动起到了推动作用。

更加深刻而广泛地表达同性恋议题是 20 世纪 90 年代西方同性恋电影的特点。这个时期的同性恋解放运动因酷儿理论的出现而转向同性恋文化认同。同性恋电影也出现了大的发展，更深刻地探索社会层面问题的同性恋影片被社会大众普遍接受。美国影片《不羁的天空》（*My Own Idaho*，也叫《我自己的爱达荷》，1991），讲述了两个出身截然不同却同样沦为下层男妓的年轻人的故事，影片通过他们的生命历程揭示出男妓现象背后的社会问题和伦理道德问题。英国影片《哭泣游戏》（*The Crying Game*，也叫《乱世浮生》，1992），讲述的是爱尔兰共和军士兵的故事，通过几位同性恋主人公的不幸遭遇，谴责了恐怖活动，并从社会深层问题揭示人性主题。影片展现了在迷乱的现代社会中人们的无奈和无助，同时通过几位主人公对人性和自我的追求，表达了对和平的渴望。影片主题的深刻与现实性，赢得普遍好评，并获得第 65 届奥斯卡金像奖的最佳原作剧本奖。

进入 21 世纪，西方同性恋电影不仅更加成熟和大众化，艺术水准也有了更大提升。美国电影《断背山》（*Brokeback Mountain*，2005）无疑是目前最好也最有代表性的同性恋电影作品。获得了第 78 届奥斯卡金像奖的最佳导演、最佳改编剧本和最佳电影配乐三项奖。这部影片之所以成功，正如导演所说："爱是可以超越文化差异的，当爱降临时，异性之爱与同性之爱是毫无差别的。"这也正是同性恋文化应有之意。

中国大陆的同性恋电影是指中国大陆地区自 20 世纪 90 年代以来的同性恋影片。由于文化传统与习俗的差异，大陆同性恋影片与香港、台湾的影片有一些不同，还不能通过同性恋生活去表现更深刻的社会问题。《霸王别姬》（1993），讲述的是跨越半个世纪的一对同性别京剧演员一生献身戏剧艺术的故事。影片通过男扮女装的戏剧表演和同性兄弟的生活现实相交错，展现了主人公之间台上台下、似有似无、亦真亦幻的同性情感关系。也就是说，这部影片并不是以表现同性恋为主题，只是涉及了同性之爱。影片中两位男主人公之间的情感并非同性恋，而是由于常年扮演戏剧角色而沉湎爱情之中，亦真亦幻的非同性亦非异性的模糊情感，以拉康镜像理论表述，那只是"镜像"之爱（戴锦华，2004）。正如导演自己所说："在《霸王别姬》里，同性恋的分量并不重，这是由人物的个性所决定的。生母的妓女身份和男扮女装的舞台生涯，使程蝶衣对两性关系压根儿就无好感。他的雌雄同在，人戏不分，是一种孩子般的天真状态。因为梦想是孩子的特征，成人哪有梦想？人在长大之后，他实际上是谁和他想是谁之间的距离越来越小。程蝶衣对师兄段小楼的爱，说到底是对艺术和自身都追求完美，这种痴迷是最让我感动的。"（罗雪莹，2008）由于影片对中国传统戏剧华丽而细腻的表现，获得了第46届法国戛纳国际电影节金棕榈最佳影片奖和第51届美国全美记者协会金球最佳外语片奖。《东宫西宫》（1996），讲述的是一位同性恋者与警察之间的故事。影片以同性恋者对自己性取向的认同，打破性别二元划分，表达了性取向自由的观点——"情爱无性别之分"，这是一部真正意义上的同性恋前卫观点影片。《今年夏天》（2001），讲述的是一对女同性恋相爱的故事，是大陆第一部关于女同性恋题材的影片，而且由故事原型的两位同性恋者真实出演。其主题是关于性取向的权利平等。

　　华语地区的同性恋电影主要指台湾、香港等中国大陆以外华语地区的同性恋影片。总体来看，这些影片在主题表达上比大陆影片更加开放，但是影片的中国文化背景完全一样。台湾影片《爱情万岁》（1994），讲述了三个小人物之间的异性恋、同性恋交往，表达了都市人之间的隔膜使性爱成为并不永久的情感。香港影片《春光乍泄》（1997），讲述的是一对同性恋者分分合合难分难舍的恋爱历程，表达了"回家"是每个人的身份认同。影片获得第50届戛纳国际电影节最佳导演（王家卫）奖。台湾影片《河流》（1997），讲述的是一个家庭中，都是同性恋者的父子以及这个家庭的女主人在传统模式家庭中各自的痛苦。香港影片《愈快乐愈堕落》（1998），讲述的是三个男子和两个女子之间的情感关系，表达了人和人之间本无婚姻的、社会的、法律的、性别的、性取向等关系的框架限制，人和人之间重要的是亲密相处的观点。香港影片《蓝宇》（2001），讲述的是双性恋者与同性恋者之间的亲密关系，最后以同性恋者的意外死亡结束。其主题是爱情与性取向无关，同性之爱同样令人难以忘怀。作为同性恋电影，华语影片与欧美影片之间最大的区别是文化差异，虽然同性恋影片大多以悲剧结尾，欧美同性恋影片往往给人留下震撼的印象，如《男孩不哭》，华语同性恋影片则给人留下凄婉动人的回味性感受，如《蓝宇》和《东宫西宫》。

参 考 文 献

[1] 阿尔弗雷德·C·金西. 金西报告——人类男性性行为 [M]. 潘绥铭译. 光明日报出版社, 1989:
6, 8 - 14.

[2] 埃米尔·迪尔凯姆. 社会学方法的准则 [M]. 耿玉明译. 商务印书馆, 1995: 36.

[3] 霭理士. 性心理学 [M]. 潘光旦译. 商务印书馆, 1997.

[4] 爱德华·劳曼, 罗伯特·迈克尔. 美国全民健康和社会生活调查 (NHSLS). 见: 格雷·F·凯利.
性心理学 [M]. 耿文秀, 等译. 上海: 上海人民出版社, 2011: 31.

[5] 抱朴子内篇 [M]. 张松辉, 注译. 北京: 中华书局, 2011.

[6] 北京晚报, 2006 - 10 - 19.

[7] 蔡诚. 性用品: 隐私的阳光产业 [J]. 产业, 2003, (1): 77 - 81.

[8] 蔡国珍. 171 例女性性罪错性法学调查分析 [J]. 中国性科学, 1994, (2): 53 - 55.

[9] 蔡士博, 杨梦梅. 婚内强奸如何定性 [J]. 法制与社会, 2011, (10 下): 264.

[10] 蔡枢衡. 中国刑法史 [M]. 北京: 中国法制出版社, 2005: 131.

[11] 长沙晚报, 2005 - 11 - 22. 新浪网. 读书论坛 - 百样文学, 2005 - 12 - 9.

[12] 陈冬. 青少年同性恋自杀情况之分析 [J]. 陕西师范大学学报 (哲学社会科学版), 2006, (3):
291, 292.

[13] 陈哆. 关于同性婚姻的立法的思考 [J]. 法制与社会, 2011, (9 中): 264, 265.

[14] 陈桂兰, 李洲林, 惠楚媛, 等. 在女性性工作者中推广使用女用安全套调查分析 [J]. 卫生软科
学, 2007, (3): 231, 232.

[15] 陈晶琦. 565 名大学生儿童期性虐待经历回顾性调查 [J]. 中华流行病学杂志, 2004, (10):
873 - 877.

[16] 陈晶琦, 韩萍. 892 名卫校女生儿童期性虐待经历及其对心理健康的影响 [J]. 中华儿科杂志,
2004, (1): 39 - 43.

[17] 陈梦雷. 古今图书集成图 [M]. 北京: 国家图书馆出版社, 2009.

[18] 陈许. 同性恋文学: 美国文学的一块独特领地 [J]. 国外文学, 2004, (2): 48 - 51.

[19] 陈之勉. 赣南"压箱底"初探 [J]. 南方文物, 2001 (3): 120, 121.

[20] 陈忠实称性描写的最重要原则是不作诱饵 [J]. 语文教学与研究, 2009, (28): 114.

[21] 陈醉. 十年回眸——谈裸体、裸体艺术和艺术中的裸体 [J]. 文艺研究, 1998, (1): 108 - 117.

[22] 陈醉. 裸体艺术论 [M]. 北京: 文化艺术出版社, 2001: 6.

[23] 陈醉. 中国裸体艺术发展历程 [J]. 文艺研究, 2006, (1): 130 - 136.

[24] 池丽萍. 两性亲密关系中的趋避动机研究 [J]. 中华女子学院学报, 2011, (5): 38 - 44.

[25] 楚齐. 中国离婚率为何攀升 [J]. 今日中国, 2011, (11): 50, 51.

[26] 崔玉凤. 80 后青年婚恋观的变迁及走向 [J]. 青年现象研究, 2010, (6): 68 - 70.

[27] 大戴礼记汇校集解 [M] (上下). 方向东校注. 北京: 中华书局, 2008.

[28] 戴锦华. 镜与世俗神话——影片精读18 例 [M]. 北京: 中国人民大学出版社, 2004.

[29] 丹波康赖. 医心方 [M]. 高文柱校. 北京: 华夏出版社, 2011.

[30] 德龙. 恋童癖的成因与对策 [J]. 心理世界, 2005, (2): 43 - 45.

[31] 丁兆生. 137 例性侵害案件中受害人性防卫能力鉴定分析 [J]. 四川精神卫生, 2010, (3): 147 -
149.

[32] 东东. 中国正经历第三次"性革命"[J]. 健康之路, 2003, (z1): 51, 52.

[33] 杜鹏, 殷波. 两代人对老年人再婚态度的实证分析[J]. 人口研究, 2004, (4): 37-42.

[34] 杜怡梅. 婚内强奸问题探讨[J]. 法制与经济, 2011, (8): 256, 257.

[35] 杜遇春. 老年人再婚的十大好处[J]. 长寿, 2004, (11): 45.

[36] 端木义万. 美国社会文化透视[M]. 南京: 南京大学出版社, 1999.

[37] 段亚平, 李长山, 孙言平, 等. 家庭环境与儿童期性虐待发生的单因素分析[J]. 中国学校卫生, 2006, (2): 131, 132.

[38] 方刚. 男公关: 男性气质研究[M]. 北京: 群众出版社, 2011.

[39] 风俗通义校注[M]. 王利器校注. 北京: 中华书局, 2005. 新编诸子集成续编.

[40] 弗雷德里克·刘易斯·艾伦. 大繁荣时代 1919-1931 [M]. 秦传安, 等译. 北京: 新世界出版社, 2009: 112.

[41] 高翠丽. 新时期女性网恋现象探析[J]. 郑州航空工业管理学院学报(社会科学版), 2012, (1): 185-187.

[42] 高罗佩. 秘戏图考——附论汉代至清代的中国性生活(公元前二零六年—公元一六四四年)[M]. 杨权译. 广州: 广东人民出版社, 1992.

[43] 高罗佩. 中国古代房内考: 中国古代的性与社会[M]. 李零, 郭晓惠, 等译. 北京: 商务印书馆, 2007.

[44] 高明暄, 赵秉志. 中国刑法立法文献资料精选. 北京: 法律出版社, 2007: 221.

[45] 高绍先. 中国刑法史精要[M]. 北京: 中国法制出版社, 2001: 346.

[46] 格雷·F. 凯利. 性心理学[M]. 耿文秀等译. 上海: 上海人民出版社, 2011: 375.

[47] 关传友. 中国植柳史与柳文化[J]. 北京林业大学学报(社会科学版), 2006, (4): 8-15.

[48] 郭沫若. 郭沫若全集·历史编[M](第1卷). 北京: 人民出版社, 1982a: 328, 329.

[49] 郭沫若. 郭沫若全集·考古编[M](第1卷). 北京: 科学出版社, 1982b.

[50] 郭利华, 朱昌明. 125 例女性性罪错社会心理因素调查[J]. 中国行为医学科学, 1996, (3): 133-136.

[51] 郭伶俐, 肖玲, 王高华. 1 例恋童癖系列杀人案的司法精神病鉴定[J]. 中国神经精神病杂志, 2006, (6): 569, 570.

[52] 郭运恒. 从追求个性解放到自甘沉沦——20 世纪中国女性文学中"身体写作"的嬗变[J]. 当代文坛, 2011, (5): 63-65.

[53] 哈里·M·本肖夫, 西恩·格里菲恩. 什么是酷儿电影史[J]. 李二仕译. 世界电影, 2008, (4): 4-19.

[54] 韩琛. 中国女性电影话语的三个理论资源[J]. 浙江传媒学院学报, 2009, (1): 32-37.

[55] 何承斌, 龚婷婷. 强奸罪立法的反思与重构[J]. 现代法学, 2003, (5): 64-68.

[56] 何丽新. 非婚同居的规制不会冲击婚姻登记制度[J]. 政法论丛, 2011, (4): 73-78.

[57] 何显兵. 论性工作者的人权保障[J]. 中国性科学, 2004, (4): 44-47.

[58] 胡晓云, 覃世龙, 陈新, 等. 湖北省女性性工作者社会网络支持状况研究[J]. 医学与社会, 2011, (2): 44-46.

[59] 花岳亮. 我国男性性权利的刑法保护[J]. 法制与社会, 2011, (4 下): 251-252.

[60] 黄帝内经素问[M]. 田代华注释. 北京: 人民卫生出版社, 2007.

[61] 淮南子[M]. 顾迁注释. 北京: 中华书局, 2009. 中华经典藏书.

[62] 淮南子·本经训 [M]. 顾迁注译. 北京：中华书局，2009. 中华经典丛书.

[63] 淮南子·览冥训 [M]. 顾迁注译. 北京：中华书局，2009. 中华经典丛书.

[64] 黄凤荣，黄红，庄鸣华，等. 上海市 52 名青少年男同性恋者社会心理和性行为状况调查 [J]. 上海交通大学学报（医学版），2010，(5)：581－584.

[65] 黄光. 于无声处，我们已经完成"性革命" [J]. 焦点纪实，2007，(9)：49－52.

[66] 黄海，李文虎，赵萍. 青少年性发展的差异及其对人格发展的影响 [J]. 心理学探新，2005，(1)：64－68.

[67] 黄秀丽. 警惕约会暴力 [J]. 北京日报，2003－11－26：13.

[68] 黄洋子. 进化心理学两性配偶选择及相关问题差异的研究评述 [J]. 社会心理科学，2009，(6)：676－679.

[69] 黄盈盈，潘绥铭. 21 世纪我国女性的多伴侣性行为变迁之分析 [J]. 中国青年研究，2011，(3)：58－63.

[70] 霍金芝. 青少年性心理和性行为发展及表达 [J]. 中国心理卫生杂志，2003，(5)：351，352.

[71] 贾茹，吴任刚. 论罗伯特·斯滕伯格的爱情三元理论 [J]. 中国性科学，2008，(3)：10－13.

[72] 江媞. 对非典型强奸犯罪的几点思考 [J]. 法制与社会，2011，(12)：225－227.

[73] 姜爱玲. 认知疗法对高中生早恋问题的应用报告 [J]. 预防医学论坛，2011，(11)：61－63.

[74] 姜敏敏，张积家. 恋童癖的病因、评估和治疗 [J]. 中国健康心理学杂志，2008，(5)：568－571.

[75] 姜向群. 搭伴养老现象与老年人再婚难问题 [J]. 人口研究，2004，(3)：94－96.

[76] 蒋梅. 湖南高校女大学生遭受性骚扰现状与对策研究 [J]. 妇女研究论丛，2006，(8)：66，67.

[77] 景春兰. 非婚同居"合法化"的理性思考 [J]. 法制与经济，2010，(11)：16～17.

[78] 静香芝，郑延芳. 某职业技术学院学生性梦、性幻想现况研究 [J]. 医学与社会，2008，(5)：49，50.

[79] 查尔斯·H·扎斯特罗，卡伦·K·柯斯特－阿什曼. 人类行为与社会环境 [M]. 第 6 版. 师海玲，等译. 北京：中国人民大学出版社，2006.

[80] 肯尼斯·克拉克. 裸体艺术——理想形式的研究 [M]. 吴玫、宁延明译. 北京：中国青年出版社，1988.

[81] 孔永彪. 106 例女性精神发育迟滞患者自我防卫能力司法鉴定分析 [J]. 齐齐哈尔医学院学报，2011，(15)：2447，2448.

[82] 劳拉·穆尔维. 视觉快感与叙事性电影 [J]. 周传基译. 见：张红军. 电影与新方法 [M]. 北京：中国广播电视出版社，1992.

[83] 老子道德经注 [M]. 楼宇烈，王弼注释. 北京：中华书局，2011. 中华国学文库.

[84] 乐杰. 妇产科学 [M]. 北京：人民卫生出版社，2008.

[85] 礼记·孝经 [M]. 胡平生，陈美兰注译. 北京：中华书局，2007. 中华经典藏书.

[86] 李爱君，李勇. 犯罪化与非犯罪化之间：猥亵型犯罪的立法完善 [J]. 人民检察，2011，(14)：61－64.

[87] 李成. 论家庭性暴力的性质及法律责任 [J]. 山西警官高等专科学校学报，2006，(4)：41－45.

[88] 李二仕. 新酷儿电影 [J]. 当代电影，2009，(6)：105－112.

[89] 李华伟. 社会学视角下的老年再婚者离婚原因探析 [J]. 社会科学论坛，2007，(2) 下：46－49.

[90] 李晖. 江淮民间的生殖崇拜 [J]. 思想战线，1988，(5)：51－54.

[91] 李佳原. 男公关的四年炼狱生活 [J]. 爱情婚姻家庭, 2008, (6): 53 – 55.

[92] 李建国. 学校体育中的"性骚扰"困境与对策 [J]. 新西部, 2010, (14): 185 – 186.

[93] 李昆声. 考古材料所见生殖器崇拜考——以云南史前及青铜时代为例 [J]. 云南民族大学学报 (哲学社会科学版), 2003, (4): 66 – 72.

[94] 李零. 中国古代方术考 [M]. 北京: 人民中国出版社, 1993: 421.

[95] 李南海. 老人同居: 理性选择视野中的社会学分析 [J]. 广西社会科学, 2007, (5): 161 – 164.

[96] 李文虎等. 青少年学生性生理、性心理发展及性教育现状研究 [J]. 心理学探新, 2003, (4): 39 – 41.

[97] 李香梅. 论强奸罪的重构——从强奸罪的对象反思强奸罪的重构 [J]. 法制与社会, 2011, (7中): 254, 255.

[98] 李妍. 职场性骚扰雇主责任形态分析 [J]. 社会科学家, 2011, (6): 93 – 96.

[99] 李艳琴. 堕胎问题与胎儿生命权的保护 [J]. 大家, 2011, (18): 94.

[100] 李银河. 同性恋亚文化 [M]. 北京: 今日中国出版社, 1998.

[101] 李朝旭. 斯滕伯格爱情的三角形理论述评 [J]. 广西师范学院学报 (社会科学版), 1996, (3): 54 – 59.

[102] 连光利, 陈晶琦. 大专女生儿童期性虐待 358 名调查分析 [J]. 2006, (4): 331, 332.

[103] 列子 [M]. 景中注释. 北京: 中华书局, 2007. 中华经典藏书.

[104] 列子·汤问篇 [M]. 景中译注. 北京: 中华书局, 2007. 中华经典藏书.

[105] 林崇德. 发展心理学 [M]. 杭州: 浙江教育出版社, 2002: 15.

[106] 林甲针. 高二学生性心理健康的调查与思考 [J]. 中小学心理健康教育, 2011, (6): 20 – 23.

[107] 林荔, 张铭清, 等. 大学生对同性恋的态度与认知分析 [J]. 中国性科学, 2011, (5): 38 – 41.

[108] 林一株. 太监, 人类文明的剧痛 [J]. 中国铁路文艺, 2011, (1): 16 – 19.

[109] 刘达临. 中国当代性文化——中国两万例"性文明"调查报告 [M]. 上海: 三联书店上海分店, 1992.

[110] 刘达临. 中国性史图鉴 [M]. 北京: 时代文艺出版社, 2003.

[111] 刘达临, 胡宏霞. 中国性文化史 [M]. 北京: 东方出版中心, 2007.

[112] 刘芳. 强奸罪立法中隐藏的"性别假定"问题分析 [J]. 理论界, 2008, (11): 96, 97.

[113] 刘刚, 蔡文德. 深圳市男男性接触者异性性行为特征及影响因素研究 [J]. 华南预防医学, 2010, (2): 5 – 7.

[114] 刘淑莲. 法律视角下的约会强奸 [J]. 法律适用, 2005, (7): 44 – 47.

[115] 刘巍, 张潇. 潘绥铭: 中国的性革命已经基本成功 [J]. 新世纪周刊, 2007, (23): 54 – 57.

[116] 刘英. 关于破鞋问题 [J]. 中国妇女, 1939, (2): 6.

[117] 卢巧惠. 当前中学生早恋现象分析与教育对策 [J]. 天津师范大学学报 (基础教育版), 2010, (7): 62 – 65.

[118] 罗兰·米勒, 丹尼尔·珀尔曼. 亲密关系 [M]. 王伟平译. 人民邮电出版社, 2011: 4.

[119] 罗雪莹. 回望纯真年代: 中国著名电影导演访谈录 (1981—1993) [M]. 北京: 学苑出版社, 2008.

[120] 罗渝川, 张进辅. 从 20 世纪的最后 10 年看我国青年婚恋观的变迁 [J]. 陕西师范大学学报 (哲学社会科学版), 2001, (4): 165 – 169.

[121] 骆一, 郑勇. 青春期性心理健康的初步研究 [J]. 心理科学, 2006, (3): 661 – 664.

[122] 吕洪艳. 20 世纪 60 年代以来美国女性单亲家庭变迁初探 [J]. 世界历史, 2011, (3): 66 - 79.

[123] Laumann E O, Gagon J H, Michael R T, et al. The Social Organization of Sexuality: Sexual Practices in the United Stats [M]. Chicago: University of Chicago Press, 1994.

[124] 马建石, 杨育裳. 大清律例通考校注 [M]. 北京: 中国政法大学出版社, 1991: 810.

[125] 马志国. 老人再婚, 先冲破自我心理关 [J]. 中老年保健, 2011, (10): 40.

[126] 马玉海. "婚内强奸" 的法律问题研究 [J]. 黑河学院学报, 2011, (5): 17 - 20.

[127] 麦圈, 南方. 底层性工作者生存安全调查 [J]. 法制与经济, 2008, (6): 48, 49.

[128] 孟传香. 从刑法的谦抑性论 "婚内强奸" [J]. 重庆交通大学学报 (社科版), 2011, (4): 40 - 42.

[129] 牛红峰, 楼超华, 高尔生等. 1099 名大学生儿童期性虐待的调查与分析 [J]. 生殖与避孕, 2010, (1): 40 - 45.

[130] 女四书·女孝经 [M]. 北京: 中国华侨出版社, 2011.

[131] 潘绥铭. 神秘的圣火——性的社会史 [M]. 郑州: 河南人民出版社, 1988.

[132] 潘绥铭. 北京的 "傍肩儿" ——北京基层社会的婚外恋 [J]. 社会, 1992, (8): 6 - 8.

[133] 潘绥铭. 当前中国的性存在 [J]. 社会学研究, 1993, (2): 104 - 110.

[134] 潘绥铭. 存在与荒谬——中国地下性产业考察 [M]. 北京: 群言出版社, 1999.

[135] 潘绥铭. 生存与体验——对一个红灯区的追踪考察 [M]. 北京: 中国社会科学出版社, 2000.

[136] 潘绥铭. 中国人 "初级生活圈" 变革及其作用——以实证分析为例的研究 [J]. 浙江学刊, 2003, (1): 203 - 209.

[137] 潘绥铭, 等. 当代中国人的性行为与性关系 [M]. 北京: 社会科学文献出版社, 2004.

[138] 彭少杰. "婚内强奸" 入罪应谨慎 [J]. 财经政法咨讯, 2011, (2): 35 - 41.

[139] 钱玄同. 古史辨, 第一册 [M]. 上海: 上海古籍出版社, 1982.

[140] 秦文. 同性恋小说首获曼布克文学奖 [J]. 外国文学动态, 2004, (6): 4 - 7.

[141] 邱立伟. 我国校园性骚扰的防治 [J]. 信阳农业高等专科学校学报, 2008, (4): 42 - 44.

[142] 让·勒比图. 不该被遗忘的人们: "二战" 时期欧洲的同性恋者 [M]. 邵济源译. 北京: 中国人民大学出版社, 2007.

[143] 阮芳赋, 彭晓辉. 人的性与性的人——性学高级教程 [M]. 北京: 北京大学医学出版社, 2007: 1.

[144] 善挺栋. 以女性作为强奸罪直接主体的可能性——简论男性性权利保护 [J]. 宁波广播电视大学学报, 2011, (2): 66 - 69.

[145] 沈德符. 万历野获编 [M]. 北京: 中华书局, 2012. 元明史料笔记丛刊.

[146] 诗经译注 [M]. 程俊英译注, 上海: 上海古籍出版社, 1985: 523, 524, 678.

[147] 施晔. 明清同性恋小说的男风特质及文化蕴涵 [J]. 文学评论, 2008, (2): 126 - 132.

[148] 石海红. 论家庭暴力中男性权益的保障 [J]. 河北广播电视大学学报, 2009, (6): 45, 46.

[149] 石松. 汤加丽人体艺术摄影 [M]. 北京: 人民美术出版社, 2003.

[150] 宋红梅, 崔明. 51 例性侵害案件中受害人性防卫能力鉴定分析 [J]. 中国民康医学, 2011, (23): 2900 - 2902.

[151] 宋黎. "论 '通奸罪' 刑法之回归" [J]. 群文天地, 2011, (10): 214.

[152] 孙思邈. 千金方. 见: 刘清国等校注. 房中补益 [M]. 北京: 中国中医药出版社, 1998.

[153] 孙思邈. 千金翼方 [M]. 太原: 山西出版集团, 太原: 山西科学技术出版社, 2010.

[154] 孙言平，段亚平，孙殿风，等.606 名成年男性儿童期性虐待发生情况调查 [J]. 中国行为医学科学，2004，(6)：684.

[155] 孙玉萍.拱墅区女性性工作者安全套使用情况调查 [J]. 浙江预防医学，2007，(12)：75，76.

[156] 唐华彭.罪与非罪：堕胎在 20 世纪中国 [J]. 江汉论坛，2011，(9)：128 – 131.

[157] 唐甄.潜书（附诗文录）[M]. 吴泽民注释.北京：中华书局，1955.中国思想史资料丛刊.

[158] 陶弘景，等.养性延命录摄生消息论 [M]. 北京：中华书局，2011.中华养生经典.

[159] 陶宗仪.历代史料笔记丛刊：南村辍耕录 [M]. 北京：中华书局，2004.

[160] 田丰.搭伴养老现象探析 [J]. 山西高等学校社会科学学报，2008，(3)：61 – 63.

[161] 涂晓雯，左霞云，楼超华，等.上海市中学生性相关知识、态度及行为分析 [J]. 中国公共卫生，2007，(2)：144 – 146.

[162] 汪应泽.金莲杯与相思卦 [J]. 西部皮革，2002，(9)：56.

[163] 王滨有.性健康教育学 [M]. 北京：人民卫生出版社，2011：162.

[164] 王波.女性智力障碍者性侵害的研究综述 [J]. 中国特殊教育，2011，(7)：28 – 32.

[165] 王红华.20 世纪 90 年代美国女同性恋电影解读 [J]. 电影文学，2011，(2)：4 – 6.

[166] 王惠玲.老年人再婚的喜与忧 [J]. 金秋，2010，(11)：13 – 14.

[167] 王进鑫.青春期留守儿童性安全问题研究 [J]. 当代青年研究，2009，(3)：17 – 22.

[168] 王晴锋.生存现状、话语演变和异质的声音 [J]. 青年研究，2011，(5)：83 – 94.

[169] 王瑶，钱胜，王文霞.强奸受害者中的女性心理和行为问题综述 [J]. 社会心理科学，2007，(5 – 6)：192 – 196.

[170] 王振坤.老人再婚要克服惧怕心理 [J]. 开心老年，2009，(8)：51，52.

[171] 王正勇.引起离婚的原因分析 [J]. 新西部，2010，(10)：81，82.

[172] 魏克江.对中学生"青春期"性心理的护理 [J]. 北京教育，2007，(7 – 8)：87，88.

[173] 闻一多.说鱼.见：闻一多全集，第一卷 [M]. 北京：生活读书新知三联书店，1982a：117.

[174] 闻一多.匡斋尺牍.见：闻一多全集，第一卷 [M]. 北京：生活读书新知三联书店，1982b.

[175] 闻一多.古诗神韵 [M]. 北京：中国青年出版社，2008.

[176] 我国离婚率连续 7 年递增 [J]. 共产党员，2011，(10) 下：25.

[177] 吴志明.手淫研究：一个社会学角度的综述 [J]. 中国性科学，2011 (3)：43 – 51.

[178] 伍志燕.虚拟与现实：当代大学生网恋现象研究——基于贵州六所高校的实证调查 [J]. 河南青年管理干部学院学报，2011，(3)：18 – 21.

[179] 武文.伏羲——原始生殖祖神 [J]. 西北民族研究，1993，(1)：141 – 148.

[180] W N Friedrich et al. Normative Sexual Behavior in Children：A Contemporary Sample [J]. Reproduced with permission from Pediatrics, Vol. 101, P. e9, Copyright 1998.

[181] 袭红卫.嫖宿幼女罪应重新置于强奸罪条款 [J]. 安庆师范学院学报（社会科学版），2011，(5)：58 – 62.

[182] 肖健一.性崇拜与性器 [J]. 文博，2002，(5)：18 – 21.

[183] 肖君政，江光荣.成人依恋理论的研究 [J]. 中国行为医学科学，2006，(9)：859，860.

[184] 辛立.男女、夫妻、家国 – 从婚姻模式看中国文化中的伦理观念 [M]. 北京：国际文化出版公司，1989：3.

[185] 新华网浙江频道 www. zj. xinhuanet. com/newscenter2012 – 02/14.

[186] 星星.男男女女五十年——关于"作风问题的回忆" [J]. 读者文摘，2008，(5)：54 – 59.

[187] 许慎. 说文解字 [M]. 徐铉校定. 中华书局, 2004.

[188] 徐城北. "小脚文化""太监文化"与戏剧文化——喜闻王清芬新演豫剧《富贵金莲》[J]. 中国戏剧, 1988, (10): 49 - 51.

[189] 徐汉明, 李少文. 精神分裂症患者童年性虐待情况的调查 [J]. 医学与社会, 2003, (3): 48, 49.

[190] 徐金锋. 论雇主单位在职场性骚扰防治中的作用[J]. 海南大学学报 (社会科学版), 2011, (5): 65 - 70.

[191] 徐明口述, 张运涛整理. 男公关自述: 我被天使拯救了灵魂 [J]. 爱情婚姻家庭, 2008, (10): 54 - 56.

[192] 杨昌国. 论原始宗教对民俗的影响 [J]. 贵州民族研究, 1988, (1): 85 - 90.

[193] 杨鹤鸣. 中学生早恋中的原始动机 [J]. 中国性科学, 2011, (9): 34 - 38.

[194] 杨杰辉. 强奸创伤综合症专家证据在美国刑事司法中的引入及其启示 [J]. 中国刑事法杂志, 2011, (12): 119 - 123

[195] 杨均. 同性恋者去希望大教堂 [J]. 世界宗教文化, 2000, (3): 23 - 24.

[196] 杨茂. 论劳动法规制下性骚扰行为的用人单位责任 [J]. 理论月刊, 2011, (12): 154 - 158.

[197] 杨巧云. 论男性性自主权的刑法保护 [J]. 法制与社会, 2011, (6下): 255, 256.

[198] 杨天佑. 云南元江它克崖画 [J]. 文物, 1986, (7): 5 - 7.

[199] 杨晓辉. 中国古代妇女法的变迁轨迹及原因 [J]. 河北师范大学学报 (哲学社会科学版), 2011, (6): 136 - 141.

[200] 伊芙·科索夫斯基·塞吉维克. 男人之间: 英国文学与男性同性社会性欲望 [M]. 郭劼译. 上海: 上海三联书店, 2011.

[201] 仪礼译注 [M]. 杨天宇译注. 上海: 上海古籍出版社, 2004. 十三经译注.

[202] 易松国. 离婚原因、后果及社会支持——深圳离婚女性的实证研究 [J]. 深圳大学学报 (人文社会科学版), 2005, (4): 12 - 16.

[203] 尹俊, 刘旭刚, 徐杏元. 我国女性性犯罪人的心理特征及矫治对策 [J]. 中国性科学, 2008, (12): 12 - 15.

[204] 张红. 性禁忌到解放: 20 世纪西方性观念的演变 [M]. 重庆: 重庆出版社, 2006: 211.

[205] 张建西. 性惩罚——婚姻的毒药 [J]. 城色, 2008, (Z1): 113 - 116.

[206] 张杰. 中国古代同性恋之最 [J]. 中国性科学, 2009, (3): 38, 39.

[207] 张竞生. 性史第一集 [M]. 上海: 光华书局, 1926.

[208] 张丽宏. 婚内强奸的入罪思考 [J]. 经济管理者, 2010, (13): 174.

[209] 张淑彩, 赵超英. 儿童性虐待与防范 [J]. 华北国防医药, 2007, (1): 30 - 32.

[210] 张雄, 方刚: 男公关是这么一回事 [J]. 新世纪周刊, 2007, (32): 72 - 75.

[211] 张永红. 中国古代蛙纹的象征意义 [J]. 艺术探索, 2009, (2): 86.

[212] 张跃豪. 女性婚外恋现象的社会学思考 [J]. 社会科学论坛, 2002, (6): 45 - 48.

[213] 张跃萍, 朱旭红. 浅谈老年人性保健 [J]. 卫生职业教育, 2006, (18): 141, 142.

[214] 张之亮. 中国最后一个太监 (DVD). 北京: 中影音像出版社出版, 1988.

[215] 赵军. 女性性工作者被害情境定量研究 [J]. 云南大学学报 (法学版), 2010, (3): 102 - 105.

[216] 赵合俊. 性权与人权——从《性权宣言》说起 [J]. 环球法律评论, 2002, (春季号): 97 - 103.

[217] 赵然, 方晓义, 李晓铭. 心理社会因素对女性性工作者安全套使用行为的影响 [J]. 中国临床心理学杂志, 2006, (4): 375 - 377.

[218] 赵文平. 浅析海纳百川而成《紫竹调》[J]. 民间音乐, 2011, (4): 16, 17.

[219] 甄宏丽, 胡佩诚. 婚姻质量与个性偏见的关系 [J]. 中国性科学, 2010, (10): 93 - 95.

[220] 郑士波. 性革命, 刚刚开始——李银河访谈 [J]. 学习博览, 2008, (3): 4 - 7.

[221] 郑显亮, 顾海根. 网恋大学生心理健康与社会支持现状调查 [J]. 中国公共卫生, 2008, (11): 1281, 1282.

[222] 郑宜庸. 感伤旅途——西方同性恋电影的发展 [J]. 世界电影, 2006, (2): 39 - 48.

[223] 直隶袁慰帅劝不缠足文 [J]. 万国公报, 1903 - 12. 转引自: 吴彬彬. 论 20 世纪初年不缠足思潮 [J]. 湖南涉外经济学院学报, 2011, (4): 48 - 53.

[224] 中国新闻网, 2011 - 09 - 28, 05: 49.

[225] 中国妇女网, www. women. org. cn 2008. 3. 5.

[226] 周桂琴. 一个值得重视的社会问题——女性违法犯罪 [J]. 四川警官高等专科学校学报, 2005, (6): 36 - 41.

[227] 周礼译注 [M]. 杨天宇译注. 上海: 上海古籍出版社, 2004. 十三经译注.

[228] 周少青, 李红勃. 婚外性关系的法律规制 [J]. 法学论坛, 2004, (4): 107 - 110.

[229] 周也. 中国劳动力供给总量分析 [J]. 财经问题研究, 2009, (11): 10 - 13.

[230] 周易 [M]. 郭彧注释. 北京: 中华书局, 2006. 中华经典藏书.

[231] 周易 [M]. 杨天才、张善文注译. 北京: 中华书局, 2011. 中华经典名著全本全注全译丛书.

[232] 朱迪斯·巴特勒. 性别麻烦: 女性主义与身份的颠覆 [M]. 宋素凤译. 上海: 上海三联书店, 2009a.

[233] 朱迪斯·巴特勒. 身体之重: 论"性别"的话语界限 [M]. 李均鹏译. 上海: 上海三联书店, 2009b.

[234] 朱迪斯·巴特勒. 消解性别 [M]. 郭劼译. 上海: 上海三联书店, 2009c.

[235] 朱红, 李杰, 刘安波. 高中生恋爱与性心理的性别差异研究 [J]. 宝山师专学报, 2008, (7): 70 - 73.

[236] 朱卉. 中国电影中的"色", 戒还是不戒?——试论中国情色电影的发展 [J]. 剧作家, 2009, (2): 62 - 65.

[237] 左德起, 刘海泉. 通奸入罪论 [J]. 法制与社会, 2010, (4): 246 - 248.

后　　记

　　编写这本书的动机，主要源自大学教学过程中与学生们的交往与交流。我很感动也很享受学生们对我的信任，把一些他们内心深处的想法、困惑和需要与我分享。作为20岁上下的大学生们，他们的想法中很自然地有不少关于性、性行为、性交往的好奇与关注。于是，以讲授了10年的"人类行为与社会环境"课程经验为起点，我酝酿并着手编写了这本教材。作为一名社会工作专业教师，我试图从社会工作对人和人类行为多样性、差异性认可的角度，将生理学、心理学、社会学以及文化学中有关性、性别、性行为、性习俗的主要内容统合起来，简要地介绍给学生们，希望他们通过这本书以及这门课程，能够在自己这个阶段的成长中懂得珍爱生命、珍惜青春、把握自己的前程。同时，这本书也可作为性知识的科普读物适于社会各类读者，这是大学教师应有的社会责任。

　　本书编写过程中，得到很多同事的帮助与支持。在此特别感谢赵雨先生全力支持本书的出版，还要感谢的人有：张健、许放、王坤、徐芳莲、李梅、曹惠平、王筱静，他们在各个方面为我提供了大量帮助。

周湘斌

2012 年 6 月 12 日

冶金工业出版社部分图书推荐

书　　名	定价(元)
中国行政改革概论	20.00
基于习惯形成的中国居民消费行为研究	20.00
投资项目可行性分析与项目管理	29.00
高校后勤社会化改革理论与实务	22.00
劳动法与社会保障法	38.00
中西文化比较	23.00
国有商业银行国有资本退出问题研究	23.00
经济全球化引领下的企业文化再造工程	45.00
管理学概论	29.00
企业技术创新财务管理	20.00
冶金企业管理	45.00
企业内部控制评价百分制法	18.00
中国钢铁工业缩影：百年重钢史话	100.00
社会力与社会发展	32.00
企业所有权共享理论及应用研究	20.00
民营企业成功与失败	25.00
生态社会学概论	22.00
节能减排社会经济制度研究	28.00
关闭小煤窑的经济学和社会学分析	28.00
煤矿安全技术与管理	29.00
环境工程微生物	45.00
微生物应用技术	39.00
数学物理方程	20.00
材料电子显微分析	19.00
贵州下寒武统含多金属元素黑色页岩系成因及应用矿物学研究	39.00
勘查地球化学	34.00
健美图解	39.00
稀有金属真空熔铸技术及其设备设计	79.00
铌微合金化高性能结构钢	88.00
平板玻璃原料及生产技术	59.00
金属表面处理与防护技术	36.00